·专科护理与管理系列丛书·

新生儿专科护理服务能力与管理指引

主　编　胡　雪　刘雪莲　黄　英

U0338944

辽宁科学技术出版社
LIAONING SCIENCE AND TECHNOLOGY PUBLISHING HOUSE
拂石医典
FU SHI MEDBOOK

图书在版编目（CIP）数据

新生儿专科护理服务能力与管理指引／胡雪，刘雪莲，黄英主编．—沈阳：辽宁科学技术出版社，2021.6

ISBN 978-7-5591-2084-7

Ⅰ.①新…　Ⅱ.①胡…②刘…③黄…　Ⅲ.①新生儿-护理　Ⅳ.①R473.72

中国版本图书馆 CIP 数据核字（2021）第 103957 号

出版发行：辽宁科学技术出版社
　　　　　北京拂石医典图书有限公司
地　　址：北京海淀区车公庄西路华通大厦 B 座 15 层
联系电话：010-57262361/024-23284376
E - mail：fushimedbook@163.com
印 刷 者：三河市双峰印刷装订有限公司
经 销 者：各地新华书店

幅面尺寸：140mm×203mm
字　　数：354 千字　　　　印　　张：13.75
出版时间：2021 年 6 月第 1 版　　　　印刷时间：2021 年 6 月第 1 次印刷

责任编辑：李俊卿　　　　责任校对：梁晓洁
封面设计：潇　潇　　　　封面制作：潇　潇
版式设计：天地鹏博　　　　责任印制：丁　艾

如有质量问题，请速与印务部联系　联系电话：010-57262361

定　　价：58.00 元

编委会名单

主　编　胡　雪　刘雪莲　黄　英

主　审　金醒昉　周锦妍　杨　涛

副主编　刘洪丽　邵　慧　陆卫群

编　者　（排名不分先后）

宋　芳　白玉舒　姜云芸　耿佃娟

袁艺佳　杨丽明　许俊瑶　范春梅

魏秋蓉　罗放灵　刘晓通　李俐彤

晏圆婷　陈莉萍　李　思　吴莎莉

李　琦　郑玉婷　曾　彬　朱丽波

尹丽娟　熊永英　黄　茹　郭　静

谢晓玲　姚　娜　张　莹　谢俐萍

吴艳华　胡　霆　郭芬仙　龙秋雨

李海霞　万　丽　刘换英　吕　樱

李　倩　王　佳　杨菊仙　姚　琼

余　春　余　剑　雷榆莉　寸春梅

《专科护理与管理系列丛书》

前　言

随着我国医疗卫生事业的蓬勃发展，护士在健康管理、疾病预防、急危重症救护、患者照护、慢病管理、老年护理等各个领域将迎来新的机遇和挑战，在这样的新形势下，临床专科护理服务能力已成为体现护理专业内涵、确保患者安全的重要保证之一。

为适应医学学科的发展和患者的需求，昆明市延安医院护理部组织各临床专科护理管理人员，在查阅大量相关资料的基础上，结合临床工作实际共同编写了《专科护理与管理系列丛书》，本丛书有三大特点：

一是具有严谨的科学性和先进性。丛书以护理程序为框架、以优质护理为方向，落实责任制整体护理，结合临床专科建设与管理指南，重点研究专科护理工作的要求，找准专科护理的要点，对护理工作进行全面、全程的管理，以提高临床护理能力，不断提升护理管理水平，建立护理服务的长效机制。

二是具有较强的实用性和可操作性。丛书密切结合临床，详细介绍了各专科常见疾病的护理要点和护理技术、专科危急重症抢救与护理、护理质量控制与管理，对规范护理人员的职业行为、提高专业技术能力将起到很好的指导作用。

三是体现专业化、精细化。本丛书内容丰富翔实，阐述流畅严谨，编排层次清晰，切合现代护理管理模式及临床专科护理的实际，可供各级各类医院护理管理、临床护理、护理教学人员参考阅读。

医学发展日新月异，护理专业迅猛发展，希望通过这样一套兼顾实用性与针对性的丛书，切实帮助各级各类医院进一步完善护理服务体系，提高护理技术水平，提升专科服务能力，改善护理服务质量。期待各位护理人员立足当下，创新发展，促进护理服务精准对接人民群众的健康需求，在“健康中国”建设的宏伟蓝图中画上浓墨重彩的一笔。

2020 年 12 月

前言

随着围生医学和新生儿专科的迅速发展，危急重症新生儿及早产儿的存活率不断提高。救治疾病谱越来越广，患儿的胎龄越来越小、体重越来越轻，远期康复等问题日益突出。如何在提高救治成功率的同时，改善患儿结局，提高危急重症新生儿的生存质量，成为新生儿领域最关注的问题。这不仅对 NICU 的监护技术、护理质量提出了较高要求，更对新生儿专科护理服务能力与管理提出了新的挑战。

现有新生儿科专业书籍和护理管理书籍都部分涉及了新生儿护理领域相关问题，但较少对新生儿专科护理服务能力与管理进行系统阐述，其深度和广度不能完全满足临床实践需要。

本书共 20 章，分别从新生儿专科的护理管理、护理质量指标体系、医院内感染管理、疾病筛查、护理常规、护理技术操作及考核评分、护理安全、营养干预、发育支持、健康宣教、康复指导、安宁照护和护理队伍建设、人力资源管理、仪器设备管理、应急管理、人性化护理等方面入手，本着严谨务实的学术态度，坚持理论与临床实践相结合的理念，系统阐述新生儿专科护理服务和管理。相信读者能从本书中获得新生儿专科先进、实用的知识，并在临床中实践和运用。本书可作为新生儿护理管理人员、专科技术骨干、护士人才培养的参考用书。

全体编者在完成繁忙的临床及教学工作的同时，积极参与编写，虽付出了许多努力，但鉴于新生儿专科发展迅猛，且编者水平有限，仍可能存在一些不足之处，敬请专家和读者斧正。

胡　雪

2021 年 1 月

目录

≪第一章

总 论

新生儿时期是人生中最重要的发展阶段之一。此期的小儿由宫内生活向宫外生活过渡，生活的方式和环境均发生了巨大变化。此期疾病有其特殊性，医务人员应充分认识新生儿疾病的特点，给予及时正确的治疗和护理，为其一生的健康和发展奠定基础。优良的设施、规范的操作、系统的评估、密切的监护、周密的计划和以家庭为中心的护理模式是提高新生儿护理质量的重要保障。

一、护理管理概念及内涵

护理管理是护理职业管理的统称，隶属于管理范围之内，涵盖了行政管理、经济管理、社会管理、卫生管理等各个方面的内容。护理管理是将管理学理论和方法应用于护理实践，主要研究护理管理现象和规律，是护理管理者为了实现管理目标，采用一定的组织形式和方法，指挥、协调和控制被管理者完成预定护理目标的一种活动过程，是促使护理工作人员给患者提供良好护理服务的工作过程，是一种有组织、有效率的群体活动，是为完成某些特定目标进行的工作过程，是护理中重要的、基本的工作内容。世界卫生组织（World Heath Organization，WHO）指出，护理管理是系统地利用护理人员的潜能，系统地安排及应用其他人员、设备、环境社会活动等各个环节，以维护人们健康水平的过程。新生儿病区的护理管理就是要有效地利用人力、财力、物力、资源，以促进护理人员为患儿提供高质量护理服务的过程。

二、新生儿护理管理的意义

1. *护理管理在医院工作中的重要作用* 护理管理是医院工作的重要环节，将影响医疗质量及医院的管理水平。高效的护理管理可以使护理系统得到最优运转，为患者提供优质护理服务，保证医疗任务高质量完成。新生儿护理管理，就是要通过专科的护理管理，可以使病区运行井然有序，如环境整洁安静，各种设备、物资性能良好，随时保持在备用状态；使患儿及家属的身心处于最佳状态；医护人员为患儿提供准确、及时、有连续性的治疗和护理；各科室之间、医护之间、护患之间有效协调。护理人员在新生儿专科护理服务中发挥积极作用。

2. *护理管理可促进护理技术的利用和开发* 技术创新是推动护理学科发展的动力和核心，一方面应不断进行技术创新，努力开发低成本、高质量的新技术；另一方面应使这些新技术真正推广运用于临床，形成可持续性发展。加强和发展专科护理管理是提高专科技术水平的重要前提。护理管理贯穿在护理工作的整个过程和所及的各方面。通过有效的管理，可以使护理科研成果转化为现实生产力；经过系统管理，可以发现护理实践中的不足，从而持续改进工作。新生儿专科发展迅速，新生儿护理人员应主动学习新知识、新技术，积极推进护理技术的发展，从而减轻患儿痛苦，改善患儿和家属的就医体验。

3. *护理管理可促进管理本身的现代化和科学化* 现代医院护理工作的职责与功能明显超出了传统的观念，管理模式从过去的单纯管理型向现代人性化管理方式转变。由于新生儿护理工作繁杂，重点多、要求高、难度较大，管理者往往容易陷入繁杂的日常工作中，缺少学习科学管理理论的机会，缺乏改革创新的勇气。通过引进、学习先进的护理管理理论，可以使新生儿专科护理管理在实践中发展，从而合理分配和运用各种资源，不断开拓创新、科学决策，使组织机构运行达到最佳效能。

三、新生儿护理管理的发展

随着新生儿医学的迅速发展，发达国家新生儿护理管理已相当成熟，但我国新生儿护理事业发展欠均衡，与发达国家仍存在较大差距。许多地区的护理管理仍处于经验管理阶段，管理手段单一，忽视管理职能的重要性。我们应该借鉴、学习发达国家经验，发展先进的护理管理模式。

1. *护理人力资源管理* 新生儿护理工作包括完成护理治疗、与健康团队其他成员合作和辅助医疗工作三个方面。新生儿护士的角色有了更大范围的扩展，被赋予了多元化角色，除了是健康照顾者，还是健康的协调者、护理管理者和护理研究者。目前，国内多数新生儿病房存在护士短缺、护士教育背景和职称背景落后的情况。发达国家新生儿护理人员分工明确，除护士外，还有由专职的营养师、母乳咨询师、呼吸治疗师、康复师、社工等众多工种组成的一个团队，对新生儿实施系统管理。

2. *护理质量管理* 目前，我国护理质量管理模式仍滞后于发达国家。国内新生儿病房通常过于注重终末指标的评价，如消毒隔离合格率、急救物品完好率等，而忽略了护理服务的行为结果，如护理安全、家庭维系、照护状态等。国外新生儿病区质量管理运作体系发展已相当成熟，不仅形成了一系列全国通用的监测指标，而且呈网络化管理，定期更新，以促进专科持续质量改进。

3. *护理服务模式* 在国外以患者为中心的护理理念已经相当深入人心，家属直接参与护理已是常态。开展以家庭为中心的护理是新生儿管理发展的必然趋势。传统护理服务观念已受到挑战，新生儿病区管理已不能再继续停留在封闭式管理阶段，护理人员要转变观念，支持、鼓励家属进入病区直接参与护理工作。

4. *护理流程的配置和管理* 各项护理技术的实施，需要科学的流程配置和管理，使护理技术的实施更加合理优化。因此，如何做好新生儿护理技术流程管理，提供优质的护理服务来满足患儿及其家庭的需求，将成为新生儿护理急需解决的课题。

5. *护理信息化发展* 目前，我国护理信息化管理模式发展仍有局限性，效率不够高，如何依托计算机网络信息平台，实现护理工作的数字化管理是今后的重要发展方向。

总之，新生儿护理发展应顺应时代潮流，与时俱进，主动适应社会环境和群众需求的变化，积极借鉴国内外先进管理理念和方法，大胆创新，勇于实践，从而推进我国新生儿护理事业的发展。

四、新生儿护理在多学科协作中的作用

随着对疾病认识的深入，以及医护双方对医疗流程和整体疗效需求的增加，多学科协作的综合治疗（multi-disciplinary treatment，MDT）的医疗模式已经成为医学发展的趋势。由传统的个人经验性医疗护理模式转化为现代的团队协作规范化模式，从整体着眼从而寻求最优目标和方法，同时也会搞好局部抓住重点，集中精力处理好最关键的局部问题。规范化诊疗策略与合理化医疗资源的整合配置，既可不断提高各个学科的专业水平，又可进一步提高多个学科的交叉发展，从而大大提升医院的诊疗护理能力。在疾病诊疗护理过程中，各相关学科协同工作形成多学科综合治疗团队，成为一个整体，当各部分以合理的结构形成整体时，整体就具有全新的功能，其功能大于各部分功能之和。

随着新生儿科专业化的发展，专科技术水平大幅度提高，但是实际工作中存在学科专业化不易解决的问题。例如：危重新生儿抢救存活后的随访工作，需要新生儿科与营养科、眼科、儿童

保健、康复科、神经科、五官科等多学科的协作。在 NICU 救治过程中，专家学者逐渐认识到不良环境因素对婴儿心理和行为的不利影响。给予袋鼠式护理、合理的镇痛措施、减少过度的声光刺激等一系列个体化的发育支持护理，实现向“生物 - 心理 - 社会”的现代医学模式的转换。新生儿护理人员需要具备多学科综合治疗的团队精神，并在多学科协作中起到积极的作用。在提供新生儿专科护理服务的过程中确认自己的价值，同时在协作团队中做好“桥梁”工作，为临床决策制定做出应有的贡献。

五、新生儿护理科研与研究的发展

新生儿护理科研的现状较过去有了进步，如关于早产儿或高危新生儿及其家庭的相关研究不管从质量上还是数量上都有所提升。研究的主题包括对新生儿疼痛的管理、新生儿的行为和发展、新生儿对医院环境的反应等。这些研究的结果切合临床实际，关注临床问题，具有较强的效力。随着护理专业的发展，专科护士在为患者提供服务中，所扮演的角色越来越受到重视，逐渐认识到以循证为基础的临床实践（evidence-based practice, EBP）能够产生最有利于患者结局的结果。进行护理科研并将研究结果应用于临床决策的循证护理（evidence-based nursing, EBN）能够帮助护理人员用科学的方法寻求信息、分析信息、利用信息，以解决临床实践中的实际问题。循证护理取代了既往随意的、非系统的、经验性的护理决策模式，以证据为中心的护理模式，有助于临床护士为患儿提供最有效的护理。但是国内新生儿循证护理的发展还处于起步阶段，很多临床护士对循证护理知之甚少，因此，对新生儿护理人员进行循证能力的评估和培养十分重要。新生儿护理人员在进行临床护理实践时，应积极主动学习、运用相应的理论依据，提高服务质量，改善患儿结局。

循证护理是指护理人员在计划其护理活动时，审慎、明确、明智地将科研结论、临床经验、患者愿望相结合，获取证据，作为临床护理决策依据的过程。尽管护士可以通过很多资源获取证据和知识，循证护理实践能够使诊断更准确，护理更有效率，结局更有效。根据其定义，循证护理的基本要素包括以下4项：

（1）最佳证据：经过筛选获得最新、最佳护理研究证据。

（2）护理人员的专业判断：护理人员对临床问题的敏感性以及充分运用其丰富的临床经验和实践技能做出专业决策。

（3）患者的需求：循证护理必须充分考虑患者的需求。

（4）应用证据的临床情境：证据的应用必须强调情境，在某一特定情境获得明显效果的研究结论并不一定适用于所有的临床情境。

Pearson等于2006年提出的“JBI循证卫生保健模式”，认为实施循证实践包括以下4个步骤：①证据生成；②证据综合；③证据/知识传播；④证据应用。该模式中，每一个成分均相互影响，达到促进整体健康的目的。

在新生儿护理实践中开展循证护理，能够促进学科的发展，促进护理科研成果在临床上的应用和推广，促进护理工作新的飞跃。所以，新生儿护理人员应积极主动参加护理科研的培训，参与到研究项目中，与同事合作，通过自己的临床实践促进循证问题的生成。护理人员还应该积极争取行政管理层和决策机构对循证护理的认同和支持，加强与国内外循证实践机构的合作，加强与学校等合作，获取基金支持，形成多学科团队，用共同的程序和方法开展与推广循证实践。

六、新生儿护理的伦理与法律

护理伦理学（nursing ethics）是伦理学和护理学相交叉的边缘学科，是伦理学的分支，是指用伦理学理论和原则来探讨与解决护理工作中人类行为的问题，研究内容包括护理领域中的道德作用、意义和发展规律、护理道德规范、护理道德和人际关系等。

随着新生儿专科的发展，危急重症新生儿的存活率已经有了较大幅度的提高，家属和护士在面对患儿疾病预后的同时，不可避免地要接触到伦理和法律问题。如面对超早产儿，严重缺血缺氧性脑病、先天畸形等患儿，使用现在的治疗手段仍然不可逆转，患儿全身脏器衰竭，重症监护的救治已经不能显著延长生命时，如果选择继续治疗，虽有较好的伦理学基础，但是缺乏针对患儿实际利益的支持；选择终止治疗，比较符合患儿及其家庭和社会的长远实际利益，但是缺乏伦理学的支持。在美国及发达国家，这种情况可以由多学科专家组成的医学伦理委员会帮助决策、解决。在我国，目前新生儿相关的伦理问题更加错综复杂，往往因涉及法律，增加了决策的复杂程度，所以，新生儿伦理问题的解决也不能单单依靠医生、护士或家长，还需要政府、卫生行政部门、医院、社会学家等多方面积极配合，以保障新生儿医疗的公平、合理和有效。

（一）医学伦理的四项基本原则

国外学者 Beauchamp 和 Childress 于 2009 年指出了医学伦理的四项基本原则：尊重自主性、行善、不伤害和公正。

1. 尊重自主性　在新生儿护理中，做决定的不是患儿（新生儿本身），而是新生儿的法定监护人。医护人员应该最大程度地让新生儿家长参与到新生儿医疗护理决策过程中来。同时，为了能让家长做出真正对患儿有益的决策，新生儿科医护人员应该向患儿家长提供准确、及时的信息，并确保患儿家长能够理解，其中也包括各种选择的后果。医护人员个人或整个团队应用态度和行为，尊重患儿家长的决策。护士作为医生的合作者，应该协助医生确保患儿家长有机会准确、及时获得患儿的信息，还要帮助患儿家长理解信息。

2. 行善（beneficence） 行善原则的本质是做出对患儿最有利的选择，可以分为两个部分：积极的行善和实效。前者是为患儿提供最大的好处，后者需要评估这种好处，并平衡缺点。新生儿科护士应该本着对患儿最有利的原则，采取合适的措施规避风险。在平衡家长、患儿各方面的需求时还要尊重家长的自主性，同时为患儿和家属提供最优化的服务，努力使患儿受益。

3. 不伤害（nonmaleficence） 不伤害原则也称为有利无伤原则，是指在医疗活动中不使患者的身心受到伤害。在目前的医疗护理实践活动中，诊疗技术本身存在两面性，任何医疗、护理措施都是与患者的健康利益和医疗伤害相伴而来的。医护人员还需要了解不伤害原则的双重效应，即某一行为的有害效应并不是直接的、有益的效应，而是间接的、可预见的效应。医护人员在医疗实践活动中应恪守不伤害的道德原则，一切以“是否对患者有利”为中心，把可能的伤害降到最低。为确保医护人员具备为患儿提供最佳治疗的能力，医院诊疗技术的授权管理十分重要，必须保证医护人员的工作在他们的能力水平之内。开展新的诊疗技术前必须培训学习，考核合格方可在监管下实施。同时，医护人员本身也需要认识到自己的能力限制，积极主动学习，弥补自身不足，必要时邀请院内外护理会诊。

4. 公正（justice） 公正原则是指每一个患者具有平等享受卫生资源合理或公平分配的权利，而且对卫生资源的使用和分配也具有参与决定的权利。护士对待不同的患儿及家属应一视同仁，强调以公平优先、兼顾效率的基本原则，优化配置和利用医疗卫生资源。

（二）新生儿期选择性放弃治疗

著名澳大利亚围生医学专家 Yu 教授提出新生儿期选择性放弃治疗只要掌握以下三个原则，通常不会产生道义上或伦理上的非议。

1. 不可避免死亡 即无论给予什么治疗，患儿正逐步走向死亡，继续治疗是徒劳的，并不能代表患儿的最佳利益。如多数出生体重 <500g 或孕周 <23 周的早产儿，发生严重呼吸衰竭或暴发性败血症，出现日益恶化的低氧血症、酸中毒、低血压，对各种治疗无反应的危重儿。

2. 无目的情形 即经过努力治疗，尽管死亡并非不可避免，但患儿如果存活，将冒极大风险留有严重的身体和智力的残疾，这种情况可以考虑放弃治疗，如极早早产儿出现大面积双侧脑组织出血和（或）脑白质软化，足月儿严重围生期窒息伴三度缺氧缺血性脑病等。

3. 无法忍受的结果 当患儿生存下来伴有重度残疾，患儿可能遭受长期痛苦，需要反复住院，终生接受侵入性治疗及在儿童期或成年后早期夭折的可能，这类情况如高位脑脊髓膜膨出伴膀胱肌直肠失去自主控制、下肢瘫痪等。对这类情况大多数医生和患儿父母认为无法忍受，患儿也将面对可怕的人生。

新生儿科护士在进行临床实践中，伦理学原则并不能完全避免冲突。如果当专业的伦理与法律相冲突时，应该保证临床决策的制定不触犯法律。当需要做出伦理决策时，护士不能盲目遵从医生的医嘱，应该有自己的判断和自主性，并参与到伦理学决策的过程中来。

≪第二章

新生儿病区建设及管理

为指导和加强危重新生儿救治中心建设与管理，构建区域性危重新生儿救治体系，提高新生儿疾病救治能力和水平，保证医疗质量和安全，根据《中华人民共和国母婴保健法》《中国儿童发展纲要（2011—2020 年）》《中华人民共和国执业医师法》《医疗机构管理条例》《护士条例》等有关法律、法规，制定并下发了《危重新生儿救治中心建设与管理指南》，进一步规范了新生儿病区的建设和管理。现新生儿病区均参照《新生儿病室建设与管理指南》《危重新生儿救治中心建设与管理指南》进行管理。

第一节　新生儿病区建设概要

目前，我国新生儿疾病诊治术已逐步接近世界较先进水平，尤其是在降低新生儿和婴儿死亡方面做出了突出贡献，在临床研究方面也取得了一些成绩，但是有些高危新生儿、早产儿的相关并发症致其存活质量不高，高质量、大样本、前瞻性、多中心随机对照研究也不多。因此，我们要在以家庭为中心的护理、高危新生儿出院后随访、循证护理实践中与全国同仁共同努力，更进一步发展，才能使我国的新生儿护理水平真正进入国际先进行列。新生儿属于特殊医疗群体，如何提高危急重症患儿的救治成功率和生存质量，是目前新生儿领域最关注的问题。这对新生儿专科护士的护理技术提出了新的挑战，亦对 NICU 的监护技术、护理质量、护理管理等提出了较高要求。其发展离不开院级层面的垂直管理，同时要求多学科共同干预，如护理部、感染管理科、物资供应科、设备科、检验科、放射科、功能科、营养科、静脉治疗配制中心、临床护理支持中心、便民中心等多部门的共同协助、支持。

因新生儿免疫功能低下、生物屏障结构和功能差、病情变化快、存在易感染的高危因素和护理的高风险性，早产儿尤其是极低、超低出生体重儿更易发生严重感染，危害巨大，所以，新生儿病房建设与管理的关键点需要从细节入手，改善病区环境条件、完善设备配置、健全管理制度。

坚持以人才队伍建设为中心，优化护理岗位管理，加强学习与交流；注重护士专科知识及实际操作技能的培养；定期进行应急预案的学习并组织演练；提高护士对突发事件的应急处理能力；预防意外事件及护理并发症的发生。

另外，新生儿病区必须按照爱婴医院管理相关要求，积极倡导母乳喂养，努力提高无陪病区患儿的母乳喂养率；做好新生儿疾病筛查和听力筛查，及时准确向上级行政部门上报出生缺陷及死亡数据；集思广益，采取多种措施改善患者就医感受；不断优化工作流程，改进护理工作；加快护理信息化网络建设，提高护理管理效率；落实健康宣教措施，提高宣教效果；推进护理新业务及“以家庭为中心的护理模式”开展；加快专科护理内涵建设，为患儿及家属提供安全、专业、主动、连续、优质的护理服务。

第二节　NICU 疗愈性环境的设计理念

疗愈性环境是指一个能为健康结局或医疗照护过程提供积极

影响作用的物理空间。依据环境心理学的压力学说，“越弱的人，对周围挑战性的物理环境就更敏感”。

一方面，在设计 NICU 的物理环境时，要充分考虑新生儿群体的特殊性。在危急重症患儿救治过程中，物理环境、仪器设备等均能直接或间接影响救治质量。另一方面，NICU 工作人员的工作感受也不能被忽略。因为处于医疗照护环境中的医务人员也充满压力感，不适的环境同样会导致医务人员身心的高消耗，从而影响对患儿的照护，进而威胁到患儿安全。

因此，NICU 的物理环境设计应从系统长远发展的重点和目标出发，以此设置病房的功能及服务范围。在空间利用、患儿需求和工作人员需求方面，与其服务任务相关联。同时，还应考虑到如何减少病区物理环境对 NICU 危重新生儿及早产儿产生的不良刺激，使新生儿在住院期间，诊疗操作及环境对其神经系统及远期发育的影响降到最低。国际医疗机构评审联合委员会（The Joint Commission on Accreditation of Healthcare Organizations，JCAHO）通过对护士的调查也发现，医院物理工作条件、支持与补偿是导致护士人员流动的关键因素。因此，通过改善工作环境，提供支持性环境是缓解医护人员压力与倦怠，提高工作效率，保障患儿安全的重要措施。

第三节　新生儿病区布局设计的原则

在新建或改建一个 NICU 病区时，应将病区的安全设计放在首位，将 NICU 的房间设计作为患儿整体安全项目中的一部分，在确保新生儿人身安全的前提下，提高新生儿疾病的诊疗水平，保证医疗护理质量和安全。故新生儿病区布局设计需要从患儿及工作人员角度出发，充分论证，并考虑以下几个方面的问题。

1. 新生儿病区布局对患儿安全的影响　新生儿病区的工作

是传递信息和患儿照护的重要活动，由许多复杂的医疗活动或任务构成。如果病区设计缺陷将有可能导致婴儿丢失及意外伤害的发生。

2. 新生儿病区布局对护士工作效率的影响　不合理的 NICU 布局设计，使护士在工作时行走时间消耗增加，不仅增加护士倦怠，还直接减少了护士对患儿的照护时间，影响护士工作效率和护理服务质量。

3. 新生儿病区布局与医院感染发生的相关性　Ulrich 等通过文献回顾发现，有 120 个研究结果揭示医院感染与环境设计有关。如 NICU 物理环境设计不科学，可增加接触传播疾病、空气传播疾病的感染概率，导致医院感染的发生。

4. 新生儿病区布局与临床不良事件的相关性　Ulrich 等通过文献回顾发现，有 3 篇具备严格科研设计的研究结果揭示，照明度、工作中的注意力分散及无充足的操作空间等 3 个物理环境中的重要因素，与发生药物开具及药物配送错误密切相关。患儿密度高、操作空间有限、操作被频繁打断等，会增加给药错误的风险。

5. 新生儿病区噪声对患儿的不良影响　许多国外学者的研究已表明，NICU 物理环境中的高水平噪声、照明、气味及在无眠的 NICU 环境中不能让患儿维持正常的生理节律等因素将影响患儿的神经系统发育。Graven 等的相关研究也表明，NICU 的背景声音如果持续超过 60 分贝，将干扰患儿从背景噪声水平中区别语音、语言、音乐及其他一些有意义的环境声音的能力。

6. 新生儿病区光线对患儿的不良影响　①持续的明亮照明：Rivkees 等的报道表明，持续的明亮照明与患儿的压力有关，因其可造成无活动增加、睡眠减少及心动过缓。②不规则的黑暗照明或接近黑暗的照明：其原理主要来源于模拟子宫的照明环境。但是这种照明方式使早产儿持续处于黑暗的环境中，也剥夺了患儿本应该在整个胎龄成长中应获得的昼夜交替的信息。

第四节　新生儿病区布局和环境要求

新生儿病区布局与环境管理，必须参照《危重新生儿救治中心建设与管理指南》进行建设和管理。新生儿病房布局与环境包括普通新生儿床和 NICU 床单元及床间距、隔离区域、配奶间的环境设施，病室温湿度、声音、光线等，主要用于评价新生病房环境是否有利于新生儿的生长发育。对新生儿病区布局与环境有如下要求。

1. 新生儿病区应明确划分病房区、医疗护理辅助区、工作人员生活区和污物处理区，根据新生儿医疗护理特点设置各种功能间。医疗区包括普通病室、隔离病室和治疗室等，有条件还可设置早产儿病室。辅助区包括清洗消毒间、接待室、配奶间、新生儿洗澡间（区）等，有条件的可以设置哺乳室、母婴同室病房等。

2. 新生儿病房每个护理单元以不超过 60 张床位为宜，如床位使用率长期持续超过 100%，应当扩大病房规模。新生儿病室床位数应当满足患儿医疗救治的需要，调增床位，要符合区域卫生规划，优先内部调剂。每床净建筑面积为抢救单元 $\geq 6m^2$，其他床位 $\geq 3m^2$；床间距应 $\geq 1m$。无陪护病室每床净使用面积 $\geq 3m^2$。有陪护病室应当选择单间，净使用面积 $\geq 12m^2$，一名患儿一间病室。

3. 配备必要的清洁和消毒设施；每个房间内至少设置 1 套洗手设施（包括洗手池、非手触式水龙头、清洁剂、干手设施和洗手流程图等，每床配备速干手消毒剂）。

4. 医疗用电和生活照明用电线路分开。应当采用双路供电或备用的不间断电力系统，保证应急情况下供电。有条件的可以配备功能设备吊塔。

5. 完善的通信、监控、网络基础硬件系统，建立符合国家相关功能指引要求的临床信息管理系统。

6. 配奶间环境设施应当符合国家相关规定。配奶间工作人员应当经过消毒技术培训且符合国家相关规定。

7. 新生儿病室应当保持空气清新与流通，每天通风不少于2次，每次15～30分钟。有条件者可使用空气净化设施、设备。

第五节　新生儿病区分级护理标准和服务内涵

分级护理是根据病情的轻重缓急，规定临床护理给予不同级别的护理。在护理工作中，达到明确重点，分清主次，合理安排人力，使护理工作有条不紊地进行，有利于提高护理质量。医生根据患者病情决定护理等级，以医嘱形式下达。级别分为特级护理及一、二、三级护理。新生儿缺乏自理能力，护理级别多为特级、一级。

一、特级护理

1. 分级依据　病情危重，随时可能发生病情变化需要进行抢救、重症监护的患儿；使用呼吸机辅助呼吸；严重创伤或大手术后需要严密监测生命体征的患儿，如超低出生体重儿、进行换血治疗的患儿。

2. 护理内容

（1）严密观察患儿病情变化，监测生命体征。

（2）根据医嘱，正确实施治疗、给药措施。

（3）准确测量、记录出入量。负责各类标本采集。

（4）根据患儿病情，实施基础护理和专科护理。实施安全措施，如保护性隔离。

（5）遵医嘱给予合理的喂养方式、喂养量。严密观察喂养耐受情况。

（6）保持床单元整洁，按需更换衣被或每日更换一次。每日沐浴或床上擦浴一次，眼、口、脐部护理两次。加强皮肤护理，3～4 小时更换尿裤一次，必要时按需更换。

（7）使用呼吸机辅助呼吸的患儿，做好气道护理。

（8）做好各种管道护理，如浅静脉置管、留置胃管、鼻氧管、动脉置管、PICC 导管、脐动（静）脉置管、胸腔闭式引流管、尿管等。

（9）保持患儿舒适体位。根据病情，每 2 小时翻身一次。

（10）认真床旁交接班。

（11）做好家属心理护理及健康指导。

二、一级护理

1. 分级依据　新生儿、病情趋向稳定的重症患儿、早产儿。

2. 护理内容

（1）密切观察患儿病情变化，每小时巡视。

（2）根据病情，监测生命体征。

（3）根据医嘱，正确实施治疗、给药措施。

（4）遵医嘱喂养或给予按需喂养。

（5）根据患儿病情，实施基础护理和专科护理，实施安全措施。

（6）保持床单元整洁，按需更换衣被或每日更换一次。每日沐浴或床上擦浴一次，眼、口、脐部护理两次。做好皮肤护理，3～4 小时更换尿裤一次，必要时，按需更换。

（7）做好各种管道护理。

（8）保持患儿舒适体位。根据病情，每 2 小时翻身一次。

（9）提供与护理相关的健康指导。

≪第三章

新生儿病区护理质量指标体系

第一节　新生儿病区护理质量专项考核标准

见表3－1－1。

表3－1－1　新生儿病区护理质量专项考核标准

项目	检查内容	检查标准	分值	扣分标准
护士长行政管理（9分）		护士各岗位职责明确，合理排班，注意护士资历、能力搭配	1	一处不符扣0.5分
		护理工作流程合理，工作有重点，满足患儿需要	1	一处不符扣0.5分
		护士长手册记录真实、完整、及时，计划完成率达标	0.5	一处不符扣0.5分
		科室工作计划与护理部目标同步，有重点、有分析、有总结	0.5	一处不符扣0.5分
		每月组织1次护理业务查房、4次护理行政查房，记录符合要求	1	一处不符扣0.5分
		科内质控小组每月活动1～2次，质量有动态分析、改进措施	1	一处不符扣0.5分
		每月有护士考评，考评内容具体、有结果、有记录	0.5	一处不符扣0.5分

续表

项目	检查内容	检查标准	分值	扣分标准
护士长行政管理（9分）		每月召开1次工作座谈会，对患儿家属意见建议，改进及时	0.5	一处不符扣0.5分
		严格护理缺陷管理，做到报告、补救、分析、处理、改进及时	1	一处不符扣0.5分
		护理安全预案定期培训演练和考核	1	一处不符扣0.5分
		护士知晓护理核心制度并认真执行	1	一处不符扣0.5分
优质服务（9分）		护士仪表端庄，挂牌服务、语言文明	1	一处不符扣0.5分
		护士主动迎接和送别患儿及家属	1	一处不符扣0.5分
		热情回答家属询问，耐心解释，无生、冷、硬、顶	1	一处不符扣1分
		主动及时巡视患儿	1	一处不符扣1分
		无家属有效护理投诉	2	有护理投诉扣2分
		门铃呼叫系统完备，呼叫铃声1分钟护士到位	1	一处不符扣1分
		患儿家属对护理工作的满意度≥90%	2	满意度不达标扣2分
病房管理（7分）		病区整洁、安静，患儿舒适、安全	1	一处不符扣0.5分
		床单元清洁、平整，及时更换，无污渍	1	一处不符扣0.5分
		床号牌、胸牌、手圈填写准确	1	一处不符扣0.5分
		物品放置规范，冰箱清洁无私人物品	1	一处不符扣0.5分
		库房物资分类放置，存放有序，定期清点，账物相符，无过期	1	一处不符扣0.5分
		标本留取正确、送检及时	1	一处不符扣1分
		安全通道通畅，安全用电	1	一处不符扣1分
患儿安全管理（10分）		各种护理标识应用正确，与病情相符，根据病情和医嘱及时调整	1	一处不符扣0.2分
		执行查对制度，认真核对腕带，两种以上方式准确识别患儿	2	一处不符扣1分

续表

项目	检查内容	检查标准	分值	扣分标准
患儿安全管理（10分）		有重点护理对象的安全管理措施（如皮试阳性、病危），病区安全管理制度健全，有标识，走道通畅	1	一处不符扣1分
		无烫伤、压疮、坠床等院内并发症发生	3	发生一例扣3分，并按医院规定处理
		护士长每日检查医嘱执行情况，防范护理差错发生，杜绝护理事故，避免护理纠纷	3	发生一例扣2分，并按医院规定处理
护理程序（20分）	护理措施和效果（17分）	护理程序的应用，护士了解所管患儿"十知道"	1	一处不符扣0.5分
		护士掌握危重患儿和护理要点	1	一处不符扣0.5分
		患儿家属知晓分管护士、护士长	1	一处不符扣0.5分
		床单元整洁、无污迹	1	一处不符扣0.5分
		基础护理落实到位：眼、耳、口、臀、脐	1	一处不符扣0.5分
		对有发生压疮危险的患儿，有评估、预防措施	2	一处不符扣0.5分
		临床护理及时到位，护理措施符合专科要求，各种管道通畅，位置正确，固定妥当	2	一处不符扣0.5分
		操作前评估病情	1	一处不符扣0.5分
		护士能应急处理专科紧急情况	2	一处不符扣0.5分
		加强观察病情、输液巡视，符合专科要求，发现问题及时处理和报告	2	无巡视扣1分，巡视不到位扣0.5分
		患儿舒适、卧位安全，对有潜在坠床危险的患儿有安全防护措施	2	一处不符扣0.5分
		治疗处置及时、准确，口服药送服到口	1	一处不符扣0.5分

续表

<table>
<tr><th>项目</th><th>检查内容</th><th>检查标准</th><th>分值</th><th>扣分标准</th></tr>
<tr><td rowspan="3">护理程序（20 分）</td><td rowspan="3">健康教育（3 分）</td><td>病区健康教育覆盖率达 100%，有宣传栏、宣传窗。定期更换，有宣传资料及痕迹记录</td><td>1</td><td>覆盖率不达标扣 1 分，一处不符扣 0.5 分</td></tr>
<tr><td>对患儿家属有阶段健康教育内容（入院、饮食、用药、检查、出院指导），有记录</td><td>1</td><td>一处不符合扣 0.5 分</td></tr>
<tr><td>患儿和家属了解住院须知、检查、用药、饮食、治疗前后的配合及注意事项、出院指导，健康教育知晓率≥60%</td><td>1</td><td>知晓率不达标、一处不符扣 0.5 分</td></tr>
<tr><td rowspan="5">导管安全（5 分）</td><td rowspan="5"></td><td>导管固定规范、牢固，符合要求</td><td>1</td><td>一处不符扣 1 分</td></tr>
<tr><td>导管预留长度适宜，便于患儿活动</td><td>1</td><td>一处不符扣 1 分</td></tr>
<tr><td>导管衔接紧密，无扭曲、压迫</td><td>1</td><td>一处不符扣 1 分</td></tr>
<tr><td>导管有放置时间、责任人签名，到期及时更换</td><td>1</td><td>一处不符扣 1 分</td></tr>
<tr><td>按要求进行夹管、放管</td><td>1</td><td>一处不符扣 1 分</td></tr>
<tr><td rowspan="6">毒麻药品管理（8 分）</td><td rowspan="6"></td><td>药柜整洁，各类药品定点放置，标识清楚，无过期变质，高危药品单独存放有醒目标识</td><td>2</td><td>一处不符扣 0.5 分</td></tr>
<tr><td>口服药、外用药、消毒剂，严格分类放置，口服药注明效期基数</td><td>2</td><td>一处不符扣 0.5 分</td></tr>
<tr><td>注射药物现配现用</td><td>1</td><td>一处不符扣 1 分</td></tr>
<tr><td>特殊药行避光保存，使用避光输液用具</td><td>1</td><td>一处不符扣 0.5 分</td></tr>
<tr><td>护士对专科药物做到“五了解”</td><td>1</td><td>一处不符扣 0.5 分</td></tr>
<tr><td>毒麻精神药品管理做到“四专”</td><td>1</td><td>一处不符扣 0.5 分</td></tr>
<tr><td rowspan="2">急救物品（4 分）</td><td rowspan="2"></td><td>急救药品、物品及器材管理“五定一及时”</td><td>2</td><td>一处不符扣 0.5 分</td></tr>
<tr><td>急救仪器、设备处于应急状态，完好率 100%</td><td>2</td><td>一处不符扣 0.5 分</td></tr>
</table>

续表

项目	检查内容	检查标准	分值	扣分标准
医院感染管理（8分）		严格执行手卫生	2	一处不符扣0.5分
		紫外线灯：灯管清洁、登记完整；强度监测：半年一次	0.5	一处不符扣0.5分
		各种消毒液配制浓度符合要求，定期更换；消毒液（安尔碘）有开启时间及责任人，无续加	0.5	一处不符扣0.5分
		无菌持物钳、镊、容器标识清楚，定期消毒，更换符合要求	0.5	一处不符扣0.2分
		无菌物品专柜存放，无过期；开启后24小时内使用；与待消、污染、清洁等非无菌物品分开放置；无菌盘铺好后4小时内使用	0.5	一处不符扣0.2分
		无菌液体开启铝盖中心部位后使用不超过24小时，完全去除铝盖的静脉用液体不超过2小时，开启后注明日期、时间、用途，签全名	0.5	一处不符扣0.5分
		每日用灭菌水擦拭暖箱，及时更换湿化水，氧气湿化瓶消毒后干燥保存，使用中的湿化瓶每日更换，有标识及责任人	1	一处不符扣0.5分
		医疗废物处置和管理规范，认真填写转运联单，签全名，清晰	0.5	一处不符扣0.2分
		治疗室、配奶间、洗澡间每日空气消毒及物品表面擦拭消毒，并按要求登记、记录齐全	1	一处不符扣0.2分
		做好出院患儿的终末消毒，传染病患儿使用的污衣、被服有标识	1	一处不符扣0.5分

续表

项目	检查内容	检查标准	分值	扣分标准
护理文书（20分）	体温单（3分）	眉栏、项目填写齐全，正确、无漏项	0.5	一处不符扣0.5分
		图表绘制与原始记录相符合，内容真实	0.5	一处不符扣0.5分
		测量次数正确无漏测	0.5	一处不符扣0.5分
		发热患儿有降温措施记录，绘制方法正确	0.5	一处不符扣0.5分
		入院当天有身长、体重记录	0.5	一处不符扣0.5分
		1天无大便患儿应有护理措施记录	0.5	一处不符扣0.5分
	医嘱单（3分）	处置及时、正确，签全名，清晰可辨	0.5	一处不符扣0.5分
		医嘱单页面清洁整齐，内容无涂改	0.5	一处不符扣0.5分
		药物过敏试验两人查看，双签名，结果记录正确，阳性标记明显	1	一处不符扣0.5分
		输血记录时，两人查对，双签名，符合要求，时间正确	1	一处不符扣0.5分
	护理记录（6分）	按医嘱及时建立护理记录单，记录频次符合护理级别规定	0.5	一处不符扣0.5分
		眉栏、项目填写齐全，正确、无漏项	0.5	一处不符扣0.5分
		记录能真实反映病情变化和实施护理行为，护理措施及效果能体现专科护理的特点和重点	1	一处不符扣0.5分
		书写内容客观，无主观判断语言，正确应用医学术语	0.5	一处不符扣0.5分
		护理记录体现时间、行为点的准确性、及时性	1	一处不符扣0.5分
		记录人签全名，清晰可辨，护生书写应由上级审阅并签名	0.5	一处不符扣0.5分
		页面清洁整齐，无涂改，改错字画双线，将正确字写在上方	0.5	一处不符扣0.5分

续表

项目	检查内容	检查标准	分值	扣分标准
护理文书（20分）	护理记录（6分）	准确记录各种引流液的色、质、量和管道通畅情况	0.5	一处不符扣0.5分
		准确记录出入量，汇总无误	0.5	一处不符扣0.5分
		抢救记录应在抢救结束6小时内据实补记，注明补记时间并签名	0.5	一处不符扣0.5分
	护理评估表（2分）	眉栏、项目填写齐全，正确、无漏项	0.5	一处不符扣0.5分
		记录客观、及时、真实，内容简明扼要，应用医学术语	0.5	一处不符扣0.5分
		评估表页面清洁整齐，内容无涂改，签名清晰	0.5	一处不符扣0.5分
		评估表应在24小时内完成	0.5	一处不符扣0.5分
	健康教育计划（2分）	眉栏、项目填写齐全，正确、无漏项	0.5	一处不符扣0.5分
		内容填写真实	0.5	一处不符扣0.5分
		记录单页面清洁整齐，内容无涂改	0.5	一处不符扣0.5分
		护士签全名，清晰可辨，有患儿家属签字	0.5	一处不符扣0.5分
	医嘱查对本（2分）	处理医嘱，应做到班班查对，护士长每周组织总查对医嘱一次并记录	1	一处不符扣0.5分
		记录处理医嘱及查对者，均须签全名	1	一处不符扣0.5分
	交班报告（2分）	眉栏、项目填写齐全，正确、无漏项	0.5	一处不符扣0.5分
		内容填写真实，表述清楚，前后衔接	0.5	一处不符扣0.5分
		记录单页面清洁整齐，内容无涂改	0.5	一处不符扣0.5分
		护士签全名，清晰可辨；护士长检查及时，签名清晰	0.5	一处不符扣0.5分

第二节 新生儿病区专科护理质量评价指标

质量是管理工作的永恒主题，护理质量（nursing quality）是护理管理工作的核心，与患儿的生命和健康息息相关，因此，提高护理质量成为护理管理者探讨的重要课题。近年来新生儿学科不断发展，我国早期制定的全国统一的护理质量评价标准在新生儿病区缺乏有效性、可比性，不能全面、真实地反映新生儿护理质量的全部情况。为进一步提高新生儿专科护理质量，规范管理，促进护理服务的标准化、规范化、同质化，2015 年 6 月中华护理学会儿科专委会组织全国多家 NICU 的护理专家制定了 NICU 护理质量评价指标（表 3－2－1）。该质量体系包括 20 个指标，其中有 6 个要素质量指标：护患比、本科及以上年资构成比、NRP 证书持有率、患儿危重度、NICU 环境声音和光线；7 个过程要素质量指标：护理人员手卫生合格率、床旁隔离符合率、疼痛评估、血管通路的护理规范率、气管护理规范率、发育支持护理执行水平、住院新生儿母乳喂养率；7 个结果质量指标：ROP 发生率、护士在岗率、医源性皮肤损害发生率、非计划性拔管发生率、中心静脉导管相关性血流感染发生率、呼吸机相关肺炎发生率、NEC 发生率。该指标体系为新生儿危重症护理质量的比较提供标准，同时为新生儿护理质量的持续改进提供参考。

表 3－2－1 NICU 护理质量评价指标

指标	定义	计算公式	意义
1. 护患比	护士与患儿之间的配比	＝实际在岗护士/实际患儿数	合理的护患比，既能保证优质的护理质量，又能节省人力资源

续表

指标	定义	计算公式	意义
2. 本科及以上年资构成比	本科及以上学历护士构成比	=本科及以上学历/所有护士×100%	本科及以上学历的教育背景护士直接影响整体护理质量
	NICU 工作年限≥3年的护士构成比	=工作年限≥3年的护士/所有护士×100%	
3. 声音	护理单元环境中的声音	测量工具：噪声计 测量频率：持续监测 测量方法：将噪声计放在患儿房间内	噪声可能会损坏新生儿听觉系统发育，可使机体产生应激反应，出现心率和呼吸加快，氧饱和度下降。定时监测 NICU 环境的声音水平，有助于减少噪声对新生儿的影响
4. 光线	暖箱内光线的强弱	测量方法：将照度计放在暖箱内靠近患儿眼部的位置，使探头朝向上方与患儿眼部同向 测量频率：每月固定时间测量白天和晚上各暖箱的光线	强光刺激可能会破坏新生儿的视觉发育，通过监测和控制环境光线，提供昼/夜的光线变化，有助于新生儿神经系统的发育
5. 患儿危重度	患儿的整体危重情况	评价工具：NEWS	直接反映护理的难易程度及能力的区分
6. NRP 证书持有率	NICU 护士持有 NRP 证书的百分比	=NRP 持有护士/NICU 护士总数×100%	与危重新生儿抢救的成功率密切相关
7. 护理人员手卫生合格率	手卫生是指医务人员洗手、卫生手消毒和外科手消毒的总称	=每月抽查合格人数/总人数×100%	护理人员是医务人员中接触患者最多的群体，其手卫生的质量直接关系医院感染控制的效果和水平

续表

指标	定义	计算公式	意义
8. 床旁隔离符合率	是指根据患儿的病情及感染状况是否正确地进行隔离	=实施正确隔离的患儿数/NICU 同期住院总数×100%	反映护理人员对院内感染控制的质量
9. 疼痛评估	新生儿疼痛评估的执行率及执行效果	=疼痛评估执行数/同期患儿总数×100%	新生儿能够感知疼痛，疼痛可对新生儿造成一系列的近期和远期影响
10. 血管通路的护理规范率	各种血管通路建立、维护、撤管及并发症的处理正确性	=血管通路建立、维护、撤管及并发症处理正确数/同期置管总数×100%	血管通路能否正常使用直接威胁危重症新生儿的抢救与生命
11. 气管护理规范率	护理人员对危重症新生儿气管护理的合格率	每月监测一定数量护士的操作过程	气管护理是反映护理质量的关键环节
12. 发育支持护理执行水平	新生儿护理人员对发育支持护理的执行水平	抽取一定数量的护士应用《发育支持护理执行水平自评量表》进行评价，测算均值	反映护理人员对发育支持护理的关注度及掌握程度
13. ROP 发生率	发生 ROP 患儿人数占同期所有患儿的比例	=某段时间视网膜病变发生数/同期 NICU 住院患儿总数×100%	反映护理人员在新生儿用氧方面的合理性
14. 护士在岗率	护士留在岗位的比率	=在岗护士数/NICU 护士总数×100%	反映护理环境及 NICU 工作压力情况
15. 医源性皮肤损害发生率	医源性皮肤损伤是指患儿在医院诊疗期间因医务人员在诊疗工作中粗心大意、操作不当或仪器故障造成的与原发病无关的皮肤软组织损伤	=某段时间医源性皮肤损伤发生数/同期 NICU 住院患儿总数×1000‰	与护理质量直接相关，包括非难免性皮肤损伤，直接反映护理水平

续表

指标	定义	计算公式	意义
16. 非计划性拔管发生率	患儿正在治疗的中心静脉导管、静脉注射管、尿管、胃管、切开引流管、气管内插管、气管切开套管等管道发生非医疗行为的意外滑脱或拔除	=某段时间管路滑脱发生数/同期NICU患儿留置管路总例数×1000‰	综合反映护理观察评估的效率和质量的情况
17. 中心静脉导管相关性血流感染发生率	是指戴有中心静脉导管期间或拔除导管48小时内发生的感染。留置中心静脉导管患儿的细菌血症（真菌血症）和至少有1次外周静脉血培养阳性，具备感染的临床表现［如发热、寒战和（或）低血压等］，除血管内导管外，无其他明确的血液感染源	=某段时间中心静脉导管相关性感染发生数/同期NICU患儿中心静脉置管总例数×1000‰	反映中心静脉通路管理的质量
18. 呼吸机相关肺炎发生率	机械通气48小时后至拔管后48小时内发生的肺炎。有呼吸道感染的全身及呼吸道感染症状，并有胸部X线及实验室依据	=某段时间呼吸机相关肺炎发生例数/同期NICU患儿使用呼吸机的总例数×1000‰	反映护理人员气管管理的合格率
19. NEC发生率	是指发生坏死性小肠结肠炎（NEC）的患儿数占同期所有患儿的比例	=NEC患儿发生数/同期患儿总数×1000%	反映护理人员在危重症新生儿喂养技巧方面的水平
20. 住院新生儿母乳喂养率	住院患儿中给予母乳喂养的人数占同期在院人数的比例	=住院患儿母乳喂养人数/同期在院总人数×100%	综合反映医院对母乳喂养的重视，医护健康教育的效果

注：NEWS，新生儿早期预警评分（neonatal early warning system）；NRP，新生儿心肺复苏项目（neonatal resuscitation program）

≪第四章

新生儿医院感染的控制及管理

新生儿病区，尤其是NICU住院患儿大多数为早产儿、极低出生体重儿，其皮肤屏障功能未发育完全，而抗生素的使用，肠外营养、中心静脉导管、气管插管等侵入性操作增加了患儿感染的风险。感染控制一直是新生儿病区的管理难题，医院感染是衡量NICU医疗质量的重要指标。新生儿病区及NICU应当加强医院感染管理，有效落实各项医院感染预防与控制措施，降低医院感染发生风险，及时妥善处置医院感染事件，如医院获得性感染、呼吸机相关性肺炎、导管相关性血液感染、导尿管相关性泌尿系统感染。《新生儿病室建设与管理指南》中新生儿病房医院感染防控有如下要求：①新生儿病室应当对有感染高危因素的新生儿进行相关病原学检测，采取针对性措施，避免造成医院感染。②对可能具有传播感染性疾病的新生儿、多重耐药菌感染的新生儿，应当采取隔离并做好标识。③新生儿病室医护人员在诊疗护理过程中应当严格执行查对制度，实施医院感染控制的措施，确保医疗安全。④新生儿病室应当严格限制非工作人员进入，患感染性疾病者严禁入室。只有做好标准预防，加强医院感染防控，落实感染控制措施，才能提高医院感染防范效果，保障医疗护理安全。

标准预防：是基于患者的所有血液、体液、分泌物、排泄物、破损皮肤和黏膜均可能含有感染性病原体的原则，针对所有患者和医务人员采取的一组感染预防措施。

标准预防在新生儿科的实施包括以下几方面：

1. *手卫生* 按照手卫生的指征，严格执行手卫生。

2. *职业防护* 根据预期接触患者的血液、体液、分泌物时暴露的风险，穿戴好合适的防护用品，如隔离衣、外科口罩、外科手套、护目镜等。

3. *呼吸道防护* 存在呼吸道感染征象的患儿，如果条件允许，应单间隔离或入暖箱隔离。

4. *设备的清洁与消毒* 被患儿的血液、体液污染的器械、设备应规范清洗消毒。选择合适的消毒液或灭菌方式对器械、设备进行消毒。

5. *诊疗环境* 制定环境表面清洁、消毒的工作常规，尤其是高频接触物品表面应加强清洁并消毒。

6. *患儿的安置* 若患儿存在传播感染或被感染的风险，应优先进行单间隔离或保护性隔离。

7. *织物* 患儿使用的织物应安全包装、转运并洗涤。

8. *安全注射* 在进行注射操作时，既要使用无菌技术保护患儿，也要避免医务人员发生职业暴露。

第一节 新生儿病区人员管理制度

一、新生儿病区保护性隔离制度

1. 新生儿病区应设置普通新生儿病室、新生儿重症监护室（NICU）、隔离观察室、隔离室、配奶间、沐浴室、治疗室、仪器间等，应严格划分清洁区、半污染区和污染区，按照相关规定进行区域管理。

2. 新生儿病房床间距不小于1m，使用面积≥3m^2/床。NICU≥6m^2/床。

3. 严格控制入室人员，非相关工作人员不得入室，尽量减少人员流动。

4. 严格探视制度，限制不必要的探视。确需探视时，探视者不得有急性感染性疾病，医务人员应指导探视者做好手卫生、更换探视服，接触婴儿前必须再次进行手卫生。在感染性疾病流行期间，禁止探视。

5. 患有感染性疾病的工作人员应暂时调离新生儿病室，防止交叉感染。

6. 工作人员（医生、护士、保洁员等）进入新生儿病室前，须更换专用工作服、专用鞋，戴工作帽，手卫生，必要时戴口罩。

7. 工作人员应严格遵守《医务人员手卫生规范》。诊疗操作时，应严格执行无菌技术操作规程。

8. 母亲患有急性感染性疾病时，不宜接触患儿和进行母乳喂养。

9. 患有感染性疾病或原因不明疾病的患儿应单间隔离。无条件单间隔离者可同类疾病同室隔离，并严格执行隔离措施。感染患儿应专人护理，物品专用；接触患儿时须穿隔离衣、戴手套，严格落实手卫生；病历牌、护理记录牌须粘贴隔离标识。用物应遵循“消毒、清洗、再次消毒”原则。医疗垃圾分类处置，封闭转运。

二、新生儿病区消毒隔离制度

1. 新生儿病区工作人员必须严格执行手卫生制度。接触患儿前、无菌操作前、配奶前，均要进行手卫生。接触患儿后，接触患儿周围物品后，接触患儿血液、体液、分泌物、污染物、排泄物、伤口敷料后，脱隔离衣后，必须洗手或手消毒。

2. 每个床单元配备快速手消毒剂。

3. 房间区域应配备洗手设施，包括洗手池、非手触式水龙头、洗手液、干手设备和洗手流程图。

4. 新生儿病区出入口及病房门口粘贴消毒地垫，每天更换一次。

5. 婴儿培养箱外表面、远红外辐射台、婴儿床、治疗车、护理车、桌面等暴露的物体表面，每日用含氯消毒液湿擦一次。婴儿培养箱内表面每天用灭菌注射用水擦拭两次，每日更换水箱湿化水。

6. 每日更换患儿衣服、包被，若有污染及时更换。

7. 收治入院患儿时，如病情允许均须先沐浴。

8. 根据病房的使用情况，每月选择合适时机进行病房的腾空消毒。

9. 空气洁净屏每月维护清洁一次，并保持其处于正常运行状态。

10. 多功能监护仪屏幕用75%乙醇擦拭，尽可能使用新生儿专用电极片和一次性血氧饱和度探头，若为重复使用探头，使用后予75%乙醇棉球擦拭消毒、备用。

11. 各种布类一人一巾，使用后应及时更换、洗涤晾干后消毒备用（优先采用高压灭菌）。

12. 保持病室的清洁安静，非本室工作人员未经允许不得入内。如参观、学习、见习等，一次入室不得超过3人，避免不必要地接触病室物体表面。

13. 做好探视家属的宣教，对探视人员进行筛查。家属探视患儿时，应按要求着装，每日更换探视服；进入病区，先更换病室专用鞋（或鞋套），洗手，再穿隔离衣。

14. 每周更换暖箱罩。隔离室使用的暖箱罩，先进行消毒后再清洗。

15. 病房每月进行环境监测采样一次，如监测结果不达标，应重新进行消毒，再次采样。

16. 辅助检查科室工作人员进入病区进行检查时，必须严格执行入室制度，更换鞋、帽，规范着装。

三、新生儿病区工作人员更衣、洗手制度

1. 工作人员包括医生、护士、保洁员入室必须穿工作服，更换专用鞋。专用鞋每周清洗、消毒一次。

2. 工作人员应保持工作服及帽子清洁整齐，每周至少更换1～2次。如有污染，应及时更换。

3. 新生儿病区工作人员必须严格执行手卫生。进入病区前、配奶前、无菌操作前，均应洗手。接触患儿血液、体液、分泌物、污染物、排泄物、伤口敷料或脱隔离衣后，须洗手。接触患儿前、接触患儿后、接触患儿周围物品后，应洗手或卫生手消毒。

4. 将手卫生指标纳入科室质量考核，每月随机对工作人员进行手卫生落实情况的督查、监测一次。对手卫生不合格者，应强化培训，必要时予全科公示。

5. 接触艾滋病、肝炎、梅毒、严重感染、耐药菌感染等患儿时，穿隔离衣、戴手套操作。必要时，戴护目镜。操作后，脱手套，进行手卫生，再脱隔离衣，洗手。

6. 严禁穿工作服进入值班室、食堂和宿舍区。

四、新生儿病区探视及咨询制度

1. 非新生儿病区工作人员未经允许不得入内。

2. 现阶段新生儿病室大多实行无陪护管理制度。如病室条件允许，可提供单间有陪护理。

3. 在患儿入院时，做好健康宣教。及时向家属宣教病情解答时间、探视时间。家属须留下联系电话，并保持电话通畅，以

确保医护人员能够及时与其沟通、联系。

4. 探视时，视患儿病情采用不同的探视方式。首选非接触式探视，如视频探视等。

5. 患儿家属如有呼吸道感染和其他感染性疾病，或某种疾病流行或高发时，谢绝入室探视。

6. 需要入室探视的家属，由护士协助家属更衣、换拖鞋、洗手或快速手消。每次探视，只允许一位家属进入病室。

7. 家属在探视过程中，如需要接触患儿，应严格执行手卫生，以免增加患儿感染概率。

8. 危重及病情突然变化的患儿，医务人员可根据情况，通知家属进行特殊探视。探视时，应征得主管医生许可，其他时间谢绝探视。

第二节 新生儿病区管理制度

一、新生儿病区环境管理制度

1. 空气：保持空气清新与流通，每天上、下午开窗通风各一次，每次30分钟，通风不良时安装空气净化消毒器（或洁净屏）。条件较好的医院，可设置层流病室。足月儿室内温度保持在22～24℃，湿度保持在55%～65%；早产儿室室温24～26℃。

2. 墙面和门窗：应保持清洁、干燥，无污迹、霉斑；有明显污迹时使用清洁剂或消毒剂擦拭。

3. 地面：地面每日用含氯消毒液湿拖两次。包括治疗室、储藏室、病房、走廊、卫生间、污物间等。工作人员进入病室须更换专用鞋，专用鞋每周至少清洗、消毒一次，以保证病室地面清洁。如遇污染时，应按规范处理后，再擦拭清洁。走廊内部不允许堆放任何物品，甚至阻塞，便于突发应急事件时转运及疏散。

4. 冰箱：冰箱内药品、物品放置规范，定期检查清点。做好冰箱温度监测，每天含氯消毒液擦拭两次，并记录完整。冰箱内不得存放私人物品。每月除霜一次。

5. 加强病区卫生保洁管理，每天有监管，有记录，每周卫生大扫除一次。

6. 每半年进行一次紫外线灯管强度监测，强度≥70μW/cm^{2}为合格。紫外线的强度监测在开启紫外线 5 分钟后，将指示卡置于紫外线灯下垂直距离 1m 处。有图案一面朝上，照射 1 分钟后，关掉紫外线灯，观察指示卡色块的颜色，进行结果判定。

（1）紫外线消毒适用于室内空气和物体表面的消毒。

（2）紫外线消毒灯要求：紫外线消毒灯在电压为 220V，环境相对湿度 60%，温度 20℃ 时，辐射的 253. 7nm 紫外线强度（使用中的强度）应不低于 70μW/cm^2。应定期监测消毒紫外线的辐射轻度，当辐射强度降低到要求值以下时，应及时更换。

紫外线消毒灯的使用寿命（即由新灯的强度降低到 70μW/cm^2 的时间，或降低到原来新灯强度的 70% 的时间）应不小于 1000 小时。紫外线灯生产单位应提供实际使用寿命。

（3）使用方法：在室内无人状态下，采用紫外线灯悬吊式或移动式直接照射消毒。灯管吊装高度距离地面 1. 8 ~2. 2m。安装紫外线灯的数量为平均≥1. 5W/m^3，照射时间≥30 分钟。采用紫外线消毒器时具体操作事项遵照厂家说明书。紫外线直接照射消毒空气时应关闭门窗，保持消毒空间内环境清洁、干燥。空气消毒的适宜温度 20 ~40℃，相对湿度低于 80%。

（4）注意事项：

①应保持紫外线灯表面清洁，每周用酒精纱布擦拭一次，发现灯管表面有灰尘、油污等，应随时擦拭。

②用紫外线灯消毒室内空气时，房间内应保持清洁干燥，当

温度低于20℃或高于40℃，相对湿度>80%时，应适当延长照射时间。

③采用紫外线消毒物体表面时，应使消毒物品表面充分暴露于紫外线。

④采用紫外线消毒纸张、织物等粗糙表面时，应适当延长照射时间，且两面均应受到照射。

7. 清洁消毒原则

（1）病区清洁消毒应有序进行，从清洁区开始，再到污染区。

（2）清洁用具分区使用、分类处置。抹布、拖布等以不同颜色区分，分类清洁、消毒、晾干、保存，如清洁区为蓝色，半污染区为黄色，污染区为红色。

（3）物体表面清洁时抹布应一床一抹一更换（提倡使用一次性物品表面消毒湿巾），禁止一桶水一抹布的清洁方式；没有明显污染时，使用清水或清洁剂湿式清洁即可；如血迹、痰迹、呕吐物、排泄物、分泌物等，清理污物时，使用5000mg/L的含氯消毒剂覆盖作用10分钟以上，再对整个区域进行有序的擦拭消毒。具体内容参照产品说明书。

（4）当多重耐药菌流行或医院感染暴发时，可常规使用1000mg/L含氯消毒擦拭，每天至少2次。必要时根据实际情况采用其他消毒方法。

（5）应遵循先清洁后消毒的原则。使用后的清洁用具，应先使用清洁剂清洗，再使用含氯消毒剂浸泡消毒30分钟以上。最后用流动水冲洗干净，晾干，高压灭菌消毒备用。

（6）拖布应分区域管理，每间病房使用专用拖布；分别进行清洁消毒，拖布的晾晒间距不得小于15cm。

（7）使用腐蚀性的消毒剂如含氯消毒剂，作用一定时间后，尽快使用清水擦拭，避免对物品产生腐蚀。

(8) 医务人员应按医疗废物分类要求丢弃废物，病室和工作间废物每天清理至少两次，垃圾袋及锐器盒满 2/3 时随时清理。

(9) 清洁消毒人员应做好个人防护，防止病原微生物和消毒剂对健康造成的危害。

(10) 特殊传染病患儿用物及物体表面消毒，按相关规范执行。

二、配奶间消毒管理制度

(一) 工作人员管理

1. 配奶工作人员应接受清洗、消毒相关知识培训，医务人员感染性疾病者在未治愈前不得参与配奶工作。

2. 配奶工作人员应有良好的卫生习惯，配奶前应严格执行手卫生，佩戴口罩、帽子，穿一次性隔离衣，戴手套。

3. 配奶时，应遵循无菌操作原则。每次配奶后须粘贴标签，注明奶液的种类及配奶时间，责任人。

(二) 配奶物品管理

1. 奶粉应保存于清洁干燥处，在有效期内使用，开启后注明启用时间，密闭封存。开启后保存时间参照说明书。

2. 取用奶粉的勺子应干燥存放，不得存放在奶粉中。

3. 配奶用水必须煮沸 5 分钟以上（高海拔地区应适当延长煮沸时间）。不推荐饮水机煮水。配制时，水温根据奶粉罐说明书执行。

4. 提倡配方奶现配现用，每次只准备一次的喂量，多余的奶液丢弃，不再次使用。

5. 奶具消毒流程："一洗二刷三冲四消五保洁"。

6. 奶具使用后，先用流动水清洗、刷洗，清水冲洗干净，再集中消毒灭菌。经压力蒸汽灭菌后干燥贮存，并在有效期内使用。

7. 特殊或不明原因感染患儿所用奶具优先选择一次性物品，非一次性物品必须专人专用并消毒，不得交叉使用。

8. 盛放奶具的容器每日必须清洁消毒。

9. 水壶等器具，应每班擦洗干净，每天至少去水垢一次。

10. 母乳冰箱每天至少含氯消毒液擦拭两次，温度应维持在2～4℃。每次取奶时关注冰箱是否处于正常运行中。每天核查冰箱的温度并记录。

11. 指导产妇母乳采集使用一次性母乳采集袋，做好清洁卫生，运送时应防止被污染。收集后的母乳置于冰箱冷冻保存。

12. 电热恒温培养箱每天含氯消毒液擦拭两次，如有污染随即擦拭，保持温度在40～45℃。

（三）配奶环境管理

1. 应保持空气清新，物品摆放整洁。地面、墙面、天花板等清洁无尘。每天用紫外线消毒配奶间两次，每次半小时。

2. 每次配奶开始前及结束后，擦拭配奶操作台。配奶操作台、母乳冰箱、恒温箱抹布固定专用，每天更换消毒。

3. 配奶区拖布专室专用。每天用含氯消毒液湿拖地面两次。

4. 做好配奶间保洁，每周至少彻底清洁消毒一次。

三、新生儿沐浴室的医院感染管理制度

（一）环境管理

1. 布局合理，各区域划分明确。

2. 沐浴室内应保持空气清新；室温26～28℃。每日沐浴前后应开窗通风。每日紫外线消毒1～2次。

3. 沐浴室应做好卫生保洁，每周至少彻底清洁消毒一次。定期对沐浴室物品、墙面、天花板等进行清洗消毒；如使用空调，应加强维护，定期清洁滤网。

4. 每月对沐浴室空气、物品表面及工作人员手进行环境卫生学监测。

（二）人员管理

1. 工作人员应定期进行体检。患有皮肤化脓及其他传染性疾病的工作人员，不得接触新生儿。

2. 工作人员入室前应进行手卫生、更衣、穿防水围裙或防水罩袍。

3. 工作人员应具有良好的手卫生意识，指甲不能超过指尖，不得佩戴首饰、手表等物品。为每一个新生儿沐浴前后应进行手卫生。

（三）沐浴管理

1. 根据新生儿健康状况选择适宜的沐浴方式，沐浴水温38～40℃。淋浴应一人两巾（洗澡小毛巾和擦干浴巾）、一垫（用于垫体重秤和沐浴垫），一婴一用一换。

2. 健康新生儿与高危新生儿（如早产儿和低体重儿）应分时沐浴，应先为高危新生儿沐浴，再为健康新生儿沐浴，最后为隔离新生儿或有感染症状（如皮疹、发热、腹泻）的新生儿沐浴。

3. 沐浴方法遵循《新生儿沐浴》执行。

4. 每日沐浴结束后应清洗消毒沐浴用品。沐浴池、沐浴垫等用500mg/L含氯消毒剂浸泡30分钟。沐浴喷头用消毒液擦拭消毒，然后清水冲洗干净；更换拆褓台与打褓台上的各种物品。清洁擦拭台面、体重秤等。

5. 新生儿可使用一次性毛巾、浴巾。如使用毛巾，应做好清洗，送压力蒸汽灭菌；新生儿衣被应保持清洁干燥。早产儿和皮肤有破损的新生儿使用的衣物应压力蒸汽灭菌，专柜存放。

6. 治疗、护理用品，如眼药水、粉扑、油膏等，应一人一用，确保在有效期内使用。

7. 沐浴液等用品在使用时，瓶口应避免接触新生儿和工作人员，避免污染。

8. 使用后的尿布和衣物，不可随意抛在地上，应分类集中于污衣袋和污物袋内，以免污染地面。

四、一次性使用无菌医疗用品的管理及污染物处理

1. 科室使用前应检查小包装有无破损、失效，产品有无不洁净等。

2. 一次性无菌医疗用品使用后，进行浸泡消毒后集中供应室统一毁形处理。

3. 污物管理：医疗垃圾和生活垃圾分开处置，医疗垃圾装黄色袋，生活垃圾装黑色袋；尖锐器具类的垃圾放锐器盒，放置不超过2/3满；污染的冲洗液、排泄物应先消毒后按医疗污物处理。

五、终末消毒制度

1. 患儿出院后应立即进行终末消毒。全部布类包括被套、大单、枕头套、婴儿衣服、垫套更换送清洗消毒。病床、婴儿床整理后用500mg/L含氯消毒液擦拭。

2. 新生儿死亡后，应立即用500mg/L含氯消毒液擦拭婴儿床及远红外辐射台。将患儿使用过的布类、器械、导管按要求进行消毒处理。

3. 传染病患儿的用物先行臭氧消毒柜消毒，再行终末消毒处理。

4. 达到终末消毒处理要求的床单元，才能收住新患儿。

第三节　新生儿病区物品管理制度

一、生活起居用品管理制度

1. 新生儿使用的布类　如毛巾、衣物、面巾等，一用一换。清洁晾干，建议压力蒸汽灭菌后专柜保存备用。

2. 床上用品　如有污染立即更换。

3. 新生儿暖箱、蓝光箱、婴儿床、辐射取暖台等　每日擦拭消毒内、外表面。严格执行一婴一用一消毒。同一患儿长期连续使用时，每周腾空消毒一次。患儿出院或死亡，须严格终末消毒。消毒方法详见“暖箱消毒清洁规范”或参考《婴儿保温箱清洁消毒标准操作规程》执行。

4. 奶瓶、奶嘴等　详见《新生儿病区奶具管理规范》。

二、诊疗用品消毒隔离工作制度

1. 医疗器械　包括监护仪、输液泵、微量注射泵、听诊器、血压计等，尤其是频繁接触的物体表面，如仪器按钮、操作面板，每天用75%乙醇或含氯消毒剂擦拭消毒1次。

2. 诊疗物品　包括治疗台、治疗车、药品柜、病历夹、床头柜、床栏杆、电话、门把手等，每天用含氯消毒剂擦拭消毒1次。氧气管、雾化吸入器，一婴一用。呼吸面罩、体温表，一人一用一消毒。

3. 床单元　患儿出院、转科（院）、死亡等离开后，应及时对床单元进行终末消毒。

4. 办公用品　包括电话听筒和按键，电脑键盘、鼠标等，每天使用75%乙醇擦拭消毒。

三、给氧器具消毒制度

1. 新生儿的给氧器具优先使用一次性物品，或经过消毒处理方可使用。

2. 湿化瓶及湿化水应每天更换，使用灭菌注射水。

3. 呼吸面罩、头罩保证一婴一用，污染时应及时更换。同一患儿连续使用时，每周应彻底消毒清洁2次。器具消毒后，专柜储存备用。

4. 停止氧疗后，应及时整理给氧器具。

四、新生儿病区奶具管理规范

本管理规范参照2021年1月30日由浙江省市场监督管理局发布实施的《新生儿奶具清洗消毒管理规范》。

（一）新生儿病区奶具管理要求

1. 医疗机构应制定新生儿奶具清洗消毒管理制度和操作规程。

2. 应设立专门的奶具清洗、消毒区，配备相应的清洗、消毒设备和设施。清洗、消毒场所应配置流动水和洗手设施，保持清洁卫生。为避免清洁过程中奶具发生交叉污染，不应与非餐饮污染物品在同一区域清洗。有条件者推荐设立奶具清洗消毒中心。

3. 应有专人负责新生儿奶具的清洗和消毒管理，清洗、消毒人员应经过相关培训考核合格后上岗。

4. 回收奶具的容器与盛放清洁消毒后奶具的容器应严格区分，回收容器、回收转运工具使用后，应清洗消毒后再用，保持干燥存放备用。

5. 应每天对奶具清洗消毒间的环境、物体表面、清洁消毒设施设备等进行清洁、消毒，消毒后效果应符合《医院消毒卫生标准》（GB 15982—2012）中 4.1.1 对Ⅲ类环境的规定。

（二）新生儿奶具清洗消毒要求

1. 复用奶具使用前应进行清洁和消毒。

2. 新生儿奶瓶、奶嘴应一人一用一消毒。一次性奶瓶一次性使用，用后按医疗废物处置。

3. 使用后奶瓶、奶嘴不应放回奶液配制、奶液分装区域，不应敞开放置在病室内，剩余奶液不应倾倒病室及配奶区域的下水道。

4. 有明确或疑似传染病，包括轮状病毒、诺如病毒等肠道传染病，以及梅毒、HIV 等可母婴传播的传染病，多重耐药菌感染或定植等需要接触隔离的新生儿，宜使用一次性奶瓶。如使用复用奶具，使用后的奶瓶和奶嘴应采用专用袋或专用盒密闭盛放，并标明感染性疾病的名称，密闭回收，单独处理。

5. 消毒后的奶瓶、奶嘴应干燥盛装于清洁、干燥并加盖的专用容器保存并注明时间，存放时间超过 24 小时的，应重新消毒。存放区域的温度应小于 24℃，相对湿度小于 70%。

6. 奶瓶、奶嘴等奶具清洗后感官要求应符合《食品安全国家标准　消毒餐（饮）具》（GB 14934—2016）中 2.1 的规定：表面光洁，不得有附着物；不得有油渍、泡沫、异味。消毒效果应符合 GB 15982—2012 中 4.3.2 的规定：菌落数不大于 20cfu/件，不得检出致病性微生物。

（三）奶具清洗消毒方法

1. 手工清洗消毒方法

（1）清洗

①将回收的奶嘴与奶座拆开，将剩余奶液倒入清洁区的下水道，奶瓶、奶嘴分别用流动水进行冲洗。

②使用温水和餐具洗涤剂浸泡 5 分钟（或按产品说明书），用专用布巾及奶瓶刷有序清洗，清除奶瓶里的所有奶垢；用奶嘴

刷清除奶嘴上的奶渍及奶垢，然后冲洗奶孔。

③用流动清水冲洗奶瓶和奶嘴内外壁至少两遍。冲刷奶瓶、奶嘴时应注意仔细刷洗奶瓶口螺纹处、奶嘴座螺纹处、奶嘴含接部内面，每个奶瓶内壁要有独立的水柱进行冲刷，奶瓶外部要有全覆盖的流动水冲刷；奶嘴螺纹处、奶嘴含接部内外均要有全覆盖的流动水冲刷。

④其他奶具清洗步骤包括冲洗、洗涤、漂洗和终末漂洗，参照《医院消毒供应中心　第二部分：清洗消毒及灭菌技术操作规范》（WS310. 2—2016）中的附录 B 执行。

（2）消毒：对清洗后奶具目测检查清洗效果，清洗合格后选择下列合适方法进行消毒。

①煮沸消毒：将洗净的奶具完全浸没在水中，加热至水沸腾后维持 15 分钟以上。

②流动蒸汽消毒：将洗净的奶具置入蒸汽柜或蒸锅中，当水沸腾后产生水蒸气（水蒸气温度为 100℃），维持 15 分钟以上。

③消毒柜消毒设备：按产品说明书使用。

④采用压力蒸汽灭菌法：清洗后的奶瓶等奶具，干燥打包后，送消毒供应中心进行压力蒸汽灭菌。

（3）干燥：消毒后需要干燥的奶瓶、奶嘴首选干燥设备，不应自然干燥。根据奶具的材质选择适合的干燥温度，玻璃类干燥温度 70 ~ 90℃，塑料类干燥温度 65 ~ 75℃，烘干时间 30 ~ 60 分钟。

（4）存放：消毒后的奶具应存放在有盖、清洁、干燥的专用容器或专用柜。存放容器应每天消毒。

2. *机械清洗消毒方法*　将使用后的奶瓶及奶嘴回收后，按清洗消毒机的使用说明进行拆分、预洗和装载，并选择清洗消毒程序完成清洗、消毒和干燥。消毒后的奶具存放参照手工清洗消毒程序中的存放要求。

（四）注意事项

1. 使用后的奶瓶、奶嘴应及时回收至奶具清洗区进行清洗，避免奶渍凝结在奶瓶、奶嘴上，影响清洗效果。

2. 清洗前应对使用后的奶瓶、奶嘴进行分拣，对瓶身有裂痕、奶嘴质地老化及奶嘴孔裂开较大者给予报废处理。奶瓶、奶嘴需要独立摆放或用专用篮具分装。

3. 奶瓶刷、专用布巾等清洁用品的清洗与消毒应遵循《医疗机构消毒技术规范》（WS/T 367—2012）中14.1的规定。

4. 清洗、消毒、干燥及存放作业过程中，严格执行手卫生；消毒后的奶瓶、奶嘴取用时应无菌操作，避免污染。

5. 清洗、消毒、存放玻璃奶瓶时，应注意轻拿轻放，避免玻璃破碎，预防利器伤发生。

6. 特殊情况下如采用化学消毒剂进行消毒的奶具，须用流动水反复冲洗干净，避免消毒剂残留。对朊病毒、气性坏疽及突发不明原因传染病患者接触的奶具，如需重复使用，应遵循WS/T 367—2012中11的规定，先消毒再清洗。

（五）奶具及消毒效果的监测

1. *清洗效果监测*　对清洗后奶瓶、奶嘴进行目测，检查清洗效果。不符合清洗要求的，应重新清洗。

2. *消毒效果监测*　医疗机构应每季度对奶瓶、奶嘴的消毒效果进行检测。监测方法按照GB 15982—2012要求，使用沾取生理盐水的无菌棉签涂擦奶瓶内壁或奶嘴内外壁，然后将采样棉签放入含生理盐水的采样试管内，按照要求送实验室进行细菌菌落数计数和致病性微生物检测。

另外，在接收母乳时，推荐患儿家属使用一次性母乳采集袋。如使用消毒自备奶瓶采集，应仔细询问家属是否按要求进行奶瓶消毒。接母乳时，应立即更换为病区的奶瓶装母乳，并归还家属自备奶瓶。禁止使用家属自备奶瓶直接喂养，以免造成不安全隐患。

医务人员及营养专管员应建立健康档案，出现腹泻、发热等感染症状和体征时，以及有其他传染性疾病时，及时上报，不得从事奶具处理等此类工作。

五、婴儿培养箱清洁消毒规范

（一）基本要求

1. 应有备用婴儿婴儿培养箱，确保婴儿婴儿培养箱清洁消毒周转。

2. 婴儿培养箱使用后，应立即进行终末清洁消毒。使用中应每日湿式清洁消毒恒温罩内、外表面。婴儿培养箱污染或连续使用超过 1 周时，应进行彻底清洁消毒。

3. 婴儿培养箱的清洁消毒顺序：先处理普通婴儿培养箱，后处理感染患儿使用后的婴儿培养箱，最后处理多重耐药菌感染患儿使用后的婴儿培养箱。消毒完毕，清洁清洗槽、地面等，避免对环境造成污染。

4. 婴儿培养箱所用的消毒剂及浓度、作用时间等根据污染程度和婴儿培养箱产品使用说明书决定。

5. 婴儿培养箱湿化水应选用灭菌用水，每日更换。如无条件可使用蒸馏水或冷开水。

6. 婴儿培养箱的空气过滤材料至少应每 2 个月更换一次，并做好记录，破损时随时更换。

7. 清洁消毒后备用的婴儿培养箱应当放在辅助区。注明清洁消毒日期、失效期、清洁消毒人员姓名及检查人员姓名。

8. 消毒后备用的婴儿培养箱，启用间隔不得大于 2 周。

9. 使用中的婴儿培养箱应注明启用日期。

10. 报废婴儿培养箱应进行终末消毒后再进行处理。

（二）终末或彻底清洁消毒流程

1. 先拔掉婴儿培养箱电源，推至清洁消毒区，湿式擦拭电线后将电线盘起挂好。

2. 抽屉式水箱与固定水箱，均应先放掉箱内残水后再清洗、浸泡消毒。

3. 取下恒温罩上输氧孔的塑料套、操作窗的塑料密封套、软垫，清洗、浸泡消毒。

4. 取出婴儿床，清洗消毒。

5. 取出床搁板上密封条和床搁板，清洗消毒。

6. 婴儿培养箱若为箱外加水式，则逆时针拧下箱体外面的加水杯或用螺丝刀卸掉，用小刷子或棉签刷洗加水杯内壁，然后将加水杯放入水箱内和水箱一起清洗消毒后冲净，晾干备用。

7. 拔掉温度控制仪插头，拧开温度控制面板上旋钮，取出温度控温仪，栅栏擦拭消毒。

8. 用毛刷或湿棉签逐个擦拭风轮叶片，再按顺序安装风机。

9. 取下空气过滤盖板，取出空气过滤网，用清洁剂漂洗，冲洗、晾干；注意不能揉搓过滤网。

10. 擦拭空气过滤网内外表面、机身内外表面和机架。

11. 更换手套，将所有浸泡消毒物品取出冲洗擦干。

12. 按拆卸的反顺序逐个装回。安装时注意部件放置的位置、方向，旋钮应锁闭，密封条四周确保密封。

13. 安装完毕，插上电源，测试性能是否良好。

六、新生儿病区布类消毒制度

1. 凡接触新生儿的布类物品换下后，专人专机当天清洗，消毒备用。

2. 婴儿用的布类每天更换一次，但遇有污染、血迹、潮湿应及时更换。

3. 换下的脏布类应放置在规定的桶内，不得随意丢在地上。

4. 新生儿使用的布类，首选高压灭菌，或使用衣物消毒柜，包括衣服、床单、毛巾、浴巾等。

5. 新生儿病区推荐使用一次性尿裤。避免使用尿布，因易导致清洗污染，引发医院内感染。

6. 接触隔离患儿使用后的布类用500mg/L含氯消毒液浸泡30分钟后再清洗，经高压灭菌消毒后方可使用。特殊疾病隔离患儿使用后布类，按相关规定处置（必要时焚毁）。

7. 窗帘布定期拆下清洗，至少每月一次。

第四节　新生儿病区隔离患儿管理

一、新生儿隔离病室管理制度

1. 进入隔离室，衣帽整齐，戴口罩，穿隔离衣。

2. 严格执行各项操作规程，认真六步洗手。可疑污染（接触患儿破损皮肤、血液、体液、分泌物、排泄物等）的操作时，必须戴手套，操作结束立即脱掉手套并洗手。

3. 听诊器、眼药水、粉扑、油膏、小毛巾、浴巾、体温表等，必须一婴一用，严禁交叉使用。

4. 使用过的奶瓶、奶嘴、毛巾、包被、衣物等必须用含氯消毒液浸泡消毒后方可清洗，并高压蒸汽灭菌消毒备用。

5. 隔离室用物、设备、仪器等不得与普通病房交叉使用，未经消毒处理不得出隔离室。患儿出院或转出后，做好床单元的终末消毒。

6. 未解除隔离观察的患儿，原则上谢绝探视。不允许搬离隔离室。

7. 消化道隔离的患儿使用过的尿裤须用2000mg/L含氯消毒

液喷洒消毒作用＞60分钟后方可丢弃。

8. 严格执行消毒隔离制度。每日用消毒液擦拭门、门把手、窗、桌、椅、床、柜，以及拖地两次。每日定时进行空气消毒，时间至少在1小时以上。开窗通风两次。

9. 洗澡间每日紫外线照射两次，每次半小时。

10. 离开隔离室，脱下隔离衣，按要求悬挂，每天更换、清洗与消毒，或使用一次性隔离衣，用后按医疗废物管理要求进行处置。

二、新生儿病区传染病患儿消毒隔离制度

根据《新生儿病室建设与管理指南》《传染病防治法》的要求，对传染病或疑似传染病的新生儿、有多重耐药菌感染的新生儿采取隔离措施并作标识。根据《医院隔离技术规范》的要求，在标准预防的基础上根据疾病的传播途径结合医院的实际情况制定相应的消毒隔离措施。

1. 传染病或疑似传染病的新生儿、有多重耐药菌感染的新生儿安置于隔离室，或转送传染病医院。

2. 严格控制进出隔离室人员，尽量固定专人护理患儿。

3. 严格执行无菌技术原则。

4. 严格执行手卫生，医务人员接触患儿前后洗手。必要时使用速干型手消毒剂手消毒，接触患儿的血液、体液、分泌物、排泄物等戴手套。离开隔离室前洗手，手上有伤口时戴双层手套。

5. 进入隔离病室，从事可能污染工作服的操作时穿隔离衣，离开隔离室时脱下隔离衣。每天更换隔离衣，用后按医疗废物管理要求进行处置。

6. 凡患儿使用过的物品必须实行双消毒，即消毒—清洁—灭菌或消毒。

7. 接触患儿皮肤、黏膜的器械、器具及物品应当一人一用一消毒，如面罩、体温表、听诊器等。呼吸机湿化瓶、氧气湿化瓶、吸痰瓶每日更换清洗消毒；雾化吸入器、吸氧管等必须做到一人一用。

8. 隔离患儿建议优先使用一次性的奶瓶、奶嘴。如必须重复使用，应符合相关规范。使用后的奶瓶、奶嘴建议先消毒，再清洗，最后消毒（或灭菌）备用。

9. 患儿使用后的被服、衣物污染后及时更换，用500mg/L含氯消毒液浸泡30分钟（或臭氧消毒柜消毒1小时)，再清洗干净，高压灭菌。患儿出院后床单元要进行终末消毒。

10. 病室每日1000mg/L含氯消毒液拖地2次，拖布专室专用。病室窗台、桌面、床单元等物体表面每日用500mg/L含氯消毒液擦拭消毒2次，作用时间>10分钟，一桌一布，使用后清洗消毒晾干备用；物体表面应每天进行清洁擦拭，如有污染随时消毒。

三、新生儿隔离病室工作制度

1. 工作人员进入隔离室，按要求佩戴帽子、口罩，穿隔离衣，戴手套。一切诊疗、护理操作均按隔离要求执行。接触不同病种时，应更换隔离衣、洗手。离开污染区时脱去隔离衣、洗手。

2. 新入院患儿应尽早评估。感染性患儿与非感染性患儿不可同室安置。感染疑似患儿与确诊患儿应分室护理。感染患儿应在指定的范围内进行诊疗，确定为感染性疾病的患儿，按病种分室处置。病室外挂明显隔离标志。

3. 严格落实手卫生，做好消毒隔离工作。所有物品均应先浸泡再清洗消毒。出院、转院、转科、死亡后进行终末消毒。

4. 工作人员应有计划地进入病室，减少不必要的人员流动。

责任护士应尽量做到病室专管。

5. 如病室内有多个病种，工作人员应按不同病种更换隔离衣。尽量做到护理一名患儿使用一件隔离衣。每日更换隔离衣一次。

6. 按要求严格进行医疗器械消毒，及时更换各种消毒液，消毒液的配置符合规范。

7. 凡厌氧菌、绿脓杆菌等特殊感染的患儿应严格隔离，用过的器械、被服、病室都要严格消毒处理，用后的敷料要焚烧。

8. 病历牌、医嘱本不要随意带入病室。医生查房完毕，须洗净双手、脱去隔离衣再翻阅病历本，开医嘱。

四、隔离病室物品处置管理制度

1. 室内一切物品、器具必须专用，如体温计、听诊器、奶具、治疗盘、治疗车等。

2. 须外送消毒灭菌的物品，运送时应单独容器盛装，不能与其他物品相混。

3. 使用过的一次性敷料、生活及医疗废物，均放入黄色隔离袋内。用双层垃圾袋包装、扎紧，并注明感染类型及病原菌名称，如“接触传播、梅毒”后，送垃圾站处理。

4. 隔离新生儿离开病室后，应严格落实终末消毒。对室内所有物品、设备、器械等均应认真清洁消毒。

第五节　新生儿病区采样监测方法及管理

一、新生儿病区采样监测管理

1. 医护人员、保洁员、实习医学生的手卫生，每月进行微生物监测一次。

2. 病室、治疗室、配奶间、换药室的空气，每月进行微生物监测一次。

3. 使用中的消毒剂，如碘酒、乙醇、安尔碘等，每月进行微生物监测一次。

4. 奶瓶、奶嘴、配奶器具、冰箱、母乳恒温箱等，每月进行微生物监测一次。

5. 给氧器具、呼吸机管道等，每月进行微生物监测一次。

6. 暖箱、暖箱湿化水、物体表面（如婴儿床、电话、病历本、电脑鼠标、键盘等），每月进行微生物监测一次。

7. 医院感染监控办公室每季度对以上监测项目进行随机抽查。

8. 科室、检验科微生物室、医院感染控制办公室等部门应加强沟通，进行监测结果通报，对存在问题进行分析。不断完善工作制度，改进工作流程，做好效果评价。

二、手卫生效果的监测方法

1. 采样时间　在接触患儿、进行诊疗活动前采样。

2. 采样方法　被检者五指并拢，用浸有含相应中和剂的无菌洗脱液浸湿的棉拭子在双手指曲面从指根到指端往返涂擦2次，一只手涂擦面积约30cm^2，涂擦过程中同时转动棉拭子；将棉拭子上接触操作者的部分剪去，投入10ml含相应中和剂的无菌洗脱液试管内，及时送检。

3. 检测方法　将采样管在混匀器上振荡20秒或用力振荡80次，用无菌吸管吸取1ml待检样品接种于无菌平皿。每一样本接种2个平皿，平皿内加入已溶化的45～48℃的营养琼脂15～18ml，边倾注边摇匀，待琼脂凝固，放至36℃±1℃恒温箱培养48小时，计数菌落数。

4. 卫生监测　手消毒监测的细菌菌落数≤10cfu/cm^2，外科手消毒监测的细菌菌落数≤$5cfu/cm^2$。

三、空气消毒效果的监测方法

1. 采样时间　消毒处理后与进行医疗活动前采样。

2. 方法　室内面积≤$30m^3$，设一条对角线上取3点，即中心一点、两端距墙1m处取一点；室内面积>$30m^3$，设东、南、西、北、中5点，其中东、南、西、北布点部位均距墙1m处，中点加放一只标准皿（即灭菌培养皿不打开）。采样高度为距地面0.8～1.5m。

空气中菌落总数（cfu/m^2）=采样器各平皿菌落数之和（cfu）/采样速率（L/min）×采样时间（min）

四、物体表面采样的监测方法

1. 采样时间　在清洁或消毒处理后进行采样。

2. 采样面积　被采样本表面积<$100cm^2$取全部表面；被采样本表面积≥$100cm^2$，取$100cm^2$（即5cm×5cm规格板，采4个不同部位）。

3. 采样方法　用5cm×5cm标准灭菌规格板，放在被检物体表面，采样面积≥$100cm^2$，连续采样4个。用浸有含相应中和剂的无菌洗脱液的棉拭子1支，在规格板内横竖往返均匀涂擦各5次，并随之转动棉拭子，连续采样4个点，将棉拭子放入装有10ml含相应中和剂的无菌洗脱液试管内，并立即将瓶塞塞紧。采样后立即送检。

4. 细菌菌落总数计算方法

细菌菌落总数（cfu/cm^2）=平板上菌落数×稀释倍数/采样面积（cm^2）

5. 致病性微生物　不得检出乙型溶血性链球菌、金黄色葡萄球菌及其他致病性微生物。母婴同室、早产儿室、婴儿室、新生儿室及儿科病房的物体表面不得检出沙门菌。

第六节 新生儿病区医院感染管理

一、预防措施

为保障患儿安全，新生儿病区工作人员必须严格执行以下感染预防控制措施。

1. 执行标准预防和保护性隔离措施。

2. 严格执行各种规章制度（消毒隔离制度、探视制度、无菌操作制度）及手卫生。

3. 分病种管理患儿。

4. 定期培训新生儿病房医务人员。

5. 预防中心静脉导管相关感染；预防呼吸机相关性肺炎。

6. 密切观察病情变化，做到早发现、早报告、早治疗和早采取隔离措施。

7. 确诊的法定传染病按规定进行报告，必要时转传染病医院医治。

8. 医务人员定期做身体检查（如咽拭、鼻拭培养）。患有或疑似患有感染性疾病时，建议暂时调离新生儿病区。

9. 科室监控小组成员应密切关注新生儿的疾病状况，一旦发现特殊感染情况应立即报告医院感染管理科。

二、新生儿医院内感染的途径及原因分析

（一）途径

1. 空气传播　空气是新生儿感染的最重要的传播途径之一。新生儿病房的空气流通、温度、湿度都与院内感染有关。

2. 接触传播　医务人员是接触患者最多的人，医务人员的

手是造成新生儿病房医院感染的直接途径。

3. 血行传播　新生儿皮肤屏障功能发育不完善，抵抗力低下，皮肤柔嫩，易受损，皮下血管丰富，易成为细菌入侵的门户。

（二）原因分析

1. 新生儿免疫功能低下　新生儿本身免疫力低，易感因素多，病情进展快，易暴发流行，病死率高。胎龄越小，出生体重越低，感染率越高，病情更容易恶化。

2. 侵入性操作　气管插管、呼吸机应用、吸痰、管饲管置管等侵入性操作，使黏膜屏障功能降低。静脉留置针、外周中心静脉置管、脐动静脉插管在早产儿中的普遍应用，增加导管相关血流感染的发生率。

3. 肠外营养　延迟喂养影响肠道正常菌群的建立，破坏了肠黏膜上皮的屏障功能，是早产儿迟发性败血症的危险因素之一。

4. 不合理使用抗生素　不合理的抗生素应用，容易导致菌群失调，各种条件致病菌得以生长繁殖并致病。

5. 医院因素　病房面积较小、床间距不达标、仪器设备多、保洁不到位等也是新生儿医院感染的重要因素。

6. 物品设备　患儿使用的奶具、奶源是否存在污染；毛巾、浴巾、衣服、浴盆是否清洁到位，操作台是否清洁，都与医院感染发生率密切相关。病室内的医疗仪器设备及固定装置都是造成医院感染的重要途径，如新生儿暖箱、呼吸机、吸引装置、输液泵、心电监护、操作治疗台、肠外营养的配置等。

7. 手卫生　医务人员的手是院内感染的重要传播途径。

8. 住院时间　医院感染的发生与住院时长呈正相关。降低平均住院日可降低医院感染发生率。

三、新生儿病区医院感染应急预案（包括暴发流行）

当发现特殊或不明原因感染患儿、怀疑或确定发生医院感染病例（如下列情况之一）应立即启动本项应急预案。

1. 短时间内发生 3 例以上同种同源的感染病例现象。

2. 短时间内出现 3 例以上临床症候群相似、怀疑有共同感染源的感染病例。

3. 短时间内出现 3 例以上怀疑有共同感染源或感染途径的感染病例现象。

应立即采取以下措施：

1. 控制感染源，切断传播途径。立即采取单间隔离、专人护理。及时采取有效隔离措施，使用各种防护器具（如口罩、手套、隔离衣、一次性围裙、护目镜、防护面屏等）。

2. 存在严重感染隐患时，应立即停止接收新患儿并及时分流在院患儿，必要时予转院。

3. 立即按照有关规定及时上报。逐级上报护士长、科主任、感染监控办公室等。如发生严重医院感染事件，应立即报告上级卫生行政部门，不得迟报、瞒报。一级医院感染流行或暴发事件应于 2 小时内向所在地卫生行政部门报告，并同时向所在地疾控机构报告。二级、三级医院感染流行或暴发事件应于 12 小时内向所在地的卫生行政部门和疾控机构报告。

4. 加强医疗护理工作，积极救治感染患儿，密切观察病情变化。

5. 积极配合医院感染控制办公室及检验科开展流行病学调查，查找感染源、感染途径。采样后，立即加强环境卫生处理。对病区内所有物体表面、地面、床单元、医疗用品进行全面消毒，防止感染蔓延。

6. 医护人员严格执行消毒隔离制度，落实手卫生，加强空气、物品表面及生活用品、医疗物品的消毒。使用后的医疗用品按消毒—清洗—再消毒的原则进行。

7. 严密观察其他患儿有无感染流行趋势。采取有效保护性隔离措施，保护其他患儿，控制感染蔓延。

8. 加强医疗废物管理，认真贯彻《医疗废物管理条例》《医疗废物管理办法》，医用垃圾用双层黄色医用垃圾袋密闭包装，标识醒目，交接记录完整。防止医疗废物处置过程中发生流失、泄漏、扩散等，导致环境污染和疾病传播。

9. 总结经验，修订防范措施；加强医务人员的培训；做好微生物的监测。

第七节　医务人员发生职业暴露的处理程序

医务人员在工作中意外被血传播疾病（艾滋病、乙肝、丙肝等）病人的血液、体液分泌物污染的锐器损伤时：

1. 立即局部处理伤口　从伤口周围向中央挤压，尽可能挤出血液，再用流水冲洗。75%乙醇或碘伏消毒，伤口深可进行包扎。如黏膜损伤，应反复生理盐水冲洗。

2. 报告　科室负责人（主任、护士长）、感控科、夜间节假日报告总值班。

3. 进行暴露源及暴露者血清学追踪、评估、预防用药、备案

（1）暴露源 HIV、HCV、HBV 或 TPPA 结果阴性者无需处理。

（2）暴露明确者：立即追踪暴露源 HIV、HCV、HBV 或 TPPA 结果。同时立即咨询 CDC，根据暴露源 HIV、HCV、HBV 或 TPPA 结果进行相应处置。

HIV 职业暴露：

①报告 CDC，组织专家评估。

②根据情况决定是否服预防药。在个人同意后 4 小时内服药（最好 1 小时内）。

③备案，血清学追踪时间：当天、4 周、8 周、12 周、6 个月。

④服药者还应检测血常规、肝功、肾功。

梅毒职业暴露：

①暴露者抗体检测阴性者，可在医生指导下，预防性使用苄星青霉素。

②暴露后 3 个月进行血清学追踪。

丙型肝炎、戊型肝炎、丁型肝炎等职业暴露：

①暴露后 3 个月、6 个月分别进行血清学追踪。

②咨询传染科专家。

③建议：血象表现正常，肝炎抗体阴性者，可在 24 小时内注射 α 干扰素（300 万 U/支），肌注，1 次/日，共 7 天。

乙型肝炎暴露：

①在 24 小时内注射乙肝高价免疫球蛋白 1 支，同时进行乙肝标志物检测，阴性者皮下注射乙肝疫苗 10μg（按当天、1 个月、6 个月注射）。

②暴露发生后的第 3 个月、6 个月后进行血清学追踪。

≪第五章

新生儿产时护理和转运

第一节　新生儿产时护理

胎儿从宫内至宫外的过渡是一个复杂的生理过程，也是决定新生儿生命质量的重要过程，这一过程能否顺利进行不仅取决于胎儿和母体的自身状况，也取决于产科医生及助产士的专业能力。准确、及时、详细的产前及产程信息能有助于医生准确地分析判断胎儿及母体的状况，为胎儿的安全娩出及顺利过渡到新生儿阶段保驾护航。

一、产前准备

1. 产房应配备新生儿辐射台、负压吸引装置、吸氧装置、新生儿复苏气囊、气管插管用物及各种抢救药品。

2. 产科医生和助产士应熟练掌握新生儿复苏技术，如预知产时可能需要抢救，应提前通知新生儿科医生陪产，并详细告知产妇及胎儿情况。

二、产时护理

1. 保暖　胎儿从母体温暖的羊水中离开，进入到产房寒冷干燥的环境中时，母体的保护机制失效，因体温调节中枢发育不完善，体表面积大，皮下脂肪薄，姿势伸展，散热快，如保暖不及时，极易造成严重并发症。故胎儿娩出后应立即用预热的大毛巾包裹并擦干全身，也可将新生儿放入母亲温暖的怀抱中实施肌肤接触保暖，然后再将新生儿置于预热好的辐射台上进行初步处置。对于体重<1500g，孕周<28周的极低出生体重儿可将头部以下躯干和四肢用灭菌保鲜膜包裹并给新生儿戴布帽。

2. 清理呼吸道，建立呼吸　胎肩娩出前，助产士应用手将新生儿口咽及鼻腔中的分泌物挤出。娩出后置于辐射台上摆“鼻吸气”体位，立即清理呼吸道，先吸口腔后吸鼻腔，吸痰管选择8F或10F，负压不超过100mmHg（13.3kPa）。若新生儿仍未啼哭，应立即给予触觉刺激，轻弹足底或摩擦背部2次，如出现自主呼吸，心率>100次/分，肤色红润或仅手足青紫可予观察。若仍无自主呼吸或心率<100次/分，立即予复苏气囊行正压人工呼吸，频率40~60次/分。

3. 处理脐带　目前WHO建议脐带不应早于第三产程结扎，正常情况下约3分钟结扎，若须行新生儿复苏者应立即结扎。

4. 身份识别　新生儿娩出后，助产士应及时告知产妇新生儿的情况，如出生时间、婴儿性别等。待脐带结扎后，助产士应一手托住新生儿的头部及背部，一手夹持新生儿的双足，托住新生儿让产妇查看其性别及外观，取新生儿足印和产妇拇指印于新生儿出生记录单上。为新生儿佩戴双腕带，腕带上详细记录母亲姓名、住院号、床号、婴儿性别、出生日期时间等。

5. 常规处置　常规检查新生儿有无明显畸形，有无产伤及皮肤破损等，如有发现，立即处理。同时为新生儿进行体格测量，包括身长、体重、头围、胸围、腹围及囟门等。监测微量血糖，如有低血糖发生，立即遵医嘱予对症处理。肌内注射维生素K_1 0.5~1mg，预防出血性疾病，若为早产儿可连用3天。对HBsAg阴性母亲的新生儿接种10μg乙肝疫苗，按0、3、6个月程序接种，共接种3针。对HBsAg阳性母亲的新生儿应在生后

12 小时内注射乙型肝炎免疫球蛋白针 100U，同时在不同部位接种 10μg 乙肝疫苗。出生情况好的足月儿，生后 1 小时内可建立母婴肌肤接触，早接触、早吸吮可提高母乳喂养成功率。对早产出生及出生时有合并症的新生儿，应送新生儿重症监护病房进行救治。

第二节　危重新生儿转运管理

快速安全地将危重新生儿转至危重新生儿救治中心，可以提高危重新生儿的救治成功率。为确保患儿在转运过程中的安全，防止各种突发事件发生，保障患儿发生病情变化时能及时有效地得到救治，必须进行危重新生儿转运管理。

一、转运联络

1. 签署知情同意书：转运前由主管医生充分评估转运风险，并将患儿的病情、转运的必要性、转运风险、转运方式及转运过程如实告知家属，征得家属的同意及配合，签署转运知情同意书。

2. 接诊准备：转诊前应通知接诊科室做好接诊准备。提前告知患儿的基本情况、诊断、病情、实验室检查结果、用药及治疗情况，告知患儿预计到达的时间等。接诊科室根据以上情况，提前准备患儿床单元，可能使用的抢救物品、药品等，做好抢救准备。

3. 联系转运交通工具，告知转运详细地址及出发的具体时间，与司机确认车牌号、停车地点及司机的联系电话。

二、转运准备

1. 人员准备　由病区负责人根据转运工作量及转运难度安

排转运人员。转运人员应接受过专业培训，有熟练的专业操作技能，有良好的团队组织、协调和沟通能力。转运团队一般应由新生儿科或 NICU 高年资医生和工作 3 年以上的专科护士组成。

2. 物品准备　包括转运暖箱、转运药箱、便携式监护仪、简易呼吸气囊、氧气瓶、喉镜、气管导管、吸痰管、吸氧头罩或面罩、吸氧管、胃管、听诊器等。有条件者备便携式呼吸机、T－组合复苏器等。

3. 患儿准备　主治医生充分评估患儿病情，下达医嘱。视患儿情况，予患儿开通静脉通路，必要时留置胃管、气管插管等。为患儿做好保暖措施，保证患儿在温暖、安全的情况下才可转运。

三、转运中的救护

1. 出发前再次查对转运设备、器材、物品、药品齐全，确保其性能良好，储备电源充足。

2. 转运途中应确保患儿安全：

（1）保暖。置患儿于转运暖箱中，系好安全带，安全带松紧适宜，途中尽量减少开箱门的次数。对于极低和超低出生体重儿也可用塑料薄膜包裹。无条件者用双层棉包被包裹后用大毛巾遮挡。婴儿培养箱和婴儿床均须与救护车的纵轴方向相同，锁定小轮，以减少颠簸对患儿血流的影响。

（2）注意体位。患儿肩下垫小毛巾（厚度 2～3cm），保持呼吸道通畅，防止颈部过伸或过曲；用硅胶头垫固定头部，避免左右摇晃，防止呕吐和窒息。

（3）持续心电监护。加强对生命体征及病情变化的监测，防止低体温、低血糖、低氧血症和低血压的发生。

（4）须机械通气的患儿，推荐使用转运呼吸机，无条件者可选择 T－组合复苏器。

（5）保持管路的通畅。外周静脉留置针连接三通管并采用微量泵输入，确保药物的及时供给。各种管道，包括气管插管、吸氧管、胃管、输液管、各种引流管、尿管等均应做好标记，妥善固定，防止扭曲、阻塞、移位和滑脱。

（6）途中如出现病情变化，应积极组织抢救，并及时与接诊科室联系，做好抢救准备。

四、转运后的交接

1. 患儿到达后，应通过绿色通道直接送入 NICU，且途中应保持与 NICU 联系，以便做好接诊的准备。

2. 转运者与接诊者应进行详细交接，包括患儿身份、病情、诊疗过程、用药情况、实验室检查结果、转运途中情况等。

3. 转运者负责清点转运用物。转运结束，立即补充用物，消毒处理仪器设备，定点放置以备下次使用。

4. 转运者应及时完成转运记录，转运途中的特殊情况应及时上报科主任和护士长。

≪第六章

新生儿病情评估

由于新生儿群体的特殊性，新生儿疾病的主诉无法由患儿本身主观表达，所以新生儿病情评估在其疾病诊疗护理过程中意义重大，护士更应掌握评估方法，了解患儿病情的第一手资料，为患儿的整个诊疗护理活动提供有效的依据。

第一节　一般情况评估

一般情况评估常涉及新生儿概念：

足月儿：指胎龄满 37 周至未满 42 周的新生儿。

早产儿：指胎龄未满 37 周的新生儿。

过期产儿：指胎龄超过 42 周的新生儿。

高危儿：多指在围生期和新生儿时期出现了危险因素的胎/婴儿。这些危险因素主要是指胎儿宫内窒息，分娩时出现窒息；各种感染；早产儿、低出生体重儿、足月小样儿等。

小于胎龄儿：指出生体重在同胎龄儿平均体重的第 10 百分位以下的新生儿。

适于胎龄儿：指出生体重在同胎龄儿平均体重的第 10 ~ 90 百分位的新生儿。

大于胎龄儿：指出生体重在同胎龄儿平均体重的第 90 百分位以上的新生儿。

足月小样儿：胎龄已足月而出生体重不足 2500g 的新生儿。

一、新生儿行为能力的评估

新生儿行为能力测定常选用新生儿神经行为测定表（neonatal behavioral neurological assessment，NBNA），适用于足月儿或矫正胎龄满40周的早产儿，能早期发现脑损伤，也可作为观察治疗效果和反映康复程度的指标。

测定时须将患儿置于安静、光线偏暗的环境中，避免声、光或操作的刺激，在喂完奶后1小时左右为宜。

测量内容：NBNA（20项）分5个部分。①行为能力；②被动肌张力；③主动肌张力；④原始反射；⑤一般反应。满分40分，多次评估可取最优分数（表6－1－1）。

二、疼痛评估

1. 新生儿疼痛量表（neonatal infant pain scale，NIPS）
NIPS为多维疼痛评估工具，用于评估早产儿（<37周）和足月儿（生后6周内）的操作性疼痛，包括面部表情、哭闹、呼吸型态、活动（上、下肢）和觉醒状态。分值越高表示越疼痛。详见表6－1－2。

2. 早产儿疼痛量表（premature infant pain profile，PIPP）
PIPP用于评估早产儿的急性疼痛，为多维疼痛评估工具，包括7个条目：行为3项（面部动作：皱眉、挤眼、鼻唇沟加深），生理2项（心率和血氧饱和度），情境2项（胎龄和行为状态），详见表6－1－3。该表用于评估急性操作性疼痛和术后疼痛有较好的信度与效度。

表 6－1－1　NBNA 量表

	项目	检查时状态	评分			日龄			
			0	1	2	2～3	5～7	12～14	26～28
行为能力	1. 对光习惯形成	睡眠	≥11	7～10	≤6				
	2. 对声音习惯形成	睡眠	≥11	7～10	≤6				
	3. 对“格格声”反应	安静觉醒	头眼不转动	头或眼转动＜60°	头或眼转动≥60°				
	4. 对说话的脸反应	安静觉醒	头眼不转动	头或眼转动＜60°	头或眼转动≥60°				
	5. 对红球反应	安静觉醒	头眼不转动	头或眼转动＜60°	头或眼转动≥60°				
	6. 安慰	哭	不能	困难	容易或自动				
被动肌张力	1. 围巾征	觉醒	环绕颈部	肘略过中线	肘未到中线				
	2. 前臂弹回	觉醒	无	慢、弱，＞3 秒	活跃，可重复，≥3 秒				
	3. 腘窝角	觉醒	＞110°	90°～110°	＜90°				
	4. 下肢弹回	觉醒	无	慢、弱，＞3 秒	活跃，可重复，≤3 秒				

续表

	项目	检查时状态	评分			日龄			
			0	1	2	2~3	5~7	12~14	26~28
主动肌张力	1. 颈曲，伸肌主动收缩	觉醒	缺或异常	有困难	好，头竖立1~2秒以上				
	2. 手握持	觉醒	缺或异常	弱	好，可重复				
	3. 牵拉反应	觉醒	缺或异常	提起部分身体	提起全部身体				
	4. 支持反应直立位	觉醒	缺或异常	不完全，短暂	有力，支持全部身体				
原始反射	1. 踏步或放置反射	觉醒	缺或异常	引出困难	好，可重复				
	2. 拥抱反射	觉醒	缺或异常	弱，不完全	好，完全				
	3. 吸吮反射	觉醒	缺或异常	弱	好，与吞咽同步				
一般反应	1. 觉醒度	觉醒	昏迷	嗜睡	正常				
	2. 哭	哭	无	微弱、尖、过多	正常				
	3. 活动度	觉醒	缺或过多	略减少或过多	正常				

表 6－1－2　新生儿疼痛量表

项目	分值		
	0 分	1 分	2 分
面部表情	安静面容，表情自然	面肌收紧（皱眉、挤眼和撇嘴），表情痛苦	持续性大声尖叫
哭闹	不哭	间歇性轻声呻吟	
呼吸型态	自如	呼吸不规则，加快，屏气	
上肢动作	放松/自然	肌紧张，腿伸直，僵硬和/或快速屈伸	
下肢动作	放松/自然	肌紧张，腿伸直，僵硬和/或快速屈伸	
觉醒状态	睡眠/觉醒	警觉、烦躁、摆动身体	

表 6-1-3　早产儿疼痛量表

项目	0 分	1 分	2 分	3 分
胎龄	>36 周	32~35 周	28~31 周	<28 周
行为状态	活动/觉醒，双眼睁开，有面部活动	安静/觉醒，双眼睁开，无面部活动	活动/睡眠，双眼闭合，有面部活动	安静/睡眠，双眼闭合，无面部活动
心率最大值	增加 0~4 次/分	增加 5~14 次/分	增加 15~24 次/分	增加 >25 次/分
血氧饱和度最低值	下降 0~2.4%	下降 2.5%~4.9%	下降 5.0%~7.4%	下降 7.5%
皱眉动作	无（<观察时间的 9%）	最小值（观察时间的 10%~39%）	中值（观察时间的 40%~69%）	最大值（>观察时间的 70%）
挤眼动作	无（<观察时间的 9%）	最小值（观察时间的 10%~39%）	中值（观察时间的 40%~69%）	最大值（>观察时间的 70%）
鼻唇沟加深	无（<观察时间的 9%）	最小值（观察时间的 10%~39%）	中值（观察时间的 40%~69%）	最大值（>观察时间的 70%）

3. 新生儿面部编码系统（neonatal facial coding system，NFCS）　为单维疼痛评估工具，包括皱眉、挤眼、鼻唇沟加深、张口、嘴垂直伸展、嘴水平伸展、舌绷紧（呈杯状）、下颌颤动、缩唇（发“O”音）、伸舌（仅用于评估胎龄≤32周的早产儿）等10项。每项1分，总分10分（足月儿9分），分值越高表示疼痛越严重。详见表6－1－4。

表6－1－4　NFCS量表

项目	0分	1分
皱眉	无	有
挤眼	无	有
鼻唇沟加深	无	有
张口	无	有
嘴垂直伸展	无	有
嘴水平伸展	无	有
舌绷紧，呈杯状	无	有
下颌颤动	无	有
缩唇（发“O”音）	无	有
伸舌（仅用于评估胎龄≤32周的早产儿）	无	有

三、营养评估

营养评估的指标包括生长评估、摄入评估、实验室评估和临床评估等。通过营养评估可及时发现新生儿喂养过程中的问题，如营养缺乏、生长迟缓、喂养困难和不适宜的营养状态。

1. 生长评估　包括体重、身长和头围。

2. 摄入评估　评估每日摄入的营养情况：营养途径（胃肠内、胃肠外）、摄入液量和主要营养物质。

3. 实验室评估　常用于检测新生儿代谢状态、蛋白状态、电解质和微量元素等。

4. 临床评估　包括喂养耐受性、影响营养治疗的主要疾病和营养缺乏症状的评估。

第二节　专科评估

一、外观评估

（一）头面颈部

1. 头部

（1）检查新生儿头皮情况，有无缺损、破溃、伤痕，有无头皮血肿或水肿。

（2）测量头围，注意有无颅骨骨折、软化、缺损和脑组织膨出等。

（3）检查新生儿前后囟门和骨缝情况。测量囟门对边中点连线的长度作为测量数据。检查骨缝有轻微重合或分开为正常。

2. 面部

（1）五官有无异常或缺失。

（2）检查眼距，瞳孔大小和对光反射，有无充血、分泌物等。

（3）双耳是否对称，耳廓是否正常。

（4）鼻的外观是否正常，鼻中隔、鼻唇沟、鼻孔等有无异常。

（5）口唇是否颜色正常，有无唇腭裂。

3. 颈部　外观是否正常，有无破损，有无肿块等。

（二）胸部

检查新生儿胸部外观有无异常，双侧胸廓是否对称，观察呼吸时胸廓有无异常活动。触诊初步检查有无肋骨骨折、锁骨骨折、脊柱有无异常等情况。

（三）腹部

检查新生儿腹部外观有无异常，测量腹围，检查腹部是否膨隆，有无腹胀，腹部血管有无充血显露。听诊有无肠鸣音，警惕腹部急症。观察脐部情况，有无渗血、渗液、脓性分泌物，脐轮是否红肿。若有留置胃管，应密切观察引流情况，并留意新生儿大便情况，警惕肠梗阻的发生。

（四）外生殖器

检查新生儿外生殖器有无外观异常，男婴注意检查双侧睾丸情况，及时清理皮肤褶皱处的胎脂，并密切观察新生儿小便情况有无异常。

（五）四肢

检查新生儿四肢有无指/趾缺失，四肢、关节处外观有无骨折或畸形，四肢活动是否自如，肌张力是否正常。

二、皮肤黏膜的评估

检查新生儿全身皮肤的情况。新生儿皮肤发育不成熟，抵抗外界应激的能力较差，日常工作中应仔细护理。

若发现新生儿皮肤颜色异常，可对应以下情况（表 6－2－1），应给予警惕。

表 6－2－1　常见皮肤异常及原因

异常的皮肤颜色	常见原因
黄染	血胆红素 >85μmol/L 时可出现肉眼黄疸
发绀	常出现在肢体末梢，可由寒冷或循环不良导致
青灰或花斑	末梢循环不良或休克，提示病情危重

续表

异常的皮肤颜色	常见原因
苍白	严重贫血或外周血管的强烈收缩引起
广泛黑色素沉着	考虑肾上腺功能不全
其他	分娩时器械留下的挤压伤、划伤等

三、产伤的评估

分娩过程是一个复杂且难以掌握的过程，分娩过程中的机械因素对胎儿或新生儿造成的损伤就是产伤。常见的引起产伤的因素如巨大儿、母亲体型过小或肥胖、异常胎先露、分娩方式、骨盆异常等。产伤带给新生儿的伤害包括软组织损伤、骨骼损伤和神经内脏的损伤。

1. 软组织损伤　常见形式为局部肿胀、瘀斑、撕裂伤和皮下脂肪坏死。多见于胎先露部位，边界常不清，好发于头部、面部、背部、大腿、臀部等。头部损伤严重的可引起头部血肿，甚至发生蛛网膜下腔出血。

2. 骨骼损伤　好发于锁骨、肱骨、股骨和颅骨。锁骨骨折最为常见。查体时患侧肢体活动减少、单侧拥抱反射消失。

3. 神经内脏的损伤　分娩过程中过度牵拉或挤压常可导致新生儿神经损伤，偶尔可见内脏损伤，常见的是臂丛神经损伤、面神经损伤和膈神经损伤。

四、心血管系统评估

新生儿离开母体后，脐带不再作为胎儿与母体循环的通道，新生儿心血管系统的功能影响着新生儿的血液循环。因此，对新生儿心血管系统的评估可了解新生儿血液循环情况。心血管系统的评估主要包括心率、血压和灌注情况。

1. 心率　安静状态下新生儿心率应波动在 120～140 次/分。

出生后48小时内新生儿常出现四肢发绀，大多是由于保暖不足导致的。

（1）心动过缓：心率<100次/分。偶尔出现的心动过缓较多见于早产儿呼吸暂停所引发；当发生脑室出血或惊厥微小发作时，出现的间断心动过缓则不伴随呼吸暂停；若持续发生心动过缓，则可考虑严重的呼吸系统疾病如肺炎、肺透明膜病、支气管及肺发育不良等。

（2）心动过速：心率大于160～180次/分。持续的心动过速是心力衰竭的早期表现，常见于发热、贫血、缺氧等情况；还可提示早期的血容量不足、低血糖、感染等情况。

（3）心律失常：可见于器质性心脏病、严重的缺氧、电解质紊乱等。

2. 血压　血压的测量方法与成年人相同。正常情况下，足月儿收缩压一般50～80mmHg，舒张压一般30～50mmHg，平均动脉压40～60mmHg，具体还应结合新生儿体重、日龄等因素。早产儿血压与体重有关。胎龄为26～32周时，平均动脉压数值与胎龄值近似；体重<800g时，则平均动脉压低于胎龄值。测量无创血压时，应注意对新生儿测量袖带的选择，不合适的袖带将引起血压测量数值的误差。

3. 灌注　正常新生儿毛细血管再充盈时间<3秒，若>3秒则提示外周灌注差。

五、呼吸系统评估

离开母体后，新生儿开始通过自身呼吸系统供给生命活动所需要的氧气，因此及时对新生儿呼吸功能进行评估，可了解新生儿适应这个生理过程的情况。

新生儿呼吸评估：①首先评估新生儿在娩出过程中有无窒息，有无羊水误吸；②呼吸道是否通畅。护士应对新生儿的呼吸频率、节律、双侧胸廓起伏、呼吸音等方面进行评估。

1. 呼吸频率　正常情况下安静呼吸时不费力，频率为40～60次/分，周期规律。

（1）呼吸急促：安静状况下呼吸频率>60次/分，出现“三凹征”，提示呼吸窘迫、败血症、心力衰竭等。

（2）呼吸缓慢：安静状态下呼吸频率<30次/分，是严重呼吸衰竭的表现。

（3）呼吸暂停：呼吸停止时间>20秒，伴随心率下降，肌张力下降等。

（4）呼吸困难：呼吸频率、节律、深浅度发生变化，伴有“三凹征”，呻吟、鼻翼翕动等表现，可见于严重的呼吸系统疾病或中枢神经系统疾病。

（5）不对称胸廓运动：见于先天性膈疝、膈神经损伤、气胸及肺部病变等。

2. 呼吸音

（1）正常情况：呼吸音清且双侧对称。

（2）异常情况：胸部听诊闻及肠鸣音提示先天性膈疝；湿啰音提示呼吸窘迫，伴有痰液；干啰音提示大气道阻塞；胸部摩擦音提示胸腔积液或炎症；喘鸣音提示上呼吸道部分阻塞；哮鸣音表示存在呼吸窘迫。

六、神经系统评估

正常新生儿有吸吮反射、握持反射、竖颈反射、拥抱反射、踏步反射和巴宾斯基反射等。当这些原始反射增强或减弱，应警惕神经系统方面的问题。进行神经系统评估时应使患儿处于安静觉醒状态。

1. 吸吮反射　将乳头或手指放在新生儿唇间或口内，则会引发新生儿吸吮动作。

2. 握持反射 检查者手指经尺侧伸进其手掌心，新生儿自主抓握。

3. 竖颈反射 新生儿置于仰卧位，检查者双手握住新生儿双上臂和胸部乳头及肩胛骨下方，匀速缓慢拉起新生儿从仰卧到坐位，观察其颈部屈伸肌收缩及试图竖起头的努力，记录坐直位时头竖立的秒数。

4. 拥抱反射 新生儿置于仰卧位，检查者拉起新生儿双手上提，使小儿颈部离开检查桌面 2～3cm，但小儿的头仍后垂于桌面上，突然放下小儿双手，恢复其仰卧位，由于颈部位置的突然变化引出拥抱反射。

七、消化系统评估

新生儿喂养问题是新生儿出生后家长需要面对的一个重要问题，营养管理也是影响新生儿生长发育的重要手段。营养管理的目的是促进生长发育，预防营养缺乏和营养过剩。新生儿消化系统的发育及功能直接决定了营养管理的结果，所以早期实施新生儿消化功能的评估可以为新生儿营养管理提供依据。

影响新生儿消化功能的因素：①吸吮吞咽功能；②胃的吸收和排空；③肠道的吸收和蠕动；④营养液的质量。当发生喂养不能耐受时新生儿常出现腹胀、呕吐、大便异常（包括大便频次和性状）。

1. 胃内容物残余量检查：注意检查时动作轻柔，避免损伤胃黏膜（表 6－2－2）。

2. 腹部体征：常表现为腹部膨隆，体重小的新生儿可见肠型；触诊检查腹部张力是否增高，有无压痛；听诊检查肠鸣音有无异常。

3. 检查新生儿有无呕吐，呕吐物的颜色有无异常、性状是否异常（是否伴有胆汁）、量（观察呕吐量占喂养量的比例）。

表 6-2-2　可以允许的胃残留量建议

出生体重（g）	残留量（ml）
<500	2
500~750	3
750~1000	4
>1000	5

注：残留量最大不得超过每次喂养量的 1/3

4. 大便隐血：新生儿胃肠道黏膜功能较弱，喂养不当时常伴随胃肠黏膜充血、出血，应及时检查大便隐血，尽早发现出血情况。但应排除留置胃管、羊水及血液吞咽、灌肠、出血性疾病等因素引起的隐血阳性。

八、内环境的评估

新生儿由于生理和解剖的原因，较易发生内环境紊乱，内环境的评估是危重新生儿诊治的重要内容，在新生儿病情观察和预后判断等方面有重要的指导意义。主要包括糖代谢评估、电解质代谢评估和酸碱平衡的评估。

（一）糖代谢评估

1. 新生儿低血糖　是指新生儿的血糖低于正常新生儿血糖的低值。目前临床采用的标准是无论胎龄和日龄，血糖值≤2.2mmol/L 即可诊断；血糖值≤1.5mmol/L，伴有或不伴有低血糖相关症状，即可诊断严重低血糖；但临床应用中血糖值≤2.6mmol/L 即需要临床干预。

2. 新生儿高血糖　是指新生儿血糖升高，可伴有脱水、体重下降、消瘦、多尿等高血糖症状。目前临床使用的标准是全血葡萄糖浓度>7.0mmol/L，血浆糖浓度超过 8.12~8.40mmol/L。

（二）电解质代谢评估

新生儿容易发生电解质失衡等内环境紊乱，由于血清钾浓度对心肌细胞的影响显著，临床工作者应重视血清钾浓度的异常情况，及时予以纠正。

1. 低钠血症　是指血清钠浓度 <130mmol/L，是由各种原因引起的低钠和（或）水潴留导致的一系列临床症状。可分为失钠性低钠血症和稀释性低钠血症。患儿可有易激惹、烦躁等不典型的临床表现。低钠血症可根据低钠的程度作出分级（表 6－2－3）。

表 6－2－3　低钠血症分级

分级	血清钠含量（mmol/L）
轻度	125～130
中度	120～124
重度	<119

2. 高钠血症　是指血清钠浓度 >150mmol/L，是由各种原因引起的钠过多和（或）水不足导致的一系列临床症状。患儿可出现烦躁、少尿、缺水等表现。

3. 低钾血症　是指血清钾浓度 <3.5mmol/L，可因钾摄入量不足或丢失量过大引发。主要会引起心脏、神经肌肉和消化道系统的临床症状。

4. 高钾血症　是指血清钾浓度 >5.5mmol/L，可因钾摄入过多、急性肾功能衰竭、肾上腺素异常分泌等引发。主要表现为心脏和神经肌肉的症状，不易观察发现。

5. 低钙血症　是指血清钙浓度 <1.8mmol/L 或游离钙 <0.9mmol/L。常见于甲状旁腺功能低下导致甲状旁腺激素分泌不足。低钙血症易引发患儿烦躁不安、手足抽搐、惊厥等表现。

6. 高钙血症 是指血清钙浓度 >2.75mmol/L 或游离钙 >1.4mmol/L。缺乏典型的临床表现。

7. 低镁血症 是指血清镁浓度 <0.6mmol/L。常伴发低钙血症。主要表现为神经肌肉兴奋性增高。

8. 高镁血症 是指血清镁浓度 >1.1mmol/L。临床表现见表 6-2-4。

表 6-2-4 高镁血症分级

血镁浓度（mmol/L）	临床表现
1.2~1.6	肌张力减弱，胃肠蠕动缓慢，胎粪排出延迟
1.6~2.4	血压下降，尿潴留
2.4~3.2	中枢抑制、嗜睡、呼吸功能低下
>4.8	呼吸肌麻痹、呼吸深度抑制、昏迷

9. 低磷血症 是指足月儿血清磷浓度 <1.5mmol/L，早产儿血清磷浓度 <1.0mmol/L。临床表现不明显。

10. 高磷血症 是指血清磷浓度 >2.26mmol/L。临床表现不明显。

（三）酸碱平衡的评估

人体内酸碱平衡的调节主要是靠体内 H^+ 浓度的变化，正常人体内细胞外液 pH 7.35~7.45。人体代谢过程中，会不断产生酸性和碱性的代谢产物，却不会造成大的 pH 波动，机体功能也因此得到维持。评估酸碱平衡主要通过动脉血气检查结果。动脉血气常用 pH、二氧化碳分压、标准碳酸氢盐和实际碳酸氢盐三个指标。

1. pH 是反映血液 H^+ 浓度情况的最直接指标。当体内发生酸碱失衡时，机体能通过体液调节代偿纠正失衡，但当 pH 值明显异于正常时，表示代偿不完全或失代偿，应及时给予临床干预，及时纠正。

2. 二氧化碳分压（$PaCO_2$） 是指血浆中溶解的二氧化碳

所产生的张力。正常值：35 ~ 45mmHg，临床可接受的范围是30 ~ 50mmHg。其临床意义见表 6 - 2 - 5。

表 6 - 2 - 5　二氧化碳分压的临床意义

二氧化碳分压	临床意义
升高	通气不足 呼吸性酸中毒、代谢性碱中毒继发呼吸代偿、混合型酸碱平衡紊乱
正常	正常或未代偿
降低	过度通气 呼吸性碱中毒、代谢性酸中毒激发呼吸代偿

3. 标准碳酸氢盐（HCO_3^-，SB）和实际碳酸氢盐（AB）
SB 是全血在 37℃、血红蛋白完全氧合的情况下，平衡氧分压为 40mmHg 的血浆所需消耗的 HCO_3^- 的含量，正常值为 22 ~ 26mmol/L。AB 是患者实际测得血浆 HCO_3^- 的含量，正常值为 22 ~ 26mmol/L。SB 受呼吸因素的影响，尤其受血浆氧分压的高低的影响，而 AB 则不受影响。其临床意义见表 6 - 2 - 6。

表 6 - 2 - 6　HCO_3^- 的临床意义

HCO_3^-	临床意义
AB 或 SB 升高	代谢性碱中毒或呼吸性酸中毒的肾脏代偿
AB 或 SB 降低	代谢性酸中毒 呼吸性酸中毒的肾脏代偿 混合型酸碱平衡紊乱
AB < SB	二氧化碳不足或排出过多
AB > SB	二氧化碳蓄积

第三节　新生儿危重病例评估

一、新生儿危重病例评分法

新生儿危重病例评分法是我国制定的现广泛应用于临床的对危重新生儿的评分方法，经国内大量临床验证，能客观、系统地评估危重患儿预后，解决了我国在新生儿危重评估方面标准的缺乏。该评分法包括两个方面的内容：①新生儿危重病例单项指标；②新生儿危重病例评分法（讨论稿）。

1. 新生儿危重病例单项指标　凡符合下列指标1项及其以上可确诊为新生儿危重病例。

（1）须行气管插管机械辅助呼吸者或反复呼吸暂停对刺激无反应者。

（2）严重心律紊乱，如阵发性室上性心动过速合并心力衰竭、心房扑动和心房纤颤、阵发性室性心动过速、心室扑动和纤颤、房室传导阻滞（二度Ⅱ型以上）、心室内传导阻滞（双束支以上）。

（3）弥漫性血管内凝血者。

（4）昏迷患儿，弹足底5次无反应。

（5）体温≤30℃或>41℃。

（6）硬肿面积≥70%。

（7）血糖<1.1mmol/L（20mg/dl）。

（8）有换血指征的高胆红素血症。

（9）出生体重≤1000g。

2. 新生儿危重病例评分法（讨论稿）　表见6－3－1。

表 6-3-1　新生儿危重病例评分法（讨论稿）

检查项目	测定值	入院分值	病情 1	病情 2	出院
		月　日	月　日	月　日	月　日
心率（次/分）	<80 或 >180	4	4	4	4
	80~100 或 160~180	6	6	6	6
	其余	10	10	10	10
血压：收缩压（mmHg）	<40 或 >100	4	4	4	4
	40~50 或 90~100	6	6	6	6
	其余	10	10	10	10
呼吸（次/分）	<20 或 >100	4	4	4	4
	20~25 或 60~100	6	6	6	6
	其余	10	10	10	10
PaO_2（mmHg）	<50	4	4	4	4
	50~60	6	6	6	6
	其余	10	10	10	10
pH	<7.25 或 >7.55	4	4	4	4
	7.25~7.30 或 7.50~7.55	6	6	6	6
	其余	10	10	10	10
Na^+（mmol/L）	<120 或 >160	4	4	4	4
	120~130 或 150~160	6	6	6	6
	其余	10	10	10	10
K^+（mmol/L）	>9 或 <2	4	4	4	4
	7.5~9 或 2~2.9	6	6	6	6
	其余	10	10	10	10
Cr（μmol/L）	>132.6	4	4	4	4
	114~132.6 或 <87	6	6	6	6
	其余	10	10	10	10

续表

检查项目	测定值	入院分值	病情 1	病情 2	出院
		月　日	月　日	月　日	月　日
BUN（mmol/L）	>14.3	4	4	4	4
	7.1～14.3	6	6	6	6
	其余	10	10	10	10
红细胞比容	<0.2	4	4	4	4
	0.2～0.4	6	6	6	6
	其余	10	10	10	10
胃肠表现	腹胀并消化道出血	4	4	4	4
	腹胀或消化道出血	6	6	6	6
	其余	10	10	10	10
总分					

注：

1. 分值>90为非危重；70～90为危重；<70为极危重。

2. 用镇静药、麻醉药或肌松药后不宜进行Glasgow评分。

3. 选24小时内最异常检测值进行评分。

4. 首次评分，若缺项（≤2分），可按上述标准折算评分。如缺2项，总分则为80分，分值>72为非危重，56～72为危重，<56为极危重（但需要加注说明病情，何时填写）。

5. 当某项测定值正常，临床考虑短期内变化可能不大，且取标本不便时，可按测定正常对待，进行评分（但需要加注说明病情、时间）。

6. 不吸氧条件下测 PaO_2。

7. 1mmHg＝0.133kPa。

二、新生儿临床危险指数——CRIB Ⅱ评分

CRIB Ⅱ评分（表6－3－2）是用来评估新生儿死亡风险的简单评分系统，评估包括以下方面：①性别；②胎龄；③出生体重；④入院时体温；⑤碱剩余。

表 6-3-2　CRIB Ⅱ评分

女婴												
出生体重（g）	2751～3000											0
	2501～2750										1	0
	2251～2500									2	0	0
	2001～2250									1	0	0
	1751～2000								3	1	0	0
	1501～1750						6	4	3	1	0	0
	1251～1500					7	5	4	3	2	1	1
	1001～1250		11	10	8	7	6	5	4	3	3	3
	751～1000		11	10	9	8	7	6	5	5	5	5
	501～750	13	12	11	10	9	8	8	7	7	7	
	251～500	14	13	12	11	10	10	10				
胎龄（周）		**22**	**23**	**24**	**25**	**26**	**27**	**28**	**29**	**30**	**31**	**32**
男婴												
出生体重（g）	2751～3000											0
	2501～2750										1	0
	2251～2500									3	0	0
	2001～2250									2	0	0
	1751～2000								3	1	0	0
	1501～1750						6	5	3	2	1	0
	1251～1500					8	6	5	3	3	2	1
	1001～1250		12	10	9	8	7	6	5	4	3	3
	751～1000		12	11	10	8	7	7	6	6	6	6
	501～750	14	13	12	11	10	9	8	8	8	8	
	251～500	15	14	13	12	11	10	10				
胎龄（周）		**22**	**23**	**24**	**25**	**26**	**27**	**28**	**29**	**30**	**31**	**32**

入院时体温（℃）	分值
≤29.6	5
29.7～31.2	4
31.3～32.8	3
32.9～34.4	2
34.5～36.0	1
36.1～37.5	0
37.6～39.1	1
39.2～40.7	2
≥40.8	3

碱剩余（mmol/L）	分值
<－26	7
－26～－23	6
－22～－18	5
－17～－13	4
－12～－8	3
－7～－3	2
－2～2	1
≥3	0

CRIB Ⅱ评分范围是0～27分，与死亡率相关的Logistic回归公式：

死亡率 Log odds = G = －6.476 + 0.450 × CRIB Ⅱ

死亡可能 = exp（G）/［1 + exp（G）］

三、新生儿早期预警评分

新生儿早期预警评分（newborn early warning score，NEWS）是由英国学者提出的一项预警评分系统，适用于有高危风险的新生儿病情观察，可以识别潜在危重的新生儿患者，且由于其简单有效的特点，更适用于床旁快速的病情评估与判断。其缺点是评估内容不够全面。临床使用中还是应该结合具体临床表现作出综合的判断。该系统的评估从以下几个方面进行：体温、心率、呼吸、血氧饱和度和神经精神状态。总分越高表示危重程度越高（表6－3－3）。

表 6-3-3　新生儿早期预警评分（NEWS）

项目	0 分	1 分	2 分	3 分	得分
体温（℃）	36.5～37.5	36.0～36.4 或 37.6～38.0	35.0～35.9 或 38.1～38.9	≤35 或≥39	
心率（次/分）	120～140	100～119 或 141～160	41～99 或 161～179	≤80 或≥180	
呼吸（次/分）	35～45	30～35 或 45～60	20～29 或 60～100	≤20 或≥100	
血氧饱和度	≥90%	85%～89%	80%～84%	<80%	
反应	好	稍差	—	差	
总分					

值得注意的是，NEWS 没有加入对新生儿日龄和体重与病情的相关性的考量，所以临床应用时仍应充分结合具体情况。

《第七章

新生儿危急重症的护理及管理

新生儿重症监护始于20世纪60年代，是一种综合性多学科的救治模式，是对病情不稳定的危重新生儿给予严密监护、抢救处置、呼吸支持及延续护理等措施，促进患儿恢复健康。

随着社会的进步和医疗技术的发展，越来越多的危急重症新生儿、超低/极低出生体重儿有机会存活下来，但是存活后却面临各种问题，只有医务人员不断提高新生儿危急重症专业的诊疗护理技术，进行新生儿危急重症护理的系统化管理，才能提高整体护理服务水平，提供优质全面的护理服务，提高患者满意度。

第一节　NICU的管理规范

新生儿重症监护室（neonatal intensive care unit，NICU）是对危重新生儿进行集中监护和救治的场所。其应具有特殊的管理区域、先进的医疗设备及诊疗护理技术水平，并配有专业的急救转运系统，负责危重新生儿的救治。

1. 环境　具有独立的温湿度控制系统，保持室温24～26℃，相对湿度55%～65%。声音过大会给患儿带来压力刺激，引起听力损伤，还会影响其情绪情感的发展；而噪声可引起新生儿的听神经损害、惊厥的发生，严重者甚至可导致早产儿颅内出血等，应予重视。

2. 设施　新生儿病房每个管理单元应≤50张床位为宜，抢救单元每床净使用面积不得少于6m^2，间距不得小于1m；每个抢救单元占地面积 10 ~ 12m^2，抢救单元三个周边间隔及中间通道宽度也应至少 1m。各种设施和配备齐全，保证抢救和治疗工作的顺利进行。

（1）基本设施：远红外辐射取暖台、婴儿培养箱、心电监护仪、负压吸引装置、输液泵、注射泵、治疗车、气源（包括氧气源、压缩空气源）、吸引管等；电源装置应配备两套电源供电线路，其中应包括医院自行供电系统，保证应急状态下的电力供应。

（2）监测设备：多参数心电监护仪、有创血压监测仪、血气分析仪、微量血糖监测仪、经皮胆红素测定仪、蓝光治疗仪、氧浓度检测仪、心电图机等，均须处于完好备用状态。

（3）抢救设备：吸氧、吸痰装置，复苏设备（新生儿专用复苏气囊与面罩、喉镜、叶片、气管插管导丝、气管导管），除颤仪，输液输血加温设备，抢救车（抢救物品、抢救药品）等，均须定点放置，定人管理，定期检查维修，处于完好备用状态。

（4）特殊设备：高流量吸氧仪、空气氧气混合器、无创呼吸支持设备、常频或高频呼吸机、脑功能监护仪、床旁超声诊断仪、颅内压监护仪、脑电图检测仪、近红外光谱分析仪、床旁影像学检查设备、经皮二氧化碳分压监测设备、微量生化分析仪、持续肾脏替代治疗仪、亚低温治疗仪、体外人工膜肺、带呼吸支持设备的转运暖箱等，有条件可根据科室需要进行配置。

3. 人员配置　NICU 收治的都是急危重症新生儿，应当根据其功能任务，配备资历、能力和数量适宜的医护人员。医生应具有坚实的医学理论基础和丰富的临床实践技能；熟练掌握心肺复苏技术及各种呼吸机的应用、脐动静脉插管术、中心静脉插管术、动静脉穿刺术、胸腔穿刺引流术等。护士应经过专业化培训，具有判断病情变化的能力，能正确使用各种监护仪器设备，掌握各种新生儿疾病的护理技能及抢救复苏技术。

4. 质量控制　NICU 的管理应严格落实各种基本制度，包括医疗质量控制制度、抢救设备操作与管理制度、临床医疗与护理诊疗常规、医院感染管理制度、血液与血液制品使用制度、抗感染药物使用制度、病例（疑难危重症、死亡病例）讨论制度、医患沟通制度、不良事件报告与防范制度、三级查房及会诊制度、抢救仪器设备管理制度等。

第二节 危重新生儿评估

NICU 专门收治病情危重需要密切监护或抢救治疗的患儿，可经产房、手术室、门诊或由下级医院转入。患儿入院后医务人员应立即根据患儿生命体征、精神、反应、各系统的疾病症状、母亲疾病史、孕产史及新生儿娩出时的情况，结合新生儿危重症评分表等工具快速评估患儿病情，及时正确分辨出病情危重，需要严密监护、救治的危重新生儿，并将其转入 NICU 进行诊疗护理。病情评估内容及危重评分表详见第六章相关章节。

有以下指征的患儿应及时收住 NICU 救治。

1. 母亲有高危妊娠因素或分娩过程中有并发症的新生儿。

2. 宫内窘迫持续时间较长或生后出现重度窒息的新生儿。

3. 早产儿、极低 / 超低出生体重儿、小于或大于胎龄儿。

4. 各种原因引起的急、慢性呼吸衰竭，频繁呼吸暂停，需要进行氧疗、气管插管及机械辅助通气等治疗的新生儿。

5. 反复惊厥、颅内出血、缺血缺氧性脑病及中枢神经系统感染的新生儿。

6. 重症感染、各种原因所致休克的新生儿。

7. 有单个或多个脏器功能衰竭的新生儿。

8. 各种外科手术前后须监护的新生儿，如食管气管瘘、膈疝、各种严重复杂的先天性心脏病等；严重复杂畸形新生儿。

9. 各种严重心律失常、心功能不全新生儿，包括阵发性室上性心动过速合并心力衰竭、心房扑动和心房纤颤、阵发性室性心动过速、心室扑动和纤颤、房室传导阻滞（二度Ⅱ型以上）、心室内传导阻滞（双束支以上）。

10. 溶血或各种原因所致胆红素水平较高须进行换血治疗的新生儿。

11. 母亲患有糖尿病，其婴儿出生后血糖不稳定的新生儿。

12. 严重酸碱失衡、水电解质紊乱的新生儿。

13. 其他需要进行特殊治疗监护的危重新生儿，如亚低温治疗、胸腔闭式引流、一氧化氮治疗、体外人工膜肺治疗等。

第三节　NICU 的接诊

一、准备

当接到收治危重新生儿通知时，责任护士应立即准备抢救单元，预热远红外辐射台或暖箱，准备好心电监护设备、喉镜及合适的叶片、气管插管导管、复苏气囊、气源、吸引器、吸痰管、负压装置、呼吸机等，各仪器设备完好，准备接收患儿。

二、处置

立即置患儿于预热远红外辐射台上或暖箱内保暖，连接心电监护仪。患儿病情危重，需要紧急处理时，护士应立即进行心肺复苏抢救。必要时协助医生气管插管、给予呼吸机辅助呼吸、放置胸腔闭式引流管、开放静脉通路、遵医嘱用药等。病情尚平稳的患儿，应先进行常规处置，做好身份识别标识，沐浴更衣，测量生命体征、体重、头围、身长、血气、血糖等。所有操作、检查及治疗过程均应注意患儿的保暖。

危重新生儿的抢救流程见表 7－3－1。

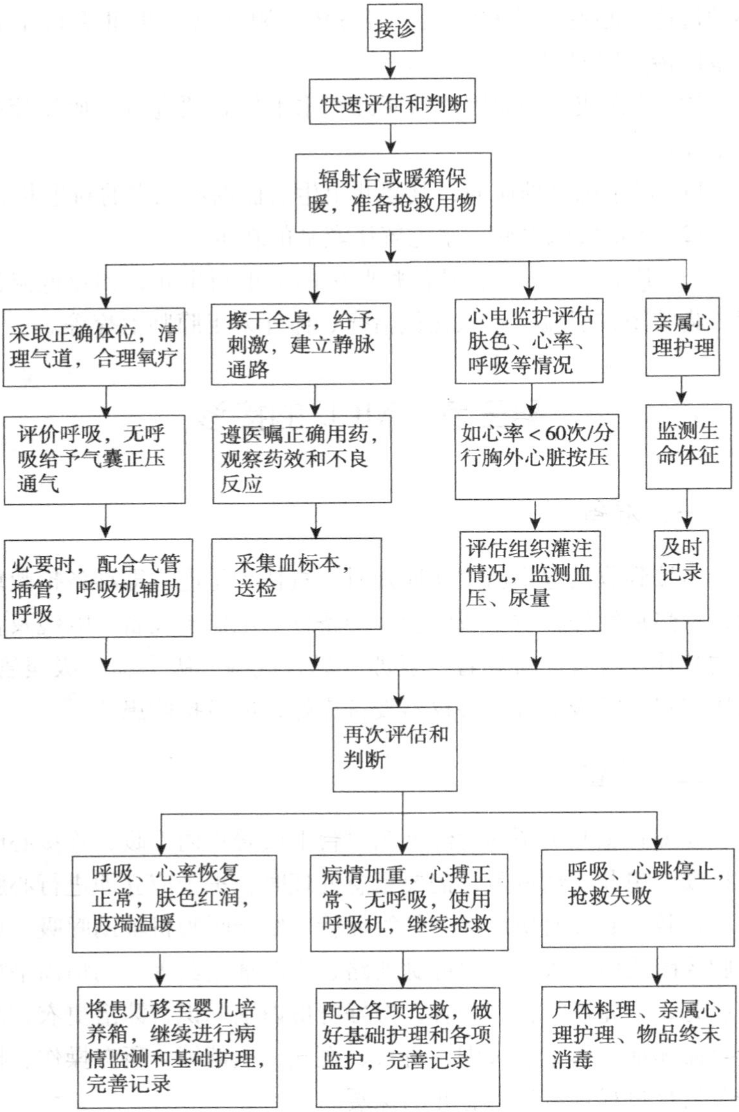

图 7－3－1　危重新生儿抢救流程

第四节 危重新生儿的监护内容

NICU 的患儿大多病情危重，须进行严密的病情观察、仪器设备监护、实验室监护及其他辅助功能监护等。通过监护及时发现患儿病情变化，及时给予有效的干预措施，控制疾病的发展，使疾病对机体损害程度降至最低，促进患儿健康的恢复。

一、基本监护

1. 生命体征监护　患儿入院后立即进行保暖，保持适中温度，维持体温在 36.5 ~37.5℃（表 7 -4 -1）。肛温或腋下温度可以直接反映患儿的核心温度。新生儿核心温度应保持在 36.8 ~37.3℃。心电监护仪可以实时监测患儿心率、心律、呼吸、血压、血氧饱和度；无创血压监护可以实时监测患儿的无创血压，测定的准确度取决于血压袖带大小与患儿上臂周径的匹配程度。患儿病情需要时可进行有创动脉血压监测。

表 7 -4 -1　不同出生体重新生儿的适中温度

出生体重 (kg)	暖箱温度			
	35℃	34℃	33℃	32℃
1.0	出生 10 天内	10 天以后	3 周以后	5 周以后
1.5	—	出生 10 天内	10 天以后	4 周以后
2.0	—	出生 2 天	2 天以后	3 周以后
>2.5	—	—	出生 2 天	2 周以后

2. 血糖监测　新生儿期低血糖是临床最常见问题之一，反复持久的低血糖可对患儿造成不可逆的脑损伤。低血糖的阈值为 2.6mmol/L，小于或等于这个数值应及时给予干预，以达到治疗

目标阈值2.8mmol/L。

3. 生化、体液及血气指标监测　危重新生儿易发生内环境紊乱，应及时监测电解质、血气、尿量及出入量，维持患儿酸碱及电解质平衡、尿量2～4ml/（kg·h）。若患儿生后24小时后仍未排尿或尿量小于1ml/（kg·h），应注意有无循环或肾功能异常的情况。

二、呼吸系统监护

1. 基础观察　观察患儿有无面色发绀、呼吸频率及节律的改变，有无鼻翼翕动、吸气性“三凹征”、点头样呼吸、呻吟、呼吸暂停及是否伴有心率下降等。多数情况患儿先出现呼吸暂停或通气不足，导致血氧饱和度（SpO_2）下降，从而触发反射性的心动过缓。观察血氧饱和度、双侧胸廓是否对称与饱满。使用呼吸机的患儿应注意观察有无人机对抗情况，监测血气分析的氧分压（PaO_2）、二氧化碳分压（$PaCO_2$）及pH值等。观察吸痰是否耐受，痰液的颜色、量及性状。若患儿呼吸缓慢或节律异常，出现潮式呼吸、抽泣样呼吸等提示患儿病情危重，应立即通知医生，并做好抢救准备。

2. 心肺和氧合状态监护　心肺监护仪可监测患儿心率、呼吸频率，有无呼吸暂停的发生。氧合的监测指标有四种：动脉氧分压、动脉血氧饱和度、经皮氧分压和血氧饱和度（SpO_2）。血氧饱和度监测是最简单常用的监测方法。用氧的早产儿，血氧饱和度应保持在90%～95%，以避免早产儿视网膜病变和支气管肺发育不良的发生。

3. 血气分析　分析数据包括PaO_2、$PaCO_2$、酸碱情况等。一般早产儿PaO_2应维持在50～70mmHg，$PaCO_2$维持在40～55mmHg，pH值维持在7.35～7.45。

4. 胸片　胸部摄片不仅可以了解心肺情况，还有助于上呼吸道梗阻、胸肺及邻近组织器官病变的诊断，还可辅助判断气管插管及深静脉置管的位置，观察是否有机械正压通气并发症的发生。

5. 肺功能监测 机械辅助通气的患儿可使用床旁肺功能监护设备。肺功能监测可反映患儿和机器相互作用的通气与力学情况，为临床医生调节呼吸机参数提供客观依据。

三、心血管循环系统监护

1. 基础观察 所有危重患儿都应进行心电监护。观察心率、心律、血压，有无发绀、皮肤花斑、肢端发凉的情况，实时监测尿量，观察有无水肿硬肿情况。评估毛细血管充盈时间，毛细血管再充盈时间可反映皮肤的血流情况，是全身灌注的标志；CRT 正常值应 <3 秒，评估的最好部位是前额或胸部。

2. 特殊情况时的观察

（1）心律异常的患儿，须行 24 小时动态心电图监测。

（2）怀疑患有心血管疾病的患儿应进行胸部摄片，以明确心脏大小、外观和肺血流情况；怀疑先天性心脏畸形的患儿，应进行心脏彩超检查以明确诊断。

（3）出现差异性发绀情况，提示有动脉导管的右向左分流可能；股动脉搏动减弱时，提示存在主动脉狭窄可能。

四、中枢神经系统监护

1. 基础观察 评估有无窒息复苏、抽搐、脑积水及颅内出血等病史。体格检查应注意患儿的意识、哭声、反应、头围、囟门、瞳孔、肌张力、各种反射等。瞳孔对光反射主要反映中脑和脑干功能，对光反射消失（瞳孔固定）多见于严重脑干病变、脑疝及脑死亡。但须排除阿托品、阿片等药物的作用因素。在神经系统评估中，对肌张力的评估能反映新生儿神经发育成熟度以及是否存在异常。

2. 实验室检查　包括血糖、电解质、血气、血氨、血清氨基酸、有机酸及脑脊液常规、生化、培养等。

3. 神经系统监护　对产伤、窒息、惊厥、颅内出血和超/极低出生体重儿等，应常规进行头颅 B 超检查和振幅整合脑电图监测，必要时可行头颅 CT/MRI 检查、颅内压监测和红外光谱分析技术。

（1）头颅 B 超：能很好地显示脑室增大或脑积水情况，是脑室内出血首选的筛查方法，尤其适用于脑积水患儿术后的疗效观察。

（2）脑电图（electroencephalography，EEG）：可用于评价脑发育成熟度、反映脑功能、判断脑损伤的严重程度及预后，也是诊断新生儿惊厥的重要手段。

（3）颅内压监测：有创颅内压测定须在特殊的监护中心使用。

（4）红外光谱分析技术：可通过脑血流动力学情况了解脑血流、脑血容量、脑组织氧输送和脑组织氧饱和度等情况。

五、消化系统监护

1. 基础观察　观察患儿有无呕吐、腹胀、胃潴留的情况及潴留的性状与量，有无便秘、腹泻、便血和肠鸣音情况，观察腹壁的颜色及有无腹壁静脉曲张，记录腹围变化。腹胀患儿应注意腹部立位摄片的结果，关注有无肠穿孔的发生。

2. 影像学检查　腹部 B 超、腹部立位摄片、胃肠道造影、钡剂灌肠等。

3. 肝功能监测　危重患儿都需要动态监测肝功能指标。血清转氨酶 4 倍增高提示肝功能严重受损，而肝功能严重损害时可致多种凝血因子缺乏，出现各种出血症状。

4. 食管下端 pH 测定　24 小时食管 pH 监测是胃食管反流首

选的诊断方法，能客观反映胃食管反流情况，且能分辨生理性与病理性反流。

六、血液系统监护

1. 基础观察　观察患儿有无皮肤苍白、皮疹、出血点及瘀斑、肝脾肿大等，评估有无穿刺部位出血不止和消化道出血（如胃出血、便血）的情况。

2. 监测血常规、凝血功能　包括血细胞比容、网织红细胞、外周血涂片等，必要时可行骨髓穿刺术及凝血功能、D－二聚体等检查。

七、肾功能监测

1. 基础观察　观察24小时尿量、有无水肿等。正常新生儿尿量为2～4ml/（kg·h），＜1ml/（kg·h）为少尿，＜0.5ml/（kg·h）为无尿。少尿或无尿持续24小时或出生后48小时仍未排尿，提示肾脏功能不全。

2. 肾功能监测　对高危新生儿应常规监测血清肌酐和尿素氮。

八、感染指标监测

1. 新生儿尤其是早产儿，免疫系统发育不完善，功能低下，极易发生感染，且感染症状不典型，容易发展成感染性休克，应引起重视。工作中应注意评估患儿母亲有无感染病史，有无胎膜早破、产前发热等情况，患儿有无发热、体温不升或呼吸暂停等。

2. 实验室检查

（1）白细胞计数及分类：白细胞分类中未成熟中性粒细胞/中性粒细胞比值≥0.2，应高度警惕细菌感染。

（2）C反应蛋白（C-reactive protein，CRP）：感染时CRP常

升高，末梢血 CRP≥8μg/ml 有临床意义。CRP 不是感染监测早期的特异、敏感指标，故不能单纯以 CRP 值来判断是否存在感染。

（3）血小板（blood platelet，PLT）计数：血小板动态变化可作为预测感染的有效指标。

（4）降钙素原（procalcitonin，PCT）：PCT 可反映全身性炎症反应的程度，浓度升高（>2.0g/L）是炎症反应增强的信号。

（5）细胞因子（cytokine，CK）：白介素-6 是一种多功能细胞因子，在炎症反应中具有抗炎及促炎双重作用，是新生儿细菌感染早期诊断的敏感指标。

九、机械通气的观察监护

1. 基础观察：新生儿机械辅助通气的管理主要包括气管插管的位置（气管导管尖端的理想位置为支气管隆突以上 1~2cm 或胸片平第 2 胸椎水平，表 7-4-2）。严格交接班，检查导管固定情况，保持导管通畅。观察评估患儿呼吸支持效果，包括患儿肤色是否转红、呼吸困难是否缓解、两侧胸廓起伏是否一致、呼吸音是否对称及有无人机对抗情况。监测氧合、血氧饱和度和动脉血气分析的结果，当动脉血气中 $PaCO_2$ 增高，说明通气功能不足；当 PaO_2 降低，说明换气功能不足。

表 7-4-2 不同体重新生儿的导管选择及插入深度

体重（g）	气管插管内径（mm）	吸痰管规格（F）	唇端距离（cm）
≤1000	2.5	5F	6
~2500	3.0	6F	7
~3000	3.5	7F	8
>3000	4.0	8F	9

2. 观察呼吸机工作状态是否正常，定期消毒或更换呼吸机管路。抬高床头，预防呼吸机相关性肺炎的发生。采用密闭式吸痰，掌握适宜的吸痰时机和正确的吸痰方法，观察痰液的颜色、性状及量。评估患儿吸痰耐受情况，痰液黏稠时可予胸部物理治疗，促进痰液排除。

3. 病情好转，患儿一般状况良好，血气分析结果正常时可逐渐降低呼吸机参数。及时评估，尽早撤离呼吸机。

第五节　危重新生儿护理常规

新生儿是特殊的群体，各个系统尚未发育成熟，抵抗力低，加之疾病症状表现不典型，病情危重且变化快，死亡率高。严谨规范的护理可提高危重新生儿的救治成功率，因此做好危重新生儿的护理常规尤为重要。

一、评估危重症高危因素

1. *母亲疾病史*　评估孕妇有无严重疾患，包括心、肺、肝、肾疾病，血液病，糖尿病，结核病，内分泌疾病，遗传性及代谢性疾病等；有无感染性疾病，如胃肠道感染、尿路感染、传染性疾病等；有无吸烟、吸毒或酗酒史；母亲是否为 Rh 阴性血型；过去有无死胎、死产、严重畸形患儿生产史或性传播疾病史；有无特殊传染性疾病接触史等。

2. *孕妇高危因素*　如年龄超过 40 岁或不足 16 岁，有妊娠并发高血压、心脏病、肺部疾病、糖尿病、甲状腺功能减低、贫血、血小板计数减少、前置胎盘、胎盘早剥、羊膜早破和感染等。

3. *分娩过程中的高危因素*　如早产或过期产、急产或滞产、胎位不正、先露异常、羊水粪染、胎儿窘迫、脐带过长（>70cm）或过短（<30cm）、脐带受压、脐绕颈、产钳/胎头吸引

器助产、剖宫产、分娩过程中使用了镇静药或止痛药物史。

4. 胎儿及新生儿高危因素　如窒息、呼吸窘迫、多胎儿、早产儿、小于胎龄儿、超/极低出生体重儿、巨大儿、胎儿心率或心律异常、宫内感染和严重复杂的先天畸形等。

二、危重新生儿护理措施

1. 执行一般新生儿护理常规，做好基础护理。

2. 置患儿于预热远红外辐射取暖台或暖箱中保暖，根据患儿的胎龄、日龄、体重、成熟度及病情设置适宜的暖箱温度，保持皮肤温度在36.5～37.5℃，室温22～26℃，湿度55%～65%。

3. 呼吸道管理

（1）及时清理呼吸道分泌物，必要时吸痰，保持呼吸道通畅。

（2）置患儿于舒适体位，肩部垫高2～3cm，使颈部轻微仰伸，头稍后仰，保持气道伸直。

（3）合理用氧，监测吸入氧浓度、血氧饱和度。早产儿血氧饱和度维持在90%～95%，足月儿血氧饱和度维持在88%～98%，以避免早产儿视网膜病变和支气管肺发育不良的发生。

（4）呼吸机管理：使用持续气道正压通气（continuous positive airway pressure，CPAP）的患儿，应选择大小适宜的鼻塞，注意保护鼻部、鼻中隔及上唇皮肤，防止压伤；有创机械通气的患儿，应做好气管导管的有效固定，防止管道移位或滑脱。观察呼吸机运行状态是否正常，各参数设置是否合理，及时处理呼吸机报警。观察患儿两侧胸廓起伏是否一致，呼吸音是否对称，有无人机对抗。监测动脉血气分析的结果，评估机械通气治疗效果。观察痰液的颜色、量及性状，评估吸痰是否耐受等。抬高床头，及时倾倒冷凝水，加强口腔护理。定期消毒和更换呼吸机管路，预防呼吸机相关性肺炎的发生。

（5）正确及时使用肺泡表面活性物质，促进肺复张。

4. 各种管道维护

（1）气管导管：气管导管理想位置为支气管隆突以上 1～2cm 或胸部 X 线片中第 2 胸椎水平。日常护理中，可结合吸痰情况、胸片判断气管导管位置、通畅度。

（2）胸腔闭式引流管：其目的是引出胸腔内的液体、气体，重建胸膜腔内负压，使肺泡复张，平衡胸膜腔内压力，避免纵隔移位。工作中严格无菌技术操作，每日更换无菌引流瓶一次，防止脱管，观察引流瓶内有无气泡溢出，水柱有无波动；观察记录 24 小时引流液的量、颜色、性状等。具体措施见“新生儿气胸的护理”。

（3）PICC、脐动静脉置管及各类中心静脉导管：PICC 及各种中心静脉导管可为危重新生儿提供中长期的静脉营养支持，保证各种特殊药物正常使用。中心静脉导管亦可进行各种血流动力学监测。严格无菌、规范操作，预防导管相关性血流感染，防止管路滑脱，做好相关维护。（具体措施详见相关章节）

（4）胃管：进行有效固定，保持通畅。观察患儿喂养消化情况；缓解患儿腹胀及进行胃肠减压；观察有无潴留及潴留的量、颜色、性状等。

5. 严密观察病情变化

（1）危重患儿应持续心电监护，监测心率、呼吸、血压、血氧饱和度。病情极危重的患儿可进行侵入式外周动脉或脐动脉置管持续监测动脉血压和血流动力学，保持患儿平均动脉压稳定，维持重要器官功能。

（2）危重新生儿容易发生内环境紊乱，需要每天监测血糖、尿量、体重，记录 24 小时出入量。及时监测电解质和血气分析可早期发现病情变化。

6. 保证营养供给：必要时进行肠内营养或静脉营养。早期可采用管饲微量喂养、非营养性吸吮、腹部抚触、鸟巢式护理等干预措施，有效降低极/超低出生体重儿发生喂养不耐受的情况，使其尽早过渡到全胃肠道喂养，保证所需营养素的供给，促进患儿生长发育。静脉营养时应加强巡视、严密观察，防止输液渗漏等并发症的发生。

7. 皮肤护理：评估患儿发生压疮的高危因素，根据患儿的病情和舒适需要定时翻身。保持患儿皮肤清洁，床单元整洁干燥、无杂物。落实易发生压疮部位的防范措施。整理管道或仪器，不可压于患儿身下，在可能受压部位可采用新型敷料保护，使用镇静药的患儿更应警惕压疮的发生。采用低敏、透气性能良好的透明敷贴，降低致敏的可能性。揭除敷贴时，动作轻柔，防止医源性皮肤损伤的发生。腹泻患儿便后及时清洁肛周，并涂抹具有保护作用的液体敷料或护臀膏。

8. 严格执行消毒隔离制度，预防感染。

（1）环境要求：病区独立，室内湿式清扫，每日动态消毒机循环空气消毒，监测空气培养。禁止探视，定时开窗通风换气，每日 2 次。

（2）严格遵守无菌操作规程，护理患儿前后严格洗手，必要时戴手套；接触患儿皮肤、黏膜的器械及物品一人一用一消毒，如雾化器、面罩、氧气管、听诊器、体温表、吸痰器、浴巾等。婴儿用的眼药水、油膏及治疗护理用品等应一婴一用。

（3）多重耐药菌感染患儿护理：患儿单独置于隔离病室，实行接触隔离，床旁张贴“接触隔离”标识警示，专人护理，所有物品尽量选择一次性的，可重复使用物品应专人专用并消毒。患儿衣物遵循“消毒、清洗、再消毒”原则。加强人员控制，无特殊情况，其他人员不得进入隔离室。

9. 发展性照顾：减少光线和噪声刺激，减少医护人员活动和侵入性的操作。提供鸟巢式护理，增加患儿安全感，提高患儿舒适度。

10. 心理护理支持：NICU 大多是无陪病区，家属往往产生焦急、恐惧的心理。倾听家属心声，耐心向家属讲解疾病相关知识，以减轻其心理顾虑，得到理解，配合治疗。

第六节　新生儿窒息复苏

新生儿窒息（neonatal asphyxia）是围生期医学的重要课题。本病是由产前、产时或产后各种原因引起新生儿出生时不能建立自主呼吸或呼吸抑制，存在低氧血症、高碳酸血症和代谢性酸中毒的状态，是导致新生儿死亡、脑瘫和智力障碍的主要因素。医护人员须熟练掌握复苏抢救流程，分秒必争，抢救患儿。

一、诊断标准

目前国内仍沿用 1 分钟内 Apgar 评分法。0 ~ 3 分为重度窒息，4 ~ 7 分为轻度窒息（表 7 – 6 – 1）。

表 7 – 6 – 1　新生儿 Apgar 评分表

体征	评分标准			生后评分	
	0	1	2	1 分钟评分	5 分钟评分
皮肤颜色	青紫或苍白	躯干红、四肢青紫	全身红		
心率（次/分）	无	<100	>100		
弹足底或插鼻管反应	无反应	有些动作如皱眉	哭，喷嚏		
肌张力	松弛	四肢略屈曲	四肢能活动		
呼吸	无	慢、不规则	正常、哭声响		
总分					

二、窒息复苏步骤

（一）快速评估

新生儿出生后立即快速评估4项指标：①是否足月产；②羊水是否清亮；③有无呼吸或哭声；④肌张力是否良好。其中任何1项为“否”，应进行初步复苏。

（二）初步复苏

1. 保持体温：置新生儿于预热辐射台保暖，用预热的毛巾包裹，减少热量散失。

2. 摆正体位：仰伸颈部，置新生儿于头轻度伸仰位（鼻吸气位），使咽后壁、喉和气管成一条直线，但要防止头部过仰，气道过伸。

3. 清理呼吸道：评估有无胎粪吸入及婴儿的活力。

有活力的表现包括强有力的呼吸、肌张力好、心率>100次/分。

（1）无胎粪：在肩娩出前助产者用手挤捏新生儿的面、颏部，排出新生儿的口咽、鼻中的分泌物。娩出后，用吸引球或8F、10F吸痰管清理分泌物（先口咽后鼻腔）。应限制吸管插入的深度和吸引时间（<10秒），负压不应超过100mmHg（1mmHg=0.133kPa），避免损伤气道黏膜。

（2）羊水胎粪污染：无论胎粪是稠或稀，头部一旦娩出，应先吸引口、咽和鼻，可用大孔吸痰管（12F或14F）或吸引球吸出胎粪。如新生儿有活力，则继续初步复苏；无活力时应采用胎粪吸引管进行气管内吸引。

4. 快速擦干全身，减少热量散失。

5. 刺激：用手拍打或用手指轻弹足底或摩擦背部以诱发患儿的自主呼吸。若患儿仍无自主呼吸，表明新生儿处于继发性呼吸暂停，需要进行正压人工通气。

（三）气囊面罩正压人工呼吸

新生儿复苏成功的关键是建立充分有效的正压人工呼吸。

1. 指征　呼吸暂停或抽泣样呼吸、心率 < 100 次/分、持续的中心性发绀。

2. 方法　频率 40 ~ 60 次/分。

（1）“CE 手法”固定面罩：即拇指、示指和（或）中指固定面罩，无名指固定下颏以保持正确体位。面罩应大小适宜，罩住患儿口、鼻及下颏尖部。有效的正压人工呼吸应显示心率迅速增快。可通过观察心率、胸廓起伏、呼吸音及肤色来评价通气效果。如正压人工呼吸达不到有效通气，须检查面罩和面部之间的密闭情况。注意有无气道阻塞情况，可调整头位，及时清除呼吸道分泌物，保持气道通畅。

（2）充分有效的人工正压通气 30 秒后，再次评估患儿，若自主呼吸恢复，且心率≥100 次/分，可停止正压人工呼吸；若心率仍 < 100 次/分，须继续气囊面罩或气管导管人工呼吸。持续正压通气超过 2 分钟，应常规放置胃管，缓解胃肠胀气。

（四）气管插管

1. 指征　①有胎粪，且新生儿无活力；②气囊面罩人工呼吸无效或需要延长时间；③需要胸外心脏按压；④经气管内用药；⑤特殊情况，如先天性膈疝或超低出生体重儿。

2. 准备　喉镜及叶片（早产儿用 0 号，足月儿用 1 号）、气管导管、导丝、胶布等。气管插管导丝不可超过导管前端。

3. 判断导管位置　插管位置正确，患儿心率上升，肤色、血氧饱和度改善，有双肺呼吸音，人工呼吸时管壁内可见雾气凝结，呼吸时两侧胸廓对称扩张。

（五）胸外按压

1. 指征　100% 纯氧充分正压人工呼吸 30 秒后心率仍 < 60 次/分，应在正压人工呼吸的同时进行胸外心脏按压。

2. 方法　按压部位为胸骨体下1/3（两乳头连线之间）。①拇指环抱法：双手环抱胸廓支撑背部，双手拇指端并列或重叠按压胸骨。此法不易疲劳，能较好控制按压深度 。②双指法：右手示、中两个手指尖并拢置于按压部位，左手支撑背部进行按压，按压深度约为前后胸直径1/3，按压时间稍短于放松时间，放松时拇指或其他手指应不离开胸壁。胸外按压和人工呼吸的比例应为3∶1，即90次按压和30次通气，完成每分钟约120个动作。30秒后再次评估心率，如心率>60次/分，停止胸外按压，继续40～60次/分正压人工呼吸，如心率仍<60次/分，继续胸外按压，并遵医嘱使用肾上腺素。

新生儿窒息复苏流程见图7－6－1。

三、药物

在新生儿复苏时，很少需要使用药物。新生儿心动过缓常是因为肺部充盈不足或严重缺氧，而纠正心动过缓最有效的措施是正压人工通气。

1. 肾上腺素

（1）指征：心搏停止或在30秒的正压人工通气和胸外按压后，心率持续<60次/分。

（2）参考剂量：静脉给药剂量1∶10 000溶液0.1～0.3ml/kg，气管导管内给药剂量0.3～1ml/kg。需要时可每隔3～5分钟重复1次。

2. 扩容剂

（1）指征：对怀疑失血或休克（面色苍白、低灌注、脉弱）时，如对其他复苏措施无反应时要考虑扩充血容量。

（2）扩容剂的选择：可选择等渗晶体溶液（生理盐水）。

（3）方法：首次剂量为10ml/kg，可经静脉通道缓慢输注（>10分钟）。

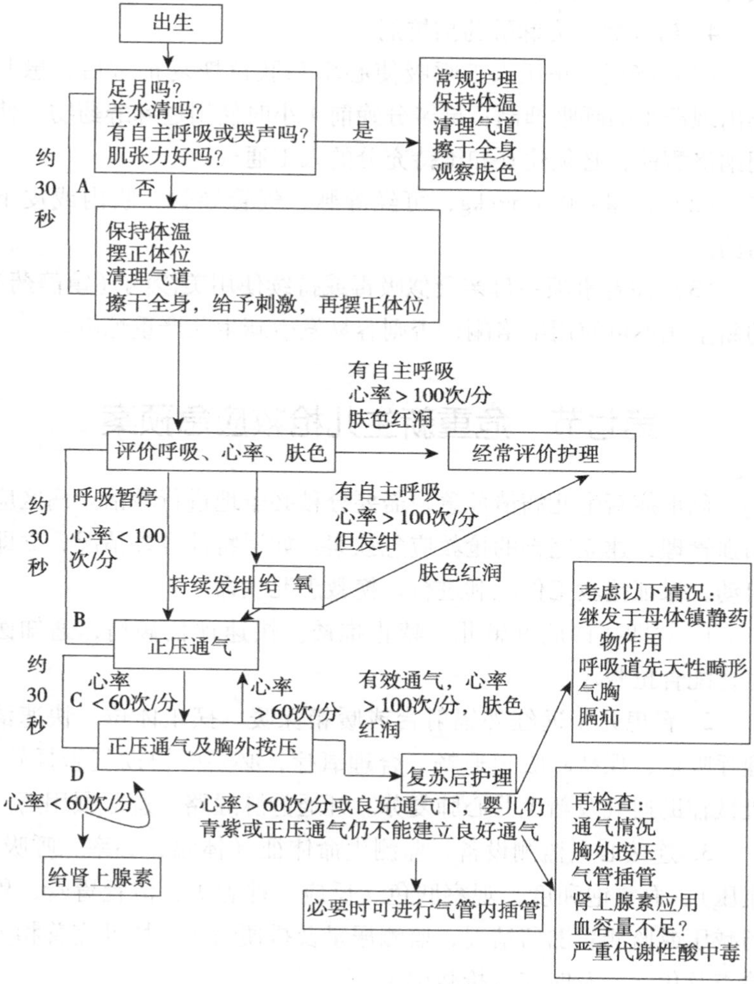

图7-6-1　新生儿窒息复苏流程

3. 碳酸氢钠　剂量：2mmol/kg，用5%碳酸氢钠（0.6mmol/ml）溶液3.3ml/kg，用等量5%～10%葡萄糖溶液稀释后经脐静脉或外周静脉缓慢注射 >5 分钟。

4. 纳洛酮　为麻醉药拮抗剂。

(1) 指征：正压人工呼吸使心率和肤色恢复正常后，患儿仍出现严重的呼吸抑制；母亲分娩前 4 小时使用过麻醉药物。使用纳洛酮前，必须建立和维持充分的人工通气。

(2) 剂量：0.1mg/kg，可经静脉、气管导管、肌内或皮下给药。

(3) 注意事项：母亲疑似吸毒或持续使用美沙酮（镇静药）的新生儿不可使用纳洛酮，否则容易发生新生儿严重惊厥。

第七节　危重新生儿抢救应急预案

危重症新生儿病情危急，需要分秒必争地进行救治。病区应加强管理，建立完善的抢救应急预案。如遇特殊意外情况，立即启动，保证抢救工作顺利进行，挽救患儿生命。

1. 立即接诊危重患儿，禁止推诿。快速评估病情，通知医生，配合抢救。

2. 置患儿于远红外辐射台或暖箱保暖。摆正体位，快速清理呼吸道，保持呼吸道通畅。合理氧疗，必要时协助气管插管，机械辅助通气及新生儿心肺复苏。开通静脉通路，遵医嘱用药。

3. 连接心电监测设备，监测生命体征（体温、心率、呼吸、血压）、血氧饱和度，观察肤色、反应、神志等，留置胃管，胃肠减压或监测胃潴留情况，监测尿量及排便情况，协助完善相关检查及化验，及时完善抢救记录。

4. 特殊情况的处理：如新生儿外科急症、住院患儿床位已满、仪器设备不足以满足抢救需求等，应先进行初步处置，待患儿生命体征趋于稳定时，协助家属协调转院事宜。备齐转运设备包括转运暖箱、转运药箱、便携式监护仪、简易呼吸气囊、喉镜、气管导管，有条件者备便携式呼吸机，医护人员陪同转运患儿。

5. 特殊情况：遇抢救多胞胎或突发事件，抢救人力、设备不足时，及时上报科主任、护士长，必要时报告医务科，积极协调、组织人员参与抢救。

≪第八章

新生儿疾病筛查

第一节　新生儿代谢性疾病筛查

新生儿代谢性疾病筛查是指在新生儿群体中用快速、敏感的实验室方法对新生儿遗传代谢性疾病、先天性内分泌异常及某些遗传性疾病进行筛查的总称，是疾病三级预防中的有效措施。

先天性甲状腺功能减退症（congential hypothyroidism，CH）、苯丙酮尿症（phenylketonuria，PKU）是引起儿童智能发育落后的重要原因之一，葡萄糖－6－磷酸脱氢酶缺乏症（glucose－6－phosphate dehydrogenase deficiency，G－6－PD）（俗称“蚕豆病”）也严重威胁患儿生命健康，如果不能早期诊断、干预，将给患儿、家庭和社会带来沉重负担。而早期筛查可以在新生儿临床症状还没有出现或临床症状轻微但体内代谢已有异常变化等早期阶段就能及时发现。早筛查、早诊断、早治疗，可降低新生儿的死亡率、致残率，改善患儿的生存质量。

筛查机构应通过新生儿疾病筛查宣传手册让家属了解筛查的意义、筛查疾病的种类及筛查方法并签署筛查知情同意书。

一、筛查人员

新生儿疾病筛查人员须经过专业培训并考核合格。

二、筛查对象

所有活产出生的新生儿。

三、筛查内容

筛查疾病的种类根据国家、种族、地区有所不同，还与各国的社会文化背景、科技、经济、教育水平及疾病的危害程度有关。筛查疾病一般应符合以下几条标准：①疾病危害严重，可导致残疾或致死，已经构成公共卫生问题；②疾病早期并无特殊症状，但实验室指标能发现异常；③有一定发病率且筛查的疾病在人群是相对常见或流行的。④已有可靠的、适合大规模的筛查方法，假阳性和假阴性率均较低，并易让家长接受；⑤筛查的疾病可以通过治疗，特别是早期干预，逆转或减慢疾病发展，或者改善其预后。

目前我国常规筛查的疾病仍以苯丙酮尿症 PKU 和 CH 为主，有些则根据发病率选择 G－6－PD、CAH 的筛查；近年来有些省份还发展了串联质谱筛查技术（mass spectrometry-mass spectrometry，MS/MS），它能在 2 分钟内对一个标本进行 40 多种遗传代谢病的筛查，是目前先天性遗传代谢性疾病筛查和诊断的新技术。

四、筛查方法

1. 采集血标本时间　新生儿出生 72 小时并充分哺乳至少 6～8 次后进行，在未哺乳、无蛋白负荷的情况下容易出现 PKU 筛查假阴性；在新生儿出生 72 小时后采血可避开 TSH 的生理性上升期，从而减少 CH 筛查的假阳性机会，但筛查时间最迟不应超过出生后 1 个月。

2. 采集血标本的方法、要求　用乙醇棉球擦拭针刺部位，刺入深度2.4～3mm，使血液自行流出，用无菌棉球拭去第一滴血，在特定滤纸片上滴入3～4滴血，使血液均匀通透滤纸片的正反面，要求每个患儿采集3个血斑，血斑直径8～10mm。应避免在同一部位反复采血，滤纸片应在室温下阴干，并在规定时间内送达新筛实验室检测。暂时不能送出者可置于密封袋内，保存于2～10℃的冰箱内。

五、信息填写

准确完整填写新生儿筛查卡片信息，包括母亲姓名，采血单位，科室，住院号，本次采样的类别（首次采血、不合格标本重采），本次采样的目的（初筛、复筛），新生儿性别（男、女），双胞胎（大双、小双），分娩孕周，出生时间，采血时间，采血员签名，信息录入员签名，现住址（详细），户籍地址，联系电话等。

六、特殊情况的处理

1. *及时处理延期采血及标本不合格的情况*　特殊情况未按期采血的患儿应电话通知随访，预约采血时间；对采血不合格标本退回者应重新采集标本送检，并对标本的采集者进行培训指导；出院的患儿应电话预约采血时间。

2. *复查*　对筛查结果可疑阳性的患儿及时通知家属来重采标本进行复查。确诊的患儿给予及时有效的干预措施。

第二节　新生儿听力筛查

先天性听力障碍在正常新生儿中的发病率为0.1%～0.3%，但在NICU可高达2%～4%，甚至部分患儿可因聋致哑。先天性听力障碍会对患儿的言语、智力发育造成严重影响。早期发现先天性听力障碍，并及时采取干预措施，使听力障碍患儿尽早适应家庭、适应社会。

新生儿听力筛查（univeral newborn hearing screening，UNHS）就是通过耳声发射，自动听性脑干反应和声阻抗等电生理学检测，在新生儿出生后自然睡醒或安静状态下进行的客观、快速且无创的检查。其特点是能快速、精确地鉴别出可能存在听力障碍的新生儿。

一、听力筛查的目的

1. *早期发现* 采用有效的听力筛查方法，尽早筛查出有听力障碍的新生儿。

2. *早期诊断* 听力筛查未通过的患儿，应及早诊断，明确听力损失的程度及部位。

3. *早期治疗* 只要明确诊断，应尽早采取干预措施促进听力和语言的正常发育。干预的最佳时间为出生后6个月。

二、听力筛查规范

1. *筛查人员* 听力筛查工作人员须经过专业培训、考核合格并取得合格证书。

2. *筛查方法*

（1）行为观察测听法：观察新生儿对声音刺激后的行为反应、惊跳反射及头部摆动等。

（2）现代客观听力筛选法

①耳声发射（otoacoustic emission，OAE）：耳声发射仪能客观、无创、快捷、灵敏地测量由耳蜗外毛细胞发射出的能量，可全面反映耳蜗毛细胞的功能。按有无声刺激分为两大类：诱发性耳声发射（evoked otoacoustic emission，EOAE）和自发性耳声发射（spontaneous otoacoustic emission，SOAE）。

诱发性耳声发射又可分为三种：畸变产物耳声发射（distortion-product otoacoustic emission，DPOAE）、瞬间诱发性耳声发射（transit evoked otoacoustic emission，TEOAE）和刺激频率耳声发射（stimulation－frequency otoacoustic emission，SFOAE）。在新生儿听力筛查中常用的是TEOAE和DPOAE。

②耳聋基因筛查法：不是所有听力损失的新生儿都会在出生后表现出来，有些患儿虽然通过了新生儿听力筛查，但在后期却出现了迟发型的听力障碍。研究表明，全球范围内约60%的耳聋患者与遗传因素有关，其中儿童患者的比例高达50%～60%。耳聋基因筛查是通过对新生儿出生时或出生后3天内采集脐带血或足跟血筛查耳聋易感基因，及时发现耳聋基因携带者，及时干预，有效减少致残率。

3. 筛查时间　新生儿出生后3～5天进行，因出生后1～2天外耳道油性分泌物及中耳腔羊水较多，容易导致检查假阳性。

4. 筛查结果　通过、未通过。

三、听力筛查结果管理

1. 听力筛查未通过者应告知家属复查、随访。复筛仍未通过者应当在新生儿出生后3个月龄内转诊至省级卫生行政部门指定的听力障碍诊治机构进一步诊治。

2. NICU出院患儿未通过自动听性脑干反应（AABR）筛查者直接转诊至听力障碍诊治机构。

3. 听力损失高危新生儿，即使通过听力筛查仍应当在3年内每年至少随访1次。在随访过程中怀疑有听力损失的，应及时到听力障碍诊疗机构就诊。

4. 新生儿听力损失高危因素包括：

（1）存在儿童期永久性听力障碍家族史。

（2）颅面形态畸形，包括耳廓和耳道畸形等。

（3）NICU 住院超过 5 天以上。

（4）新生儿窒息史。

（5）出生体重低于 1500g。

（6）早产儿机械通气超过 48 小时，体外膜肺者。

（7）早产儿呼吸窘迫综合征。

（8）高胆红素血症达到换血要求。

（9）巨细胞病毒、风疹病毒、疱疹病毒、梅毒或毒浆体原虫（弓形体）病等引起的宫内感染，病毒性或细菌性脑膜炎。

（10）母亲孕期曾使用过耳毒性药物或袢利尿药或滥用药物和乙醇等，临床上存在或怀疑有听力障碍相关的遗传病或综合征。

5. 不具备新生儿听力筛查的医疗机构，新生儿应在 3 个月龄内转诊到有条件的筛查机构进行筛查。

四、干预指导

一般患儿先天性神经性耳聋，干预的最佳年龄为出生后 6 个月。应根据患儿听力丧失的程度，采取不同的康复治疗措施。

第三节　新生儿先天性心脏病筛查

先天性心脏病（congenital heart disease，CHD）是最常见的先天性畸形，发病率约为 1%，其中重症先天性心脏病约占 1/4。本病是导致新生儿及婴幼儿死亡的主要原因。如能早发现、早诊断、早治疗可明显改善预后，尤其对于需要在新生儿期或婴儿期就应接受手术或介入治疗的患儿，尽早筛查将大大改善患儿的预后及生存质量。

一、筛查方法

新生儿先天性心脏病的主要筛查方法传统上包括常规体格检查、心脏超声检查，以及血氧饱和度测量等。复旦大学附属儿科医院于2014年在国际顶级医学杂志《柳叶刀》（*The Lancet*）上发表评论文章表明在血氧饱和度检测的基础上，加上心脏杂音听诊作为新生儿先天性心脏病的筛查方法，可以显著提高对重症先天性心脏病（包括危重先天性心脏病）的检出率。

上海市卫生计生委先后组织专家对《新生儿先天性心脏病筛查优化方案》和《新生儿先天性心脏病筛查可行性方案》进行了充分论证，并于2016年在上海市全面推广"二项指标"方案筛查新生儿重症先天性心脏病。目前该方法已经在全国多个地方推广并应用。

二、筛查工具

1. *血氧饱和度测量仪* 用于筛查的血氧饱和度测量仪的使用安全有效，具备不受干扰的功能，即便在机体周围组织低灌注的状态下也能准确测量、获取数值。测量时必须使用新生儿专用的探头（传感器）；对于可重复使用的探头每次使用后必须进行清洁消毒，以防交叉感染。探头（传感器）应与经皮血和度测量仪相匹配。

2. *听诊器* 采用婴儿专用双面听诊器。听诊器包括膜式胸件和钟式胸件。膜式胸件适合听取高频（200～400Hz）杂音，S1、S2，收缩期喀喇音和瓣膜反流的杂音；钟式胸件适合听取低频（20～150Hz）杂音，低调的S1、S2和二、三尖瓣狭窄的舒张期杂音。胸件应紧贴胸壁，以免心音的音量在听诊器内走失，影响听诊效果。

三、筛查规范

1. 血氧饱和度测量

（1）操作人员：接受过新生儿先天性心脏病筛查培训并取得筛查资格证书的医护人员。

（2）筛查对象：助产医疗机构所有活产出生的新生儿，在出生后6～72小时（未吸氧或离氧状态至少12小时）接受血氧饱和度测量。筛查时新生儿须保持安静，保持测量部位（右手和任何一足）清洁干燥。

（3）筛查环境：应避免强光和电磁场干扰。

（4）筛查方法：将新生儿专用血氧饱和度传感器围绕右手掌或任一足掌一圈，注意传感器的光源发射器和接收器须对齐，当血氧饱和度测量仪显示的心率与实际心率相符，血氧饱和度的数值和信号波形稳定至少10秒以上方可记录数值。

2. 听诊心脏杂音

（1）操作人员：接受过新生儿先天性心脏病筛查培训并取得筛查资格证书的医护人员。

（2）筛查对象：助产医疗机构所有活产出生的新生儿，在出生后6～72小时听诊心脏杂音。听诊时保持新生儿安静，注意听诊区皮肤清洁干燥。

（3）筛查环境：安静，避免噪声干扰。

（4）听诊部位：将听诊器胸件放置于心脏瓣膜听诊区，包括二尖瓣区、肺动脉瓣区、主动脉瓣区、主动脉瓣第二听诊区、三尖瓣区和其他听诊区。听诊区位置与心脏瓣膜的实际解剖位置并不一致。许多重症先天性心脏病并不是心脏瓣膜畸形，而是心血管间隔或血管畸形，其心脏杂音大多位于心前区，听诊时必须检查这个部位。

（5）听诊顺序：二尖瓣区→肺动脉瓣区→主动脉瓣区→主

动脉瓣第二听诊区→三尖瓣区→左缘第一至第五肋间。

（6）瓣膜听诊位置：①二尖瓣区，位于心尖搏动最强点，又称为心尖区；②肺动脉瓣区，位于胸骨左缘第2肋间；③主动脉瓣区，位于胸骨右缘第2肋间；④主动脉瓣第二听诊区，位于胸骨左缘第3肋间；⑤三尖瓣区，位于胸骨下端左缘，即胸骨左缘第4至第5肋间；⑥其他听诊区，胸骨左缘第1至第5肋间。

（7）心脏杂音的判断：心脏杂音强度一般采用Levine 6级分级法（表8-3-1）。

表8-3-1　心脏杂音强度Levine分级法

级别	听诊特点
1	很弱，在安静状态下仔细听诊才能听得到，容易被忽略
2	较易听到，但不太响亮
3	明显杂音，较响亮
4	杂音响亮
5	杂音很强，向四周甚至背部传导、但听诊器离开胸壁则听不到
6	杂音震耳，听诊器离开胸壁一定距离也能听到

四、筛查阳性结果判定

以下4条满足任意1条即为筛查结果阳性。

1. 右手或任一足的血氧饱和度值<90%。

2. 右手或任一足的血氧饱和度值在90%～94%，间隔2～4小时再次测量血氧饱和度值仍然在90%～94%。

3. 右手或任一足的血氧饱和度差值>3%，间隔2～4小时再次测量血氧饱和度差值仍然>3%。

4. 医生听诊患儿心脏杂音≥2级。

筛查阳性的患儿应在1周内进行心脏彩超检查，根据检查结果，未确诊者纳入随访，确诊先天性心脏病须请心外科会诊，确定诊治方案（图8-3-1）。

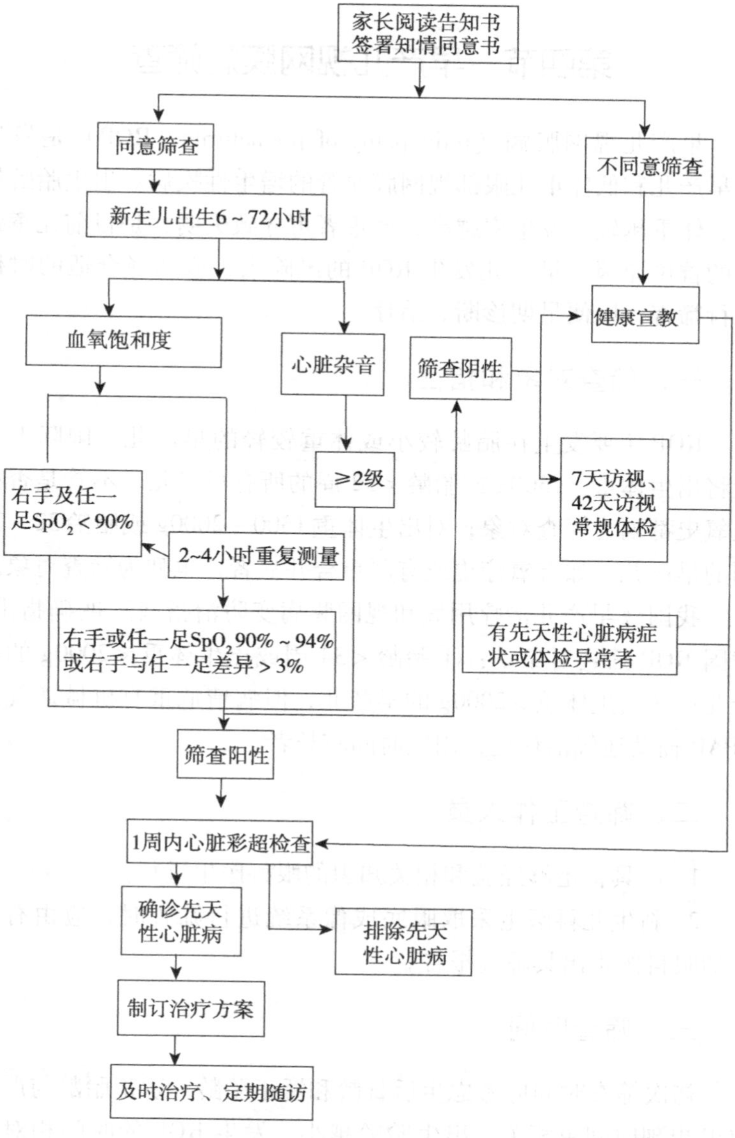

图 8－3－1　新生儿心脏病确诊流程

第四节 早产儿视网膜病筛查

早产儿视网膜病（retinopathy of prematurity，ROP）是发生在早产儿和低体重儿眼部视网膜血管的增生性疾病。出生胎龄越小、体重越轻，发生率越高，严重者可导致失明，是目前儿童致盲的首位原因。早产儿发生 ROP 的风险大，应选择合适的时机进行筛查，以便早期诊断、治疗。

一、筛查对象和指征

ROP 主要发生在胎龄较小或体重较轻的早产儿，国际上一般将出生体重＜1500g 或胎龄＜32 周的所有早产儿，不管是否有吸氧史都列为筛查对象；对出生体重 1500～2000g 或胎龄 32～34 周的早产儿，如有氧疗史或有严重合并症者，也列为筛查对象。

我国《早产儿治疗用氧和视网膜病变防治指南》明确指出，我国 ROP 筛查对象是：①胎龄＜34 周或出生体重＜2000g 的早产儿；②出生体重＞2000g 的早产儿，但病情危重有机械通气或 CPAP 辅助通气治疗史，用氧时间较长者。

二、筛查工作人员

1. 由具备足够经验和相关知识的眼科医生进行。

2. 新生儿科医生采取眼底成像系统进行筛查时，应由有资质的眼科医生出具筛查报告。

三、筛查时间

初次筛查时间应考虑生后日龄和矫正胎龄，矫正胎龄与严重 ROP 出现时间更相关，出生胎龄越小，发生 ROP 的时间相对越晚。2014 年我国《早产儿治疗用氧和视网膜病变防治指南》规定，ROP 首次筛查时间为生后 4～6 周或矫正胎龄 31～32 周开始（表 8－4－1）。

表 8－4－1　建议出生胎龄与首次 ROP 筛查的时间

胎龄（周）	首次筛查年龄（周）	
	矫正胎龄（周）	生后年龄（周）
22	31	9
23	31	8
24	31	7
25	31	6
26	31	5
27	31	4
28	32	4
29	33	4
30	34	4
31	35	4
32	36	4

四、筛查方法

一般采用间接眼底镜或眼底数码相机检查。

1. 间接眼底镜　间接眼底镜因其立体成像和携带方便，目前仍是 ROP 筛查和诊断的检查工具。一般使用屈光度 25D 或 28D 透镜进行眼底检查，检查前 30 分钟用 0.2% 环喷托酯和 1% 去氧肾上腺素充分扩瞳，检查时滴 1 滴 0.5% 丙美卡因进行眼球麻醉，用开睑器将眼睑分开，用巩膜压迫器观察视网膜及周边情况，结束后使用抗生素眼药水预防感染。整个检查过程应在护理人员、新生儿科医生的严密监护下由眼科医生完成。间接眼底镜检查具有一定的主观性，可能存在漏诊风险，需要检查者有较高的技术。

2. 眼底数码相机　视网膜成像系统（RetCam）因其数字化广角成像、图片存储和远程传输功能，现已被越来越多的医院用于 ROP 的筛查、诊断和治疗后的随访。检查方法：检查前准备和间接眼底镜相同，在数码摄像机镜头上挤适量凝胶，使之与眼球充分吻合，按正中位、上、下、左、右 5 个方向对视网膜摄像，成像可储存于电脑中并打印出来，也可远程传输给有经验的眼科医生进行会诊。眼底数码相机检查结果较客观，对结果判断的准确性、一致性和可靠性较好，检查结果可保存，利于随访和统计，还可减少由检查本身造成的眼球损伤。

五、随访时间

应由第 1 次检查结果决定。

1. 如双眼无病变，可隔周复查 1 次，直到矫正胎龄 44 周、视网膜血管长到锯齿缘为止。

2. 如有 1～2 期病变，应每周复查 1 次；若 ROP 程度下降，可每 2 周复查 1 次，直至病变完全消退。

3. 若出现 3 期或阈值前病变Ⅱ型，应每周复查 1～2 次。

4. 达到阈值前Ⅰ型甚至阈值病变，应尽快予激光或冷凝治疗。

5. AP-ROP 复查间隔时间不能超过 3 天，有进展者应尽早手术治疗。

6. 持续观察但病变一直未消退者，至少应筛查至矫正胎龄 50 周，且确认无阈值前病变、无进展趋势，并除外 2～3 区存在可能异常收缩或进展的异常血管组织，方可停止筛查。

7. 无论是否进行 ROP 治疗，后期都可能出现弱视、斜视、白内障、屈光不正等，建议眼科随访观察（表 8－4－2）。

表 8-4-2　早产儿 ROP 眼底随访方案

眼底检查结果	应采取的措施
无 ROP 病变	隔周随访 1 次，直至矫正胎龄 44 周
1 期病变位于 2～3 区	隔周随访 1 次，直至病变退行消失
2 期病变	每周随访 1 次，直至病变退行消失
Rush 病变	每周随访 1 次，直至病变退行消失
阈值前病变	每周随访 1 次，考虑激光手术
3 期阈值病变	应 72 小时内进行激光治疗
4 期病变	玻璃体切割术，巩膜环扎手术
5 期病变	玻璃体切割术

六、筛查管理

随着 ROP 诊疗技术的进步，患儿及时治疗后，视力的预后大为改善。尽早进行眼底筛查，成为诊断及治疗该病的关键。医疗机构必须对筛查过程和筛查患儿进行管理，针对发病因素，采取预防措施，降低 ROP 发生。筛查应进行专册登记，规范随访，防止遗漏。

第五节　新生儿发育性髋关节发育不良筛查

发育性髋关节发育不良（development dysplasia of hip，DDH）既往称为先天性髋关节脱位（congenital dislocation of hip，CDH），发病率为 4%～11%，女婴发病率是男婴的 4 倍，是新生儿下肢畸形中最多见的一种。在患儿出生时或发育过程中，如畸形发育的髋关节得不到及时有效的矫正，将严重影响患儿的生长发育和生活质量。

DDH 是指股骨头和髋臼的构造异常或两者对应关系异常，

涵盖了由先天因素或以先天因素为基础所致的髋臼股骨头匹配不良，分为髋臼发育不良、髋关节半脱位和髋关节脱位3种类型。DDH病因尚不明确，目前认为其是一种复杂的多因素疾病，包括髋关节囊和韧带松弛、机械因素、雌激素及遗传因素等。病变主要累及髋臼、股骨头、关节囊及周围韧带、肌肉等，引起严重的关节功能障碍。髋关节脱位时，股骨头脱离正常髋关节窝，造成头臼不同心。股骨头由于缺乏正常的力学承重，发生骨化延迟、变小、扁平、软骨面欠规整等改变。

一、筛查方法

1. 体格检查法　新生儿临床表现轻微，症状不明显，不易发现，但出现以下表现时应引起重视。

（1）一侧下肢活动少，蹬踩力量低于另一侧。

（2）两大腿内侧皮肤褶皱不对称，患侧皮皱加深，数量增多；或皮皱数目相同，但患侧偏高，整个下肢缩短或外旋。

（3）在为患儿更换尿布或洗澡时，髋关节处可扪及弹响声。

（4）在屈曲髋关节90°时，髋关节外展受限。

（5）患侧股动脉搏动减弱甚至摸不到，股骨头脱位后股三角凹陷空虚，所以股动脉搏动减弱，两侧对比容易发现。

2. 筛查试验

（1）Ortolani（弹进）征或外展试验：患儿仰卧，屈膝、屈髋各90°，检查者两手握住患儿膝关节同时外展外旋，正常患儿双膝外侧面可触及床面，不能触及床面说明内收肌紧张，外展试验阳性。当患侧外展60°～70°感觉绞锁样时继续用力外展可至90°，这是脱位的股骨头通过杠杆作用滑入髋臼而致，称为Ortolani征阳性，是诊断先天性髋关节脱位最重要的体征。此法是新生儿普查时的重要检查方法。

（2）髋关节屈曲外展试验：新生儿屈膝、屈髋90°时，正常髋关节可外展 80°左右，若外展 <75°应疑有髋关节脱位。检查时若听到响声后即可外展 90°表示脱位已复位；一侧可以外展至 90°，另一侧外展至 75°时意义更大；但两侧同时外展至 75°或 85°时需要行进一步检查，但外展试验假阳性率较高。

3. 影像学筛查

（1）超声检查：B 超能从不同角度静态和动态观察头臼相互关系和髋关节的稳定性，早期明确诊断病变的髋关节，被公认为诊断新生儿 DDH 可靠的首选方法。

（2）X 线检查：新生儿行 X 线检查应注意保护会阴部。

（3）MRI：MRI 三维重建技术可以更为直观、准确地显示髋关节及软组织的结构改变，对骨骼、脂肪、纤维组织、神经、肌肉均能显影，并全面了解髋臼、股骨头、软骨及软组织形态的改变，能进一步提高发育性髋关节发育不良的诊治水平。

二、诊断

股骨头不在或不完全在髋臼窝里是临床诊断髋关节脱位的基本特点。早期诊断对于改善治疗结果非常重要，可降低相关并发症的风险。临床上 Allis 试验和 Ortolani 试验作为常规普查方法，对于两侧大腿皮纹不对称、骨盆前倾、会阴增宽的新生儿如上述试验阳性，应进一步行 B 超、X 线等影像学检查确诊。

三、治疗

DDH 的治疗要根据不同年龄，采用不同方法，总的原则是早期诊断、尽早治疗。研究证实，6 个月内的婴儿股骨头和髋臼生长塑形快，一般只要在新生儿期获得诊断，大部分患儿无需住院，只需用简单的宽尿布、尿枕等方法使髋关节屈曲外展 3 ~ 6 个月就可完全临床治愈，治疗越早，效果越佳，成功概率越高。

≪第九章

新生儿疾病护理常规

新生儿是胎儿生命的延续，新生儿娩出断脐后失去与母体的联系，需要建立自主呼吸，循环系统也发生血流动力学的变化，消化系统、泌尿系统开始工作，加之器官在结构和功能上尚未成熟，新生儿期疾病较为特殊，早产儿、危重新生儿要严密监护、加强护理。护理人员应掌握新生儿各系统疾病的特点，严格按照护理规范及时正确地实施治疗和护理。

第一节　呼吸系统疾病护理常规

呼吸系统疾病可以定义为进行性的肺泡水平的通气功能障碍引起的肺损伤。随着出生后呼吸器官从胎盘换为肺，加之新生儿器官在结构和功能上的不成熟，呼吸系统还处于复杂多变的生理过程中，所以此阶段呼吸系统疾病的发病率和死亡率明显高于其他年龄段儿童。所以新生儿护士应熟练掌握抢救护理技术，保持气道通畅，正确给氧，减少新生儿缺氧时间，降低死亡率，减少后遗症的发生。

一、新生儿呼吸窘迫综合征护理常规

新生儿肺透明膜病又称为新生儿呼吸窘迫综合征（neonatal respiratory distress syndrome，NRDS），是由于缺乏肺泡表面活性物质或胸廓发育不成熟，致使出生后不久的新生儿出现进行性呼

吸困难和呼吸衰竭等症状。此病发病率与胎龄有关，主要见于早产儿。胎龄越小，发病率越高。

（一）护理评估

1. 评估孕周、体重、娩出方式、Apgar 评分、母亲有无糖尿病病史。

2. 评估患儿生命体征、肌张力、有无吸气性“三凹征”、鼻翕、发绀、呼吸浅快急促、呻吟等。

3. 辅助检查：血气分析，有无代谢性酸中毒；X 线检查，毛玻璃样改变、支气管充气征、“白肺”。

（二）护理问题

1. 低效性呼吸型态　与肺表面活性物质缺乏导致的肺不张、呼吸困难有关。

2. 气体交换受损　与肺泡缺乏肺表面活性物质、肺泡萎陷及肺透明膜形成有关。

3. 营养失调：低于机体需要量　与摄入量不足有关。

4. 有感染的危险　与免疫功能发育不完善、抵抗力降低有关。

（三）护理措施

1. 保持呼吸道通畅　为患儿取舒适体位，头稍后仰或偏向一侧，肩部垫高 2 ~ 3cm，使气道开放，及时清除口、鼻、咽部分泌物，必要时遵医嘱予雾化治疗、吸痰。

2. 供氧　根据病情及血气分析结果采用不同供氧方法，调节氧流量，使 PaO_2 维持在 50 ~ 70mmHg，SaO_2 维持在 85% ~ 95%。避免氧中毒。

（1）轻症可采取空氧混合的方式给氧，如鼻导管、鼻塞、面罩、头罩给氧。头罩给氧选择合适的头罩型号，氧流量不少于 5L/min，防止 CO_2 积聚在头罩内。

（2）CPAP 辅助呼吸：尽早使用鼻塞持续气道正压通气

(CPAP)，增加功能残气量，防止肺泡萎陷。

(3) 气管插管用氧：如用CPAP后，病情仍无好转者，行有创机械通气或高频振荡通气（HFOV）治疗。

3. 药物治疗　遵医嘱气管内滴入肺表面活性物质，使用前应彻底吸净气道内分泌物，于患儿吸气时滴入气道并转动患儿体位，使药物均匀分布各肺叶；也可在滴入后，用复苏器加压通气，以助于药液扩散，给药后6小时内暂停吸痰。遵医嘱用碳酸氢钠纠正代谢性酸中毒。

4. 保暖　维持病室温度在22～26℃，湿度55%～65%。根据早产儿的体重、成熟度及病情，给予相应的适中温度、婴儿培养箱保暖，维持体温在36.5～37.5℃，减少水分损耗。

5. 合理喂养　保证营养及水分的供给，不能吸吮、吞咽者可用管饲法，如微量喂养、管饲等。提倡母乳喂养，严密观察有无喂养不耐受的情况，如腹胀、呕吐、胃食管反流等，防止溢奶、误吸、窒息。喂养量不足者以静脉营养补充，详细记录出入量、准确测量体重。

6. 预防感染　做好保护性隔离措施及各项消毒隔离工作，落实手卫生。

（四）健康指导

1. 让家长了解治疗过程和进展，取得最佳配合；教会家长居家照顾的相关知识。

2. 鼓励家长参与照顾婴儿的学习培训，保持房间空气清新，每日通风1～2次。

3. 向家属宣教保暖、喂养、预防感染和观察病情等护理的相关知识，为患儿出院后得到良好的照顾打下基础。

（五）护理评价

1. 患儿呼吸道通畅，无口、鼻、咽分泌物。

2. 患儿自主呼吸改善，低氧血症改善，血气分析结果正常，无氧疗并发症发生。

3. 患儿住院期间无感染发生。

4. 患儿未发生并发症，病情变化时及时得到处理。

二、新生儿肺炎护理常规

新生儿肺炎是新生儿时期常见病，也是导致新生儿死亡的重要原因之一。其临床表现为发热或体温不升、反应差、气促、鼻翼翕动、口吐白沫、呛咳等。新生儿肺炎分为吸入性肺炎和感染性肺炎，可发生在出生前、出生时及出生后。

（一）护理评估

1. 评估母亲有无呼吸系统、生殖系统感染史。

2. 评估新生儿出生前有无胎膜早破、宫内窘迫或窒息；出生后有无呼吸道感染史等。

3. 评估患儿呼吸、意识、反应、肌张力、前囟张力的变化，体温有无波动，有无啰音、缺氧症。

（二）护理问题

1. 清理呼吸道无效　与患儿咳嗽反射功能不良及无力排痰有关。

2. 气体交换受损　与肺部炎症有关。

3. 体温调节无效　与感染后机体免疫反应有关。

4. 营养失调：低于机体需要量　与摄入困难、消耗增加有关。

5. 潜在并发症　心力衰竭、脓胸、气胸。

（三）护理措施

1. 保持呼吸道通畅　保持室内空气新鲜，温、湿度适宜。采取侧卧位，头偏向一侧，利于呼吸道分泌物排出，必要时予手法排痰、吸痰或遵医嘱雾化吸入治疗。

2. 合理用氧　患儿出现呼吸急促或呼吸困难、面色发绀或苍白，立即给予氧气吸入，监测血氧饱和度，根据病情给予氧疗，重度呼吸衰竭者予呼吸机辅助通气。

3. 维持正常体温　体温过高时以物理降温为主，每半小时监测一次，必要时遵医嘱予药物降温，体温过低时给予保暖。

4. 合理喂养　经口喂养时注意发生呛咳或溢奶，病情严重，吞咽功能差应给予管饲喂养，必要时静脉营养，供给足够的能量。

5. 用药护理　重症肺炎伴心力衰竭需要使用洋地黄制剂时，注意心率<100 次/分时应停止使用，每次服药前应听诊心率并做好记录，注意观察用药后的不良反应，包括对小便量的观察，有无呕吐、心律失常等。其他保护心肌的药物（如磷酸肌酸钠）等应按时使用，宜采用微泵缓慢输入。

（四）健康指导

1. 向家长讲解疾病的有关知识和护理要点，让家长了解患儿的病情，做好家长的心理护理。

2. 保证营养供给。合理喂养，预防呛咳、误吸、窒息。患儿咳嗽时协助拍背，讲解手法排痰的方法，保持患儿舒适体位。

3. 减少人员探视，尽量避免带患儿到人多的公共场所，防止呼吸道感染反复发生。

4. 定期健康检查及预防接种。

（五）护理评价

1. 患儿呼吸道通畅，缺氧症状得以纠正。

2. 患儿肺部感染有效控制，呼吸功能得到改善，未出现心力衰竭等并发症。

3. 患儿体温恢复正常。

4. 患儿家长掌握预防肺炎的知识，积极配合治疗。

三、胎粪吸入综合征护理常规

胎粪吸入综合征（meconium aspiration syndrome，MAS）是指胎儿在宫内或娩出过程中吸入被胎粪污染的羊水，引起呼吸道和肺泡机械性阻塞或化学性炎症。以足月儿、过期产儿多见。

（一）护理评估

1. 评估孕周，有无宫内窘迫情况，娩出方式、羊水性状，有无胎粪污染。

2. 评估患儿生命体征、意识、肌张力、反应、Apgar 评分，有无缺氧症。

（二）护理问题

1. 清理呼吸道无效　与胎粪吸入有关。

2. 气体交换受损　与气道阻塞、通气障碍有关。

3. 潜在并发症　肺不张、肺炎、纵隔气肿。

（三）护理措施

1. 保持呼吸道通畅　可用大孔吸痰管（12F、14F）或吸引球吸出胎粪。如新生儿有活力，继续初步复苏。无活力，应采用胎粪吸引管进行气管内吸引，及时有效清除吸入物。

2. 合理用氧　选择与病情相适应的用氧方式，必要时进行有创通气，维持有效吸氧，改善呼吸功能。

3. 保暖和喂养　置患儿于辐射保暖台或婴儿培养箱中保暖，根据患儿的体重、成熟度及病情设置箱温。吞咽功能差的患儿应给予管饲喂养，必要时静脉营养，供给足够的能量。

4. 密切观察病情　如患儿出现烦躁不安、心率加快、呼吸急促、肝脏在短时间内迅速增大，提示可能合并心力衰竭，应立即吸氧，遵医嘱给予强心、利尿药。如患儿突然出现气促、呼吸困难、青紫加重，可能合并肺不张或纵隔气肿，立即报告医生，给予胸腔闭式引流。

5. 预防感染　做好基础护理，及时有效应用抗生素。严格执行消毒隔离制度，防止交叉感染。

（四）健康指导

1. 向家长讲述疾病的有关知识和护理要点。

2. 及时让家长了解患儿的病情，做好家长的心理护理。

3. 定期复查及进行预防接种。

（五）护理评价

1. 患儿呼吸道保持通畅，呼吸得到改善。

2. 患儿体温维持在正常范围。

3. 患儿未发生心力衰竭、肺不张等并发症。

四、新生儿呼吸暂停护理常规

呼吸暂停（apnea）是指患儿在一段时间内无呼吸运动。如呼吸停止时间 >20 秒，伴有心率减慢，小于 100 次/分或出现青紫、血氧饱和度降低和肌张力低下，称为呼吸暂停。

（一）护理评估

1. 评估孕周、分娩方式、出生体重及 Apgar 评分等。

2. 评估患儿面色、肢端皮肤颜色、生命体征、血氧饱和度及肌张力。

3. 评估患儿是否有心肺疾病、代谢疾病、中枢神经系统疾病等。

（二）护理问题

1. 体温调节障碍　与体温调节中枢发育不成熟有关。

2. 低效型呼吸型态　与呼吸调节中枢发育不成熟、疾病、感染、创伤、产妇使用镇静药有关。

3. 潜在并发症　脑损伤。

（三）护理措施

1. 密切观察病情　观察患儿面色、肢端皮肤颜色、生命体征、血氧饱和度及肌张力，尤其是<34周或出生体重<1800g的早产儿，当发现呼吸暂停、心动过缓、发绀、呼吸道梗阻等，及时给予弹足底、拍背等触觉刺激；如青紫仍未好转，给予气囊加压给氧、气管插管机械通气。

2. 维持体温稳定　置患儿于暖箱中，根据胎龄、体重调节暖箱温度，保持体温在36.5～37.5℃，湿度55%～65%。

3. 合理喂养　患儿喂奶时咽部受到刺激，易发生呼吸暂停。因此喂奶时要密切观察，选择合适奶嘴，适宜体位；管饲喂养患儿，插胃管动作应轻柔，管饲过程须缓慢推注或滴注，避免过强刺激咽喉引起反射性呼吸暂停。

4. 预防感染　认真执行消毒隔离制度，严格无菌技术操作，落实手卫生；做好基础护理，保持通风良好。

5. 维持有效呼吸

（1）患儿仰卧位，肩下垫枕使气道开放，处于鼻吸气位，避免颈部过度屈伸或伸展，保持呼吸道通畅，必要时采取俯卧位促进患儿呼吸。

（2）定时翻身、叩背，及时湿化气道，彻底清除口腔、鼻腔及气道内的分泌物，防止窒息。吸痰动作要轻柔，由下向上提拉，如有任何缺氧表现，立即停止吸痰，通知医生进行处理。

（3）呼吸暂停反复发作时，可适当给予呼吸兴奋剂如氨茶碱、枸橼酸咖啡因等。药物治疗无效可使用CPAP治疗，严重者可使用气管插管机械通气。

（四）健康指导

1. 向患儿家长讲述疾病的相关知识和护理要点，缓解家长焦虑情绪。

2. 指导家长合理喂养，预防呛咳、误吸、窒息。

3. 指导家长观察患儿的面色、呼吸等，发现问题及时咨询或去医院检查。

（五）护理评价

1. 患儿体温处于正常范围。

2. 患儿自主呼吸功能改善，血氧饱和度正常。

3. 患儿无感染症状，无并发症或并发症得到及时处理。

五、新生儿支气管肺发育不良护理常规

支气管肺发育不良（bronco-pulmonary dysplasia，BPD）是一种慢性肺部疾病，是指早产儿（尤其是低出生体重儿及超低出生体重儿）长期吸入高浓度氧导致肺部出现以炎症和纤维化为主要特征的急慢性损伤。本病常继发于有严重呼吸窘迫综合征的早产儿，任何氧依赖（>21%）超过28天的新生儿。轻度BPD不再需要额外的氧气，中度BPD治疗氧气浓度<30%，重度BPD治疗氧浓度≥30%或需要使用CPAP或呼吸机支持。

（一）护理评估

1. 评估孕周、娩出方式、Apgar评分、用氧时间、用氧浓度等。

2. 评估患儿是否存在宫内或围生期感染、高氧损伤、肺部感染、脑损伤、缺氧、缺血等情况。

3. 评估患儿意识、生命体征、皮肤颜色，胸廓形状、有无畸形、两侧是否对称，吸气时是否存在“三凹征”。

4. 母亲有无妊娠期糖尿病及高血压等疾病。

（二）护理问题

1. 气体交换受损　与机械通气时间长，反复肺部炎症有关。

2. 自主呼吸障碍　与支气管肺发育不良导致呼吸困难有关。

3. 营养失调：低于机体需要量　与疾病导致患儿喂养困难有关。

（三）护理措施

1. 合理氧疗　在血氧饱和度监测及血气分析监测下，尽可

能给予低流量氧气吸入，维持早产儿血氧饱和度在90%～94%。在使用呼吸机时应尽量设置较小潮气量，避免肺损伤。由于BPD患儿肺通气换气功能差，呼吸和吞咽功能不协调，易引起缺氧症状，故喂奶时采用间歇喂养并给予低流量持续给氧可以有效缓解缺氧，过渡到低流量间断给氧，再过渡到停止给氧，避免患儿对氧疗产生依赖。

2. 合理喂养　早产儿提倡早期微量喂养，尽量母乳喂养，根据患儿胃肠耐受情况缓慢加奶。纠正胎龄<32周时可完全管饲；纠正胎龄≥32周可训练吸吮力，逐渐过渡至奶量全部经口完成。胃内残留奶量超过喂奶量的1/3应减量喂养，如果胃内容物异常应及时报告医生。

3. 维持有效呼吸　肺部感染和不规范使用呼吸机是支气管肺发育不良发生的重要因素。首先应控制肺部感染，其次积极纠正缺氧、改善通气，及时清除呼吸道分泌物，解除气道梗阻，降低通气阻力，可缩短呼吸机的使用时间，从而减少呼吸衰竭的发生。

4. 预防感染　认真执行消毒隔离制度，严格遵守无菌操作原则，做好基础护理，落实手卫生。对于输液时间长的早产儿应尽量采用PICC等中心静脉置管，避免反复穿刺造成感染。

（四）健康指导

1. 指导家长学习基础护理，如体温测量、喂养技巧、新生儿抚触及疾病相关知识等。

2. 指导家长合理喂养，预防呛咳、误吸、窒息，观察患儿的面色、呼吸等。

3. 定期健康体检并进行预防接种。

（五）护理评价

1. 患儿自主呼吸功能改善，血氧饱和度正常。

2. 患儿无并发症发生。

3. 患儿皮肤红润，皮肤完整。

六、新生儿窒息护理常规

新生儿窒息（asphyxia of neonatorum）是胎儿因缺氧发生宫内窘迫或娩出过程中引起的呼吸、循环障碍，以致出生后1分钟内无自主呼吸或未能建立有效的呼吸节律，从而导致低氧血症和混合性酸中毒。新生儿窒息是新生儿致残和死亡的重要原因之一。

（一）护理评估

1. 评估孕周、娩出方式、Apgar评分（包括皮肤颜色、心率、呼吸、对刺激的反应、肌张力，0～3分为重度窒息，4～7分为轻度窒息）。

2. 评估患儿有无畸形、胎粪吸入综合征、宫内感染等。

3. 评估母亲有无心脏病、妊高症、胎盘异常、多胎妊娠等。

（二）护理问题

1. 自主呼吸受损　与羊水、气道分泌物吸入导致低氧血症和高碳酸血症有关。

2. 体温过低　与缺氧、产热少有关。

3. 营养失调：低于机体需要量　与缺氧导致消化功能障碍有关。

4. 有感染的危险　与免疫功能低下有关。

5. 潜在并发症　缺血缺氧性脑病。

6. 焦虑（家长）　病情危重及预后不良。

（三）护理措施

1. 评估　出生后立即评估以下4项指标：①是否足月；②羊水是否清亮；③是否有哭声或呼吸；④患儿是否有活力。

2. 复苏　以上任何一项为“否”时，需要进行初步复苏：保暖→保持呼吸道通畅→轻弹足底刺激诱发自主呼吸→再次评价；以上措施无效时，继续以下复苏步骤：评估呼吸、心率、皮肤黏膜颜色。①呼吸正常，心率 >100 次/分，有中心性发绀，予常压给氧；②呼吸不正常，暂停或喘息样呼吸，心率 <100 次/分，常压给氧后中心性发绀持续不缓解，给予人工正压通气，频率 40 ~ 60 次/分；③人工正压通气 30 秒，心率 <60 次/分，人工正压通气同时行胸外心脏按压，频率 100 ~120 次/分，呼吸与按压的比例为 1∶3（即每分钟人工呼吸 40 次，胸外心脏按压 120 次）；④人工正压通气加胸外心脏按压 30 秒，心率仍 <60 次/分，继续人工正压通气及胸外按压，协助医生气管插管、遵医嘱使用肾上腺素。

3. 监护　加强监护，监测患儿意识、肌张力、体温、心率、呼吸、血压、尿量、肤色、血氧饱和度和窒息所致的各系统症状；注意酸碱失衡、电解质紊乱、大小便异常、感染和喂养等问题，观察用药后反应，并做好护理记录。

4. 保暖　治疗护理过程中应注意患儿的保暖，可将患儿置于远红外保暖台上，病情稳定后置于婴儿培养箱中保暖，维持患儿体温 36.5 ~37.5℃。

（四）健康指导

1. 安慰家长，耐心讲解疾病的相关知识及抢救经过，告诉家长患儿目前的情况和预后，帮助家长建立信心，以取得家长的理解和配合。

2. 病情恢复后指导育儿知识，讲解早期进行脑康复治疗的重要性；定期复诊和治疗。

（五）护理评价

1. 呼吸道通畅，呼吸功能改善。

2. 生命体征平稳，未出现缺血缺氧性脑病、多器官性损伤等并发症。

3. 家属了解疾病相关知识，理解配合治疗。

七、新生儿气漏护理常规

新生儿气漏是指新生儿在自主呼吸或机械通气时，突然出现呼吸困难、呼吸暂停、心动过缓、一侧呼吸音减低。一般可分为气胸、间质性肺气肿、纵隔气肿、心包积气及气腹等。

（一）护理评估

1. 评估患儿生命体征、面色、血氧饱和度及病情危重程度。

2. 评估患儿胸廓的形状、有无畸形、两侧是否对称，是否存在“三凹征”，听诊双肺呼吸音是否对称。

3. 了解患儿血气分析、X 线检查等结果。

（二）护理问题

1. *低效性呼吸型态*　与气体经肺间质漏出或肺膜腔内积气压迫肺脏导致的限制性通气功能障碍有关。

2. *活动无耐力*　与呼吸困难、机体供氧不足有关。

3. *疼痛*　与脏层胸膜破裂或引流管置入有关。

（三）护理措施

1. 合理用氧，保持呼吸道通畅。取半卧位，头罩给氧，吸入氧浓度 80% ~100% 。机械通气应选用压力型通气方式，严重者应使用高频通气治疗，并密切监测血气分析结果，预防氧中毒。

2. 密切观察病情变化：严密监测生命体征、血氧饱和度及血压，必要时 X 线胸片随访。

3. 排气减压：对有大量胸腔积气，或已发生呼吸、循环衰竭的患儿，需协助医生进行排气减压措施，协助医生于患侧锁骨中线第 2 肋间行胸腔穿刺或置入导管减压排气。纵隔气胸、心包积气等气体过多时，也可分别采用胸骨后穿刺及心包穿刺，无菌注射器抽出气体。

4. 胸穿抽气后呼吸困难改善不明显者，可考虑行胸腔闭式引流。

（1）保持管道密闭和无菌：操作前应检查引流装置是否密封，胸壁伤口引流管周围用无菌凡士林纱布包盖严密；更换引流瓶时必须先双重夹闭引流管，以防空气进入胸膜腔，严格执行无菌技术操作，防止感染。

（2）体位：取半坐卧位，以利于呼吸和引流。

（3）维持引流通畅：

①水封瓶液面应保持低于引流管出口平面60cm。保持水封瓶的长玻璃管没入水中3～4cm，引流瓶液面不可高于患者胸腔，以免引流液逆流入胸膜腔造成感染。

②定时挤压引流管：30～60分钟挤压1次，以免胸腔积液或渗出物堵塞引流管入口。挤压方法为：两手同时挤压引流管，使引流液流出。检查引流管是否通畅：观察水柱是否随呼吸上下波动，一般水柱波动范围为4～6cm，水柱波动反映无效腔的大小和胸膜腔内负压的大小。挤压过程中应注意管道的妥善固定，以免意外将管道拔出。若水柱无波动，且患儿胸闷气促，气管向健侧偏移，可考虑为引流管入口堵塞，立即挤捏或使用负压间断抽吸引流管，保证引流通畅。

③防止脱管：鉴于患儿无法理解和配合，管道应妥善固定，按时巡视，尤其在搬动患儿、更换体位时应注意保护管道，避免滑脱。

5. 预防感染：严格执行无菌操作原则，胸腔闭式引流系统应保持无菌，严防医源性感染的发生。

（四）健康指导

1. 向患儿家长讲解新生儿气漏综合征发生的原因及治疗和护理的相关知识，取得配合。

2. 指导患儿家长正确喂养及护理患儿。

3. 做好家长的心理护理。

(五) 护理评价

1. 患儿自主呼吸功能改善，血氧饱和度正常。

2. 患儿舒适无疼痛。

3. 患儿未出现并发症或并发症得到及时处理。

第二节　循环系统疾病护理常规

心血管系统是胎儿时期最早形成的具有功能活动的系统。胎儿心脏发育的关键时期是胚胎 2 ~8 周，在此期受到某些物理、化学和生物等因素影响，容易导致心脏畸形的发生。

一、先天性心脏病患儿护理常规

先天性心脏病（congenital heart disease，CHD）是胎儿期心脏及大血管发育异常的先天畸形。本病可分为 3 类：左向右分流型（潜在青紫型）、右向左分流型（青紫型）和无分流型（无青紫型）。

(一) 护理评估

1. 了解母亲妊娠期有无感染史、接触放射线史、用药史及吸烟、饮酒史；母亲是否患有代谢性疾病；家族中是否有先天性心脏病患者等。

2. 评估患儿生命体征、面色、血氧饱和度及心脏彩超结果等情况。

3. 评估患儿家属对疾病的认知情况。

(二) 护理问题

1. *活动无耐力*　与体循环血量减少或血氧饱和度下降有关。

2. *营养失调：低于机体需要量*　与喂养困难及体循环血量减少，组织缺氧有关。

3. *生长发育迟缓*　与体循环血量减少或血氧下降影响生长

发育有关。

4. 有感染的危险 与肺血增多及心内缺损易致心内膜损伤有关。

5. 潜在并发症 心力衰竭、感染性心内膜炎、脑血栓。

6. 焦虑 与家长对手术担忧有关。

（三）护理措施

1. 一般护理 保持患儿安静舒适，操作集中进行，动作轻柔，减少烦躁哭闹，必要时使用镇静药，避免声、光刺激。

2. 合理用氧 低氧血症者根据病情给予氧疗（鼻导管、箱式、头罩等），重症者予呼吸机辅助通气。对于部分青紫型先天性心脏病应给予低流量吸氧，流量0.5～1.0L/min，另需要注意完全性大动脉转位患儿不能吸氧。

3. 病情观察 监测患儿一般情况，注意观察心率、呼吸及血氧饱和度情况。出现心力衰竭的表现，如呼吸困难、端坐呼吸、心率增快、吐泡沫样痰、肝大、水肿等，立即取半卧位，吸氧，及时报告医生，并按照心力衰竭护理常规，遵医嘱使用强心利尿药，并观察疗效，准确控制输液速度及输液量。

4. 合理喂养 母乳喂养可预防消化系统的不良反应，增强抵抗力。若进食时易疲劳、易呛咳，可为患儿取半卧位，头偏向一侧，选择质软、大小合适的奶嘴，有助于呼吸和吞咽的协调，避免窒息。无法耐受经口喂养的患儿可通过管饲喂养或静脉营养，保证能量供给。

5. 预防感染 采取保护性的隔离措施，避免交叉感染。及时发现可能发生感染的症状及体征，及时处理。

（四）健康指导

1. 指导患儿家长掌握先天性心脏病的日常护理，合理安排作息，保证患儿充足睡眠。

2. 指导家长适时增减衣服，避免受凉，预防感染和其他并发症。

3. 定期复查，调整心功能到最好状态，使患儿能平安过渡到手术年龄。

（五）护理评价

1. 患儿获得充足的营养，满足生长发育的需要。

2. 患儿活动耐力增加，满足基本生活需要，未发生感染。

3. 患儿未发生并发症或发生时能被及时发现，得到适当的处理。

4. 家长能获得本病的有关知识和心理支持，配合治疗。

二、新生儿休克护理常规

新生儿休克是指多种病因引起以微循环障碍为特征的危重临床综合征，常表现为重要器官的微循环灌流量不足、有效循环血量锐减及心输出量不足，进而发生细胞组织缺氧，导致脏器功能不全。

（一）护理评估

1. 首先评估是否存在休克状态并判断其严重程度。

2. 评估高危新生儿，仔细观察微循环障碍的表现，监测血压、脉搏及尿量。

3. 评估毛细血管充盈时间，正常 <3 秒，较慢为 3 ~ 4 秒，甚慢为 >4 秒。新生儿休克评分：轻度 5 分，中度 6 ~ 8 分，重度 9 ~ 10 分。

（二）护理问题

1. 体液不足　与大量失血、体液丢失有关。

2. 组织灌注改变　与有效循环血量减少有关。

3. 气体交换受损　与肺组织灌注量不足有关。

4. 体温异常　与感染、组织灌注不足有关。

5. 有受伤的危险　与脑组织缺氧导致的意识障碍有关。

6. 潜在并发症　多器官系统衰竭。

（三）护理措施

1. 一般护理：将患儿置于安静舒适环境中，安抚患儿，避免因患儿烦躁、哭吵引起机体耗氧增加。为患儿取休克体位（中凹卧位），尽量减少搬动。为患儿有效保暖，缓解末梢循环不足引起的四肢凉。

2. 维持有效的通气功能：改善通气、合理吸氧，必要时使用呼吸机辅助通气，纠正患儿缺氧状态。

3. 迅速补充血容量：快速建立多条静脉通道，尽快补足血容量，纠正循环不足状态，并密切监测心率、血压、中心静脉压，可行有创动脉血压监测技术进行持续监测。合理安排输液顺序，应遵循补液原则，即先快后慢、先盐后糖、先晶体后胶体、见尿补钾。

4. 遵医嘱及时正确给药：遵医嘱正确配制和使用血管活性药物，并严防药液外渗，观察用药效果及不良反应。

5. 密切观察病情变化：监测脉搏、心率、呼吸、血压、动脉血气及意识瞳孔的变化。注意皮肤弹性、色泽及肢端温度，如面色苍白、口唇或指甲发绀，说明微循环血量不足或淤滞；胸前或腹壁有出血点时，应警惕 DIC 的发生，如四肢厥冷表示休克加重应保暖。

6. 保证营养供给：准确记录出入量，尤其是尿量如果连续 8 小时 <1ml/（kg · h）应立即报告医生积极处理。

7. 预防感染。

（四）健康指导

1. 向患儿家长做好解释工作，使家长了解治疗目的、注意事项，密切配合治疗。

2. 指导家长正确的基本护理及喂养方法。

（五）护理评价

1. 患儿体液平衡，生命体征、尿量正常。

2. 患儿微循环改善，呼吸平稳，血气分析值在正常范围。

3. 患儿未发生感染或感染后及时被发现和控制。

4. 住院期间患儿未发生并发症。

第三节　消化系统疾病护理常规

消化系统由消化管和消化腺组成，包括口腔到肠道的整个管腔和肝脏、胰腺等，承担着人体的营养吸收、消化、转运的功能。新生儿生长发育快，代谢旺盛，对营养物质的需求多，若消化系统结构或功能发育不成熟，容易发生消化紊乱和营养缺乏，进而影响新生儿的体格和智力发育。

一、新生儿胃食管反流护理常规

胃食管反流（gastroesophageal reflux，GER）是指胃内容物，包括从十二指肠流入胃的胆盐和胰酶等反流入食管的一种症状，分为生理性和病理性。

（一）护理评估

1. 评估患儿孕周、日龄、咳嗽、呕吐及上腹不适等相关症状的诱因。

2. 评估患儿是否有贫血、生长迟缓、肺部疾病、畸形及伴发其他先天性疾病。

（二）护理问题

1. 有窒息的危险　与吐奶或呕吐引起误吸有关。

2. 疼痛　与胃内容物反流导致食管炎有关。

3. 营养失调：低于机体需要量　与反复呕吐致能量和各种营养素摄入不足有关。

4. 知识缺乏　家长缺乏疾病护理相关知识。

（三）护理措施

1. 体位管理：为患儿取头高足低斜坡卧位，左侧卧位或俯卧倾斜位，头面偏向一侧，避免误吸。因俯卧位有增加新生儿猝死的可能性，因此在护理中应谨慎采用。

2. 喂养护理：宜少量多餐，管饲前观察胃残留的颜色、量及性状，再缓慢注入奶液。管饲完毕，观察 10 分钟，喂奶后 1 小时内加强巡视。

3. 观察病情：早产儿呕吐症状不明显，常为“寂静型”胃食管反流，易导致呼吸骤停，中枢神经系统损害、窒息甚至猝死。加强巡视，密切观察患儿皮肤颜色、血氧饱和度、心率及呼吸暂停等情况。常备负压吸引器、氧气、复苏气囊等抢救物品和药品，发生意外应及时采取有效的处理。

4. 合理计划静脉输液，保证营养的供给，监测体重的变化。

5. 对烦躁、哭吵患儿可在喂养后采用婴儿抚触进行安抚，减少患儿哭闹及呕吐次数。

（四）健康指导

1. 指导家长掌握患儿正确喂养体位及合理喂养的要点，避免在生活中出现增加患儿腹压的各种行为，包括穿紧身衣及束紧腰带，防止反流。

2. 指导家长遵医嘱规律服药，坚持治疗，避免服用对食管、胃黏膜有刺激性的药物。

3. 做好出院指导，定期门诊复查。

（五）护理评价

1. 患儿胃内反流物是否及时清除，有无并发症。

2. 患儿家长对胃食管反流病是否了解，是否已掌握患儿的喂养原则。

二、新生儿唇腭裂护理常规

唇裂（cleft lip）与腭裂（cleft palate）是口腔颌面部最常见的先天性畸形，发生率约为1.7‰。除了外观畸形和面部发育影响外，其还会导致患儿咀嚼、吞咽和发音困难。

（一）护理评估

1. 评估母亲是否患有贫血、糖尿病、严重营养障碍等慢性病；是否感染过病毒，如流感、风疹等；是否频繁接触放射线等。

2. 评估患儿喂养情况，有无其他先天性畸形。

3. 了解患儿家族中是否有类似畸形发生。

（二）护理问题

1. *有误吸的危险*　与唇腭裂无法维持正常吸吮有关。

2. *有皮肤完整性受损的危险*　与残余食物及口腔分泌物多、浸渍局部皮肤有关。

3. *营养失调：低于机体需要量*　与唇腭裂导致吸吮、吞咽困难有关。

4. *知识缺乏*　与家长缺乏正确喂养和照护知识有关。

（三）护理措施

1. *合理喂养*　喂养宜慢，避免奶汁流量过大而误入气管，保持呼吸道通畅。唇裂患儿采用小勺喂养或滴管喂养；腭裂患儿采用专用奶瓶进行喂养，加强营养。喂养过程中注意观察患儿面色、呼吸情况，若发生异常应立即暂停喂养并妥善处理。定时监测体重评估喂养情况。

2. *局部护理*　保持面部清洁，为患儿进行口腔护理，避免湿疹及口炎，随时清洁口、鼻腔，保护局部皮肤完整性。

3. *预防感染*　保持体温在正常范围内，避免上呼吸道感染。

（四）健康指导

1. 向家长介绍本病的相关知识及注意事项，缓解家长焦虑情绪。

2. 指导家长耐心喂养，唇裂患儿采用小勺喂养或滴管喂养，腭裂患儿采用专用奶瓶进行喂养，避免误吸。尽可能母乳喂养，加强营养，以增强抵抗力，避免着凉。

3. 定时随诊。

（五）护理评价

1. 患儿口鼻分泌物及痰液及时清除。

2. 患儿发生误吸后及时处理。

三、新生儿咽下综合征护理常规

咽下综合征（swallowing syndrome）主要特点为生后即出现呕吐，进食后呕吐加重，呕吐内容物为羊水时也可带血，持续1～2天后多自愈。

（一）护理评估

1. 评估孕周、分娩方式、Apgar 评分，有无难产、窒息或过期产史。

2. 了解分娩过程中是否吞入羊水、血液或产道内容物，有无先天性消化道畸形如食管闭锁、肠管闭锁等。

3. 评估患儿呕吐时间，呕吐物颜色、量及性状，大、小便情况。

（二）护理问题

1. *有窒息的危险*　与呕吐物反流引起误吸有关。

2. *活动无耐力*　与供需失调，机体能量供应不足有关。

3. *营养失调：低于机体需要量*　与摄入不足有关。

4. *潜在并发症*　脱水、电解质紊乱、吸入性肺炎、窒息、低血糖。

（三）护理措施

1. 体位护理：抬高床头，侧卧位，头偏向一侧，防止误吸或窒息的发生。

2. 呕吐护理：发生呕吐时，立即侧卧，将头偏向一侧，清理呼吸道，必要时用吸引器吸引。轻拍患儿背部，有利于呕吐物经口排出，防止呕吐窒息。

3. 洗胃护理：新生儿洗胃有助于清除新生儿在分娩过程中吞入的羊水或血液等，可减轻吞入物对新生儿胃肠道刺激，减少呕吐的发生。对呕吐患儿常用生理盐水洗胃，温度以 30～35℃为宜，缓慢注入液量 10～15ml 为宜，动作轻柔，反复清洗 2～3 次，直至洗胃液清亮。洗胃过程中观察患儿呼吸、面色、心率及神志变化。

4. 合理喂养：开奶后少量多餐，循序渐进喂养，逐步加量。

5. 保证热量供给：若新生儿因病情需要禁食，期间应予静脉补充液体，并定时检测血糖，防止水、电解质平衡失调及低血糖。

6. 记录呕吐物的颜色、量及性质，密切观察生命体征变化，注意心率及血氧饱和度变化。

（四）健康指导

1. 向家长介绍疾病相关知识，缓解家长焦虑情绪。

2. 指导家长掌握患儿正确的喂养体位及喂养方法、观察要点，发生呕吐时的应急处理方法，防止误吸。

3. 保持皮肤清洁干燥、注意保暖。

（五）护理评价

1. 患儿呕吐物及时清除，无并发症。

2. 患儿得到合理喂养。

3. 患儿营养状况达到正常水平。

四、新生儿坏死性小肠结肠炎护理常规

新生儿坏死性小肠结肠炎（neonatal necrotizing enterocolitis，NEC）是新生儿时期严重的胃肠道急症，临床上以腹胀、呕吐、腹泻、便血为主要表现，严重者可发生休克及多系统器官功能衰竭，腹部X线检查以肠壁囊样积气为特征。NEC的发病率和死亡率随胎龄和体重的增加而减少。

（一）护理评估

1. 评估患儿腹胀、呕吐、大便、肠鸣音等情况。
2. 评估患儿有无肠穿孔，腹壁是否出现局部发硬、腹壁静脉曲张等情况。
3. 评估患儿生命体征、血糖及血氧饱和度等。
4. 辅助检查：腹部B超、腹部立位片等。
5. 评估患儿家属对疾病的认知情况。

（二）护理问题

1. 体液不足　与腹泻、呕吐、禁食、胃肠减压有关。
2. 营养失调：低于机体需要量　与营养摄入不足、腹泻、呕吐、长期禁食有关。
3. 体温过高　与细菌毒素诱发机体感染有关。
4. 潜在并发症　肠穿孔、血容量下降或休克。

（三）护理措施

1. 一般护理：保持患儿安静舒适，护理操作集中进行，动作轻柔，避免烦躁哭闹，监测体温变化。
2. 一经确诊立即禁食，行胃肠减压，观察腹胀消退情况及引流物颜色、性质及量。加强口腔、脐部、臀部护理，每日更换引流装置，定期更换胃管。
3. 保持呼吸道通畅：发生呕吐时，立即侧卧位，头偏向一侧，清理呼吸道分泌物，轻拍背部，防止呕吐物误吸引起窒息，

记录呕吐物的颜色、性质及量。

4. 对禁食的患儿应注意维持水、电解质平衡，根据月龄和失水量制定输液计划。

5. 病情观察：观察生命体征、呕吐、腹胀及大便等情况，动态测量腹围。若发现血压下降、末梢循环衰竭等中毒性休克症状时，立即通知医生组织抢救，迅速补充有效循环量，改善微循环，纠正脱水、电解质紊乱及酸中毒，补充能量及营养，准确记录出入量。

6. 合理喂养：腹胀消失后，肠鸣音逐渐恢复正常，大便潜血实验结果转阴性后，逐渐恢复喂养。严禁过快、过多或高渗透压配方奶喂养，以免加重胃肠道负担。喂养前观察胃残留量，有无腹胀、呕吐，发现异常立即通知医生积极处理，保持大便通畅。

7. 预防感染：必要时采取保护性的隔离措施，避免交叉感染，及时发现可能发生的感染症状或体征，及时处理。

8. 保证热量供给：合理安排静脉营养，防止水、电解质平衡失调及低血糖。

9. 观察腹胀情况、腹壁颜色及腹壁静脉曲张的情况，预防肠穿孔的发生。

（四）健康指导

1. 指导家长正确的喂养方法，加强护理。

2. 定期复查，按时预防接种。

（五）护理评价

1. 患儿体温维持正常范围。

2. 患儿未发生肠道穿孔。

3. 患儿臀部皮肤完整，无红臀发生。

4. 患儿水、电解质及酸碱平衡。

第四节　神经系统疾病护理常规

新生儿脑的发育从胎内延续到出生后，从结构完整到功能完善，逐渐地完成从量变到质变的飞跃。一个健康的足月新生儿出生时即具备了正常脑的解剖组织结构和生化代谢基础，使新生儿具备特有的中枢神经系统生理功能。新生儿神经系统疾病包括由于各种围生期因素引起的脑组织缺血缺氧、脑血流量改变、脑损伤，以及由化脓菌引起的脑膜炎症。在护理中要密切观察，早期发现疾病，早期进行治疗，早期开展康复训练。

一、新生儿缺血缺氧性脑病护理常规

新生儿缺血缺氧性脑病（hypoxic - ischemic encephalopathy，HIE）是由于各种围生期因素引起的缺氧和脑血流减少或暂停而导致的脑损伤，是新生儿窒息后的严重并发症。

（一）护理评估

1. 评估患儿有无缺氧、缺血病史：围生期有无窒息，有无发生呼吸暂停、呼吸系统疾病及先天性心脏病等。

2. 评估患儿意识、前囟、肌张力及原始反射等改变，有无惊厥。

3. 评估家属对该病后遗症及康复治疗的了解程度。

（二）护理问题

1. *低效性呼吸型态*　与缺血、缺氧致呼吸中枢损害有关。

2. *潜在并发症*　颅内压升高、呼吸衰竭。

3. *有废用综合征的危险*　与缺血、缺氧所致后遗症有关。

（三）护理措施

1. *一般护理*　保持患儿安静舒适，操作集中进行，做好基础护理，动作轻柔，尽量少搬动，减少刺激。

2. 合理喂养　为患儿提供机体生长和恢复所需营养，促进机体恢复。评估患儿，制订合理喂养计划，可根据情况采取肠内营养、肠外营养或两者结合的喂养方式。病情严重或喂养困难的患儿可采用管饲喂养，并按管饲喂养常规进行护理。肠外营养患儿则应注意操作中的无菌原则，避免诱发感染。定期评估患儿营养状况。

3. 维持有效的通气功能　采取适宜的措施改善通气和吸氧，必要时使用呼吸机辅助通气。

4. 密切观察病情　监测生命体征、血氧饱和度及血糖等，注意观察面色、神志、瞳孔、前囟张力、肌张力、有无惊厥等症状及药物不良反应，发现异常及时报告医生进行处理。

5. 保证热量供给　加强喂养及静脉补充营养，定时检测血糖。防止发生水、电解质平衡失调及低血糖。

6. 康复训练　对于神经系统损伤的患儿，早期开展康复训练有利于肢体功能的恢复，可将疾病带来的致残效应降到最低。

（四）健康指导

1. 向患儿家长耐心细致地解答病情，以取得理解。

2. 对可能有后遗症的患儿，要向家长讲解康复治疗方法及其重要性，以尽可能减轻后遗症带来的不利影响。

3. 指导家长在患儿出院后坚持定期随访及康复训练。

（五）护理评价

1. 患儿未发生呼吸衰竭及颅内压升高等并发症。

2. 患儿未发生废用综合征。

3. 家长了解有关疾病的治疗和预后等方面的知识，恐惧减轻，配合治疗和护理。

二、新生儿颅内出血护理常规

新生儿颅内出血是新生儿期常见病，与缺氧和产伤有关，严重者可有神经系统后遗症。颅内出血包括硬脑膜下出血、蛛网膜下腔出血、小脑出血、脑室内出血和脑实质出血。早产儿和足月儿发生颅内出血的部位不尽相同。

（一）护理评估

1. 评估患儿是否有缺氧、医源性损伤、产伤因素存在。

2. 评估患儿出血原因、部位，意识状态，严密监测生命体征变化。

3. 评估患儿母亲有无出血性疾病等。

（二）护理问题

1. 低效性呼吸型态　与呼吸中枢受损有关。

2. 有窒息的危险　与昏迷、惊厥引起呼吸肌功能受损有关。

3. 营养失调：低于机体需要量　与呕吐及吸吮反射减弱有关。

4. 潜在并发症　颅内压增高、脑疝等。

（三）护理措施

1. 一般护理　保持病室安静，头部制动，抬高头肩部15°～30°，动作轻柔。护理操作集中进行，尽量少搬动。避免声、光刺激，减少患儿烦躁哭闹，以免加重出血，必要时给予镇静药。

2. 病情观察　注意观察生命体征、意识状态、活动、肌张力、瞳孔、前囟是否隆起，有无频繁呕吐，有惊厥者注意惊厥发生的时间、持续时间、发作部位等。

3. 合理喂养　病情严重应禁食，通过静脉补充营养物质。病情稳定后开始喂奶，喂奶时头偏向一侧，以免呛奶引起误吸，保持呼吸道通畅。少量多餐，逐渐增加奶量，喂奶时不要随意抬起患儿头部，以免加重出血。吸吮、吞咽困难者可用管饲喂养。

4. 合理用氧　根据缺氧程度合理氧疗，结合病情采用适合的用氧方式和浓度，病情好转后逐步停止吸氧。

5. 用药护理　根据医嘱及时给予止血、防止脑水肿药物，严格控制输液速度和量。

（四）健康指导

1. 向家长讲解疾病相关知识、预后及可能出现的后遗症，帮助患儿家长正确认识疾病，减轻其紧张和恐惧心理，加强家庭应对能力。

2. 定期复查头颅 B 超、CT 或核磁共振，有肢体瘫痪者加强功能锻炼。

3. 告知家长康复训练的必要性，尽早开展康复训练可提高患儿适应社会的能力。增强家庭战胜疾病的信心。早期干预，开发智力。

4. 指导正确喂养方法。

5. 鼓励其坚持治疗和随访，按时预防接种。

（五）护理评价

1. 患儿未发生窒息。

2. 患儿未发生营养失调。

3. 患儿未发生感染。

第五节　血液系统疾病护理常规

血液系统由血液和造血组织及器官组成，承担着机体所需氧和营养物质的输送功能。新生儿生长和发育所需营养物质的供给也依靠血液系统。由于新生儿时期生长和发育较快，所以新生儿期的血液系统疾病常会引起患儿生长发育滞后，严重者还会危及患儿生命安全。

一、新生儿贫血护理常规

新生儿贫血是指单位体积周围血液中红细胞、血红蛋白和血细胞比容低于正常值，或其中一项明显低于正常。

（一）护理评估

1. 评估孕周、娩出方式、Apgar 评分，有无多胎、早产等先天储血不足。

2. 评估患儿贫血程度：观察面色、皮肤、黏膜颜色；有无伴随症状如气促、呼吸暂停、黄疸情况。

3. 评估有无出血：部位、出血量、血压、末梢灌注情况等。

4. 评估母亲有无孕期贫血、异常妊娠史。

（二）护理问题

1. 营养失调：低于机体需要量　与营养摄入不足有关。

2. 活动无耐力　与贫血致组织器官缺氧有关。

3. 有感染的风险　与机体免疫力下降有关。

（三）护理措施

1. 休息　贫血的患儿应保障足够的休息与睡眠，降低机体耗氧量。保持病室安静，减少不必要的刺激，避免剧烈哭闹增加耗氧量甚至诱发心力衰竭。

2. 合理用氧　结合病情给予合理氧疗，补充机体供氧的不足，降低因缺氧而引起的机体功能异常。

3. 合理喂养　提倡母乳喂养，母乳易消化吸收可减轻患儿胃肠道负担。少量多餐，喂养困难者可给予管饲喂养或静脉补充营养，定期测量身长、头围、体重，了解营养及生长发育情况。

4. 输血　必要时遵医嘱正确输血，纠正贫血。

5. 用药护理　贫血患儿常采用口服铁剂，补充造血所需原料，改善贫血状况。遵医嘱正确服用铁剂、维生素 E、维生素 C 等多种维生素及微量元素。口服铁剂对胃肠道黏膜有刺激，宜在餐后或两餐之间服用。

6. 病情观察　严密观察患儿贫血有无进展，监测血常规和血细胞比容，采血时应尽量减少血量损失；观察患儿呼吸、心率的变化，避免出现严重并发症，并观察用药的不良反应和疗效。

7. 预防感染　注意房间通风换气，做好各项消毒隔离工作，防止交叉感染。

（四）健康指导

1. 向患儿家属讲解饮食营养的重要性，提倡母乳喂养，生后2周便可给予口服铁剂预防。

2. 介绍疾病的有关知识及预防、护理要点，强调积极预防的重要性。

3. 定期体检，发现贫血，及时治疗。

（五）护理评价

1. 患儿贫血得到改善。

2. 患儿感染得到控制。

3. 患儿血红蛋白数量逐渐升高至正常。

4. 患儿住院期间未发生并发症。

二、新生儿溶血病护理常规

新生儿溶血是指母婴血型不合，母亲血中的血型抗体经胎盘进入胎儿循环，发生同种免疫反应导致胎儿、新生儿红细胞破坏引起溶血。

（一）护理评估

1. 评估黄疸的程度、出现时间，有无感染体征、神经系统异常表现等。

2. 评估患儿胎龄、分娩方式、母婴血型、用药情况、有无接触诱发物及家族史等。

3. 大小便性质及排出时间等，重点观察有无小便颜色异常，如茶色小便或酱油色小便等。

4. 评估肝功能检查、血型检查、溶血检查及血清胆红素浓度测定等结果。

（二）护理问题

1. 有体液不足的危险　与蓝光治疗有关。

2. 有皮肤完整性受损的危险　与蓝光治疗有关。

3. 潜在并发症　胆红素脑病。

4. 知识缺乏　患儿家长缺乏疾病相关知识。

（三）护理措施

1. 加强基础护理：监测生命体征，加强口腔、脐部、臀部护理，注意保暖，加强喂养，保证热量供给。新生儿溶血病患儿因蓝光治疗导致隐性失水加剧，应更加注意皮肤的护理及液体的补充，若出现大面积皮疹或青铜症，应通知医生考虑暂停光疗。

2. 病情观察：观察患儿精神状况、喂养情况、皮肤的颜色、大小便，监测胆红素（经皮胆红素测定或血清胆红素测定），以判断疗效。应尽早识别拒食、嗜睡、肌张力减退等胆红素脑病的早期表现。观察患儿大小便次数、量及性质，如存在胎粪延迟排出，应予按摩或灌肠等处理，促进胆红素经粪便排出。

3. 蓝光治疗：遵医嘱予蓝光治疗，双眼及会阴保护好，监测体温，勤翻身，防止皮肤摩擦导致皮损，观察蓝光治疗的效果及不良反应。

4. 用药护理：遵医嘱给予白蛋白和酶诱导剂，纠正酸中毒，促进胆红素和白蛋白的结合，减少胆红素脑病的发生。

5. 病情严重患儿可能出现黏膜水肿、苍白、皮肤瘀斑、胸腔积液、腹水、心力衰竭和呼吸窘迫。护士应迅速进行评估并积极参与抢救，必要时遵照指征实施换血疗法。

（四）健康指导

1. 向患儿家长讲解疾病相关知识及预后，以取得家长配合。

2. 若为母乳性黄疸，母乳喂养过程中黄疸加重，可视具体情况改为隔次母乳喂养；若黄疸情况仍未改善，且患儿一般情况差，则考虑暂停母乳喂养，待黄疸消退后再恢复母乳喂养。

3. G－6－PD 患儿，应告知家长患儿须忌食蚕豆及其制品，衣物保管时勿放樟脑丸，并指导家长药物和食物选用的注意事项，以免加重溶血。

4. 若出现胆红素脑病，应注意有无后遗症，尽早进行康复治疗和护理。

（五）护理评价

1. 患儿血清胆红素值降至正常。

2. 患儿未出现胆红素脑病等并发症。

3. 患儿未发生蓝光治疗不良反应。

4. 患儿皮肤完整。

三、新生儿弥散性血管内凝血护理常规

弥散性血管内凝血（disseminated intravascular coagulation，DIC）是各种原因导致微血管发生凝血，大量的凝血因子被消耗，继发激活纤维蛋白的溶解，形成广泛的微血栓，从而引发严重的、广泛的全身性出血及重要脏器损害的病理过程。它不是一种独立的疾病，是多种致病因素引起的凝血障碍的病理过程。

（一）护理评估

1. 评估患儿有无溶血、新生儿窒息缺氧、感染及血液系统疾病等。

2. 评估患儿皮肤黏膜有无出血点、瘀斑，有无穿刺部位出血不止、消化道出血等全身各脏器出血情况。

3. 评估母亲有无羊水栓塞、胎盘早剥、前置胎盘等。

（二）护理问题

1. 组织完整性受损　与皮肤黏膜出血性损害有关。

2. 潜在并发症　颅内出血、消化道出血等。

3. 营养失调：低于机体需要量　与消化道出血，进食不足有关。

（三）护理措施

1. 集中操作，减少出血：保持患儿安静舒适，护理操作集中进行，动作轻柔，减少不必要的穿刺等侵入性操作。抽血后延长按压时间，减少刺激，避免哭闹。

2. 维持有效的通气功能：采用适宜的氧疗方式改善通气，必要时使用呼吸机辅助通气。

3. 病情观察：观察患儿面色、意识、呼吸、血氧饱和度，是否有出血、器官栓塞的表现等。若患儿出现激惹、尖叫、吐奶、前囟饱满、张力高等表现应警惕发生颅内出血，立即通知医生并积极处理。避免头皮静脉穿刺，减少头部活动，严格控制输液速度。若出现腹胀、腹部张力高、呕吐、胃残留物中有血液、大便隐血试验阳性等情况，提示发生消化道出血，应立即告知医生并积极处理。抬高头肩部15°～30°，侧卧位，防止呕吐窒息，保持呼吸道通畅。

4. 加强基础护理，预防感染：加强新生儿口腔、脐部、臀部护理，保持皮肤清洁干燥，注意皮肤出血点及瘀斑，避免皮肤摩擦及肢体受压。严格消毒隔离制度，加强手卫生，防止交叉感染。

5. 遵医嘱使用抗凝剂、补充凝血因子、成分输血或抗纤溶药物应用。正确、按时给药，严格掌握药物剂量，并严密观察治疗效果。

6. 保证热量供给：注意保暖，合理喂养或静脉营养，防止水、电解质平衡失调及低血糖。

（四）健康指导

1. 向家长讲解疾病相关知识及相关治疗的目的，取得家长的配合。

2. 指导康复期间应注意的事项，促进患儿的康复。

3. 遵医嘱按时正确服药，定期复诊。

（五）护理评价

1. 患儿未发生颅内出血或消化道出血等情况。

2. 患儿皮下出血点消退。

第六节　营养代谢和内分泌系统疾病护理常规

新生儿的营养代谢与内分泌功能与生长发育密切相关，营养代谢与内分泌功能不足将严重影响小儿体格和智力发育。医务人员早期发现、诊断与治疗代谢和内分泌系统疾病，可以降低患儿死亡率，改善其生理、心理及神经发育预后。

一、新生儿低血糖护理常规

现在通用的临床诊断标准是：不论胎龄和日龄，全血葡萄糖 <2.2mmol/L 可诊断为新生儿低血糖，当血糖 <2.6mmol/L 即需要临床干预。新生儿血糖 <1.7mmol/L 时，发生脑损伤的概率更大。

（一）护理评估

1. 评估患儿能量摄入及糖代谢情况等。

2. 评估患儿母亲有无糖尿病、高血压史等。

3. 评估患儿有无先天性遗传代谢性疾病、内分泌疾病等。

（二）护理问题

1. 营养失调：低于机体需要量　与摄入不足、消耗增加有关。

2. 潜在并发症　呼吸暂停、脑损伤。

3. 知识缺乏　患儿家长缺乏新生儿低血糖相关知识。

（三）护理措施

1. 低血糖的预防　对存在低血糖风险的高危患儿，应采取预防措施。宜尽早开奶，首选母乳喂养，并每小时监测血糖，及时发现血糖的异常变化。

2. 及时纠正低血糖

（1）无症状低血糖：新生儿低血糖的临床症状大多不典型，但却会引起神经系统损伤，因此对于无症状低血糖患儿更应提高警惕。应尽早开始母乳喂养，也可口服葡糖糖水纠正低血糖。若效果不好，也可采用静脉输注葡萄糖6～8mg/（kg·min），并每小时监测微量血糖，并根据血糖值调整输注葡萄糖的速度，直至血糖恢复正常停止输注。

（2）症状性低血糖：当血糖低于临界值，患儿有明显症状，应立即静脉注射10%葡萄糖液2ml/（kg·min），速度1ml/min，纠正低血糖，随即继续予10%葡萄糖6～8mg/（kg·min），并每小时监测微量血糖，并根据血糖值调整。输注葡萄糖10～12mg/（kg·min）仍难以纠正的低血糖，可加用氢化可的松5～10mg/（kg·d），并每小时监测微量血糖，并根据血糖值调整输注葡萄糖的速度，直至血糖恢复正常停止输注。在血糖得以纠正后及时、适当增加奶量。

3. 观察病情变化　观察患儿神志、哭声、呼吸、肌张力及抽搐情况，如发生呼吸暂停时立即给予轻弹足底等刺激呼吸，任何时候微量血糖<2.6mmol/L都应及时通知医师，积极处理。

4. 密切监测血糖　如果母亲确诊为胰岛素依赖性糖尿病，可行床旁血糖监测，尽量避免输注高浓度的葡萄糖，以免导致组织损伤和低血糖反弹。

（四）健康指导

1. 指导患儿家长及时正确喂养，必要时为患儿进行血糖监测。

2. 指导家长注意患儿保暖、观察患儿反应及呼吸等情况。

3. 对于糖尿病母亲所生新生儿且已发生低血糖者，出院后应定时复查血糖。

（五）护理评价

1. 患儿血糖恢复正常。

2. 患儿未出现并发症。

3. 患儿营养摄入满足生长发育，体重正常增长。

二、新生儿高血糖护理常规

新生儿高血糖是指任何时候血浆血糖 >8.12 ~ 8.40mmol/L（145 ~ 150mg/dl）或全血血糖 >7.0mmol/L（125mg/dl）即可诊断。

（一）护理评估

1. 评估患儿母亲分娩前是否使用过糖或糖皮质激素。

2. 患儿的胎龄、体重、是否使用过高渗葡萄糖。

3. 评估患儿有无先天性遗传代谢性疾病、内分泌疾病等。

（二）护理问题

1. 营养失调：高于机体需要量　与摄入过多有关。

2. 体液不足　与高血糖导致渗透性利尿有关。

3. 有皮肤完整性受损的危险　与糖尿、多尿有关。

4. 知识缺乏　患儿家长缺乏疾病相关知识。

（三）护理措施

1. 维持血糖稳定　严格控制患儿每日摄入葡萄糖的量及速度。根据病情需要，适当调整监测血糖的频次。

2. 病情观察　观察患儿尿量、饮食、体重、血糖的变化。遵医嘱执行补液计划，注意电解质的补充。

3. 做好基础护理　尤其注意臀部皮肤的异常及护理。

（四）健康指导

1. 向患儿家长讲解新生儿高血糖疾病特点及常规护理知识。

2. 定期随访，关注患儿生长发育情况，必要时监测血糖是否异常。

（五）护理评价

1. 患儿住院期间血糖维持稳定。

2. 患儿补液充足，未发生电解质紊乱。

三、新生儿低钙血症护理常规

低血钙症是指新生儿血清钙总量低于1.8mmol/L（7.0mg/dl）或血清游离钙低于0.9mmol/L（3.5mg/dl），是新生儿期惊厥的常见原因。

（一）护理评估

1. 评估患儿精神反应、吃奶情况，有无呕吐、便血等胃肠道症状。

2. 评估患儿有无手足抽搐，出现全身性惊厥发作。

3. 评估患儿有无喉痉挛和呼吸暂停，面色有无青紫。

（二）护理问题

1. 抽搐　与低血钙有关。

2. 有窒息的危险　与低血钙造成喉痉挛有关。

3. 有局部组织钙化或坏死的危险　与钙剂损伤血管引起外渗有关。

4. 知识缺乏　家长缺乏育儿相关知识。

（三）护理措施

1. 防止抽搐发作：鼓励母乳喂养，保证钙的摄入。监测血钙浓度，及时补钙，观察用药效果及不良反应。口服补钙时应在两次喂奶间隙给药，禁忌与奶同服，以免影响钙的吸收。

2. 病情观察：观察患儿生命体征、精神状态、面色、反应、肌张力、抽搐表现等，有无烦躁不安、肌肉抽动及震颤、手腕内屈、肌张力增强等，及时报告医生并积极处理。备好吸引器、氧气、气管插管等急救物品。

3. 用药护理：静脉补钙过程中应确保输液通畅，最好选择粗大血管穿刺，以防渗漏。输注钙剂时密切监测心率，<100次/分应停药，输液结束后立即推注生理盐水2～3ml将留置针内残留钙剂冲净。

4. 一旦发现液体外渗应立即停止注射，局部用25%硫酸镁湿敷或用透明质酸酶对症处理。

（四）健康指导

1. 向家长讲解育儿知识，鼓励母乳喂养，鼓励患儿多晒太阳，促进钙吸收。

2. 配方奶喂养，保证钙的摄入，或者喂养期间加服钙剂和维生素D。

3. 定期体检。

（五）护理评价

1. 患儿抽搐缓解。

2. 患儿呼吸顺畅，窒息风险解除。

3. 患儿未发生钙剂外渗。

四、新生儿先天性甲状腺功能减低症护理常规

先天性甲状腺功能减低症（congenital hypothyroidism）是因先天性或者遗传因素引起甲状腺发育异常、激素合成障碍，分泌减少，导致患儿生长发育缓慢、智能发育障碍的疾病。

（一）护理评估

1. 评估孕妇孕期饮食习惯及是否服用过甲状腺素类药物，家族中是否有类似疾病。

2. 评估患儿是否有特殊面容，精神、肌张力、活动情况，是否有喂养困难，测量身高、体重、头围等。

3. 评估患儿甲状腺功能、新生儿疾病筛查等。

（二）护理问题

1. 体温过低　与代谢率低有关。

2. 营养失调：低于机体需要量　与喂养困难，食欲差有关。

3. 便秘　与肌张力低下，活动量少有关。

4. 生长发育迟缓　与甲状腺素合成不足有关。

5. 潜在并发症　呆小症。

6. 知识缺乏　患儿家长缺乏疾病相关知识。

（三）护理措施

1. 注意保暖，防治感染：保持室温在24～26℃。护理操作集中进行，减少暴露时间，注意保暖，加强皮肤护理、基础护理，防治交叉感染。

2. 合理喂养：注意喂养方法，对吸吮困难、吞咽缓慢者要耐心喂养，必要时用滴管或管饲，保证生长发育需要。

3. 保证充足的液体入量；按摩腹部，保证排便通畅，必要时采用大便缓泻剂、软化剂或灌肠。

4. 病情观察：早产儿低甲状腺血症多为亚临床型，无明显的临床症状和体征。在新生儿期表现为喂养困难，如腹胀、便秘、吸吮无力等；生理功能低下，如反应差、四肢肌张力低、哭声低下等。

5. 用药护理：遵医嘱服用甲状腺制剂。在给予患儿口服甲状腺素片时，应避免药片与奶混合或与含铁或钙的制剂混合。

（四）健康指导

1. 向家长讲解相关疾病及护理知识，宣传新生儿筛查及早期诊断的重要性。

2. 向家长讲解遵医嘱服药的重要性，掌握药物的服用方法及注意事项。

3. 定期体检。

（五）护理评价

1. 患儿体温正常。

2. 患儿营养均衡，排便通畅，体重增长，生长发育正常。

3. 家长掌握正确的服药方法及注意事项。

第七节　感染性疾病护理常规

新生儿期尚未建立起完全的免疫机制，抵抗力较低。新生儿感染性疾病是指由于致病微生物侵入机体引起的炎症性疾病。新生儿重症感染如新生儿败血症，是引起新生儿死亡的重要原因之一。由于新生儿免疫功能低下，是感染的高发人群，感染表现缺乏特异性，容易被忽略，需要密切观察。

一、新生儿败血症护理常规

新生儿败血症（neonatal septicemia）是指病原体侵入血液循环并生长繁殖、释放毒素从而造成的全身感染。

（一）护理评估

1. 评估患儿面色、肤色、反应、哭声、吃奶、体温等情况。

2. 评估患儿是否接受过侵入性操作、有无皮肤黏膜破损、有无感染性疾病接触史。

3. 评估患儿母亲有无宫内、产时和产后感染。

（二）护理问题

1. 体温失调：体温高或低于正常　与感染有关。

2. 皮肤完整性受损　与皮肤破损或感染性病灶有关。

3. 营养失调：低于机体需要量　与吸吮无力、纳差及摄入不足有关。

4. 潜在并发症　感染性休克、DIC、化脓性脑膜炎等。

（三）护理措施

1. 维持体温稳定：保持适宜的环境温度，严密监测患儿体温，当体温低或体温不升时，及时调节婴儿培养箱温度；当体温过高时，以物理降温为主，如调节室温，松解包被、温水擦浴等。

2. 遵医嘱正确留取血培养、脐部或皮肤脓疱疮感染灶处的培养标本，以便尽早明确病原菌。遵医嘱正确使用抗生素，现配现用，确保疗效。严格按时间给药，维持有效血药浓度。

3. 控制感染：及时应用有效抗生素，防止感染蔓延扩散，保持皮肤清洁，处理局部病灶，如脐炎、脓疱疮、皮肤破损等。

4. 保证营养供给：发热时机体代谢增强，氧和营养物质消耗均增加，此时应注意补充足够营养，增强机体抵抗力。

5. 密切观察病情：加强巡视，如患儿出现面色青灰、呕吐、脑性尖叫、前囟饱满、两眼凝视提示有脑膜炎的可能；出现面色青灰、皮肤发花、四肢厥冷、脉搏细弱、心音低弱、皮肤出血点等感染性休克或 DIC 表现时，立即通知医生，积极处理；患儿出现呼吸急促、表浅、唇周青紫、点头呼吸、烦躁不安时，立即遵医嘱给氧，观察用氧疗效；重症肺炎者严密观察心率情况，防止心力衰竭的发生。

（四）健康指导

1. 指导家长正确喂养和护理患儿。

2. 掌握新生儿沐浴、皮肤、口腔、眼部、脐部、臀部的基础护理，保持皮肤清洁。

3. 注意保暖，避免着凉，减少探视。

4. 定期随诊，按时预防接种。

（五）护理评价

1. 患儿生命体征平稳。

2. 患儿皮肤完整，感染灶消失。

3. 患儿未发生并发症。

4. 患儿营养充足，体重增长。

二、新生儿脓疱疹护理常规

新生儿脓疱疹是新生儿期常见的一种感染性化脓性疾病，是由金黄色葡萄糖球菌引起，以出现周围无红晕的薄壁水脓疱为特点的皮肤炎症。其传染性很强，容易发生自身接触感染和互相传播，常在新生儿病区造成流行。

（一）护理评估

1. 评估患儿发生脓疱疹的病因和诱因。
2. 评估患儿脓疱疹范围及严重程度、皮肤有无破溃及感染。
3. 评估家长护理患儿的相关情况。

（二）护理问题

1. 皮肤完整性受损　与脓疱疹破溃有关。
2. 潜在并发症　腹泻、败血症、肺炎、脑膜炎等。
3. 知识缺乏　家长缺乏疾病治疗及护理相关知识。

（三）护理措施

1. 一般护理　保持室温24～26℃，湿度55%～65%。室内空气新鲜，每日通风2次，每次不少于30分钟，定时进行空气循环消毒。

2. 皮肤护理　每天沐浴更衣，尤其是颈部、腋下等褶皱较多部位，保持皮肤清洁干燥，选择宽松柔软的棉衣被，勤换尿裤。将患儿置于婴儿培养箱保暖，避免创面受压，尽量暴露，防止脓疱破裂，造成继发感染，局部可涂抹莫匹罗星软膏等。

3. 预防感染　对患儿的衣服、毛巾等物品进行消毒处理，做好房间的消毒隔离，落实手卫生，必要时戴手套，做到“一人一用一消毒”。

4. 密切观察病情　监测体温，观察体表脓疱疹、水疱、红疹发展变化，是否扩散，是否有脓液渗出、异味及感染征兆。

5. 用药护理　严重时可予有效抗生素治疗。

（四）健康指导

1. 告知患儿家长新生儿脓疱疹的相关知识及注意事项。

2. 对家长进行卫生宣教，尤其是颈部、腋下等褶皱较多部位，保持皮肤清洁干燥。

3. 选择宽松柔软的棉衣被，衣着适宜，避免出汗过多。

（五）护理评价

1. 患儿皮肤情况好转。

2. 患儿未发生交叉感染。

3. 患儿体温正常。

4. 患儿未出现腹泻、败血症、脑膜炎等并发症。

第八节　新生儿其他常见疾病护理常规

一、早产儿护理常规

早产儿是指胎龄 <37 周（即 <259 天）的新生儿。

（一）护理评估

1. 评估孕周、Apgar 评分、体重、身长、头围等。

2. 评估母亲有无妊娠高血压综合征、贫血、营养不良及感染性疾病，是否为多胎妊娠等。

（二）护理问题

1. 体温过低　与体温调节中枢功能发育不成熟有关。

2. 营养失调：低于机体需要量　与吸吮、吞咽、消化吸收功能差有关。

3. 自主呼吸受损　与呼吸中枢不成熟、肺发育不良、呼吸肌无力有关。

4. 有感染的危险　与免疫功能不足及皮肤黏膜屏障功能差有关。

5. 有出血的危险　与凝血因子不足、血管脆性高有关。

（三）护理措施

1. 维持体温稳定　保持室温22～26℃，湿度55%～65%。置患儿于远红外辐射台或婴儿培养箱中保暖，根据患儿的体重、成熟度及病情设置箱温，加强体温监测，维持体温在36.5～37.5℃。

2. 合理喂养　尽早开奶，防止低血糖。提倡母乳喂养，无法母乳喂养者以早产儿配方奶为宜，采取微量喂养、管饲等适宜的喂养方法。严格观察喂养耐受情况，喂养不足者以静脉高营养补充并合理安排，详细记录出入量、准确测量体重。

3. 维持有效呼吸　①早产儿咳嗽反射弱，应保持呼吸道通畅，勤翻身，必要时给予吸痰护理；出现发绀应查明原因，同时给予吸氧，一旦症状改善应立即停用。②早产儿易发生呼吸暂停，可行触觉刺激，如轻弹足底、拍背、使用自救式监护仪等。③如刺激呼吸无效，仍出现缺氧症，应查明原因、吸氧，遵医嘱使用氨茶碱、咖啡因兴奋呼吸中枢。必要时给予呼吸机持续气道正压通气。氧疗时，应严格控制吸氧浓度，维持血氧分压在50～80mmHg或血氧饱和度在90%～95%为宜，注意预防氧疗并发症。

4. 密切观察病情　监测患儿生命体征、血氧饱和度等，观察喂养情况、精神反应、哭声、反射、面色、皮肤颜色、肢端温度等。

5. 预防感染　做好基础护理，严格执行消毒隔离制度，防止交叉感染，控制医源性感染。

6. 预防出血　尽早开奶，促进肠道内菌群形成，有利于合成维生素K，遵医嘱静脉或肌注维生素K_1。

7. 发展性照顾　护士应尽量减少不良刺激、降低光线、提供“鸟巢”护理，保持患儿处于舒适体位，以促进早产儿体格和精神的正常发育。

（四）健康指导

1. 指导家长如何冲调奶粉、沐浴、进行预防接种及门诊随访等。

2. 使家长得到良好的信息支持和树立照顾患儿的信心。

（五）护理评价

1. 体温相对稳定，无硬肿症发生。

2. 体重增长正常，生长速率与宫内发育一致。

3. 早产儿能维持自主呼吸，血糖稳定。

4. 住院期间未发生并发症或发生时能被及时发现，得到及时处理。

二、新生儿病理性黄疸护理常规

新生儿病理性黄疸是由于新生儿体内胆红素（大多为未结合胆红素）的累积而引起皮肤、巩膜黄染的现象；是新生儿时期常见症状之一，严重者可致脑损伤。

（一）护理评估

1. 评估患儿胎龄、分娩方式、Apgar 评分、母婴血型、大便颜色、药物服用、有无诱发因素等。

2. 评估黄疸出现的时间、程度，有无感染体征、神经系统异常表现。

3. 家族史。

（二）护理问题

1. 有体液不足的危险　与蓝光治疗有关。

2. 有皮肤完整性受损的危险　与蓝光治疗有关。

3. 潜在并发症　胆红素脑病。

4. 知识缺乏　家长缺乏疾病相关知识。

（三）护理措施

1. 尽早喂养　可刺激肠蠕动，促进粪便及胆红素排出，减少胆红素肠肝循环。

2. 密切观察病情　观察患儿精神状况、喂养情况、皮肤的颜色及大便等。如患儿出现拒食、嗜睡、肌张力减低等胆红素脑病早期表现，立即通知医生并积极处理。

3. 蓝光治疗　遵医嘱予蓝光治疗，双眼及会阴保护好，监测体温，勤翻身，防止皮肤摩擦导致皮肤破损，观察蓝光治疗的效果及不良反应。

4. 保证水分及营养供给　加强喂养，记录出入量。

5. 用药护理　遵医嘱给予白蛋白和酶诱导剂，纠正酸中毒，促进胆红素和白蛋白的结合，减少胆红素脑病的发生。

（四）健康指导

1. 向家长宣教疾病相关知识、治疗效果及预后，取得家长配合。

2. 若为母乳性黄疸，嘱可继续母乳喂养并观察黄疸变化情况，如仍出现黄疸，改为隔次母乳喂养；若黄疸严重，患儿一般情况差，考虑暂停母乳喂养，待黄疸消退后再恢复母乳喂养。

3. G－6－PD 患儿，须忌食蚕豆及其制品，衣物保管时勿放樟脑丸，并注意药物和食物的选用，以免加重溶血。

（五）护理评价

1. 血清胆红素值降至正常。

2. 未出现胆红素脑病等并发症。

3. 无蓝光治疗不良反应发生。

4. 患儿皮肤完整。

≪第十章

新生儿护理技术操作和评分

护理技术操作是新生儿护理工作最重要的组成部分。实施标准化的护理操作规范有利于提高新生儿护理的专业水平，满足临床护理的需要，确保患儿的安全。由于新生儿期生理的特殊性，护士应熟练掌握新生儿各项专科护理技术操作，熟悉操作流程，了解注意事项。

一、新生儿体温测量技术

（一）评估和观察要点

1. 评估患儿胎龄、日龄、体重、环境温度、现有保暖措施、近期体温变化情况。

2. 评估测量部位的皮肤状况。

3. 评估电子体温计运行是否正常。

（二）操作要点

1. 操作前准备

（1）洗手、戴口罩（必要时戴手套）。

（2）环境安全、安静、清洁。

（3）用物准备：电子体温计、75%乙醇、棉签。

2. 操作过程

（1）查对医嘱，核对患儿身份，手卫生。

（2）根据患儿病情选择合适的体温测量方式（以腋下测温为例）。

（3）清洁患儿腋下皮肤，将电子体温计软头端放于腋窝深处，尽量紧贴皮肤，曲肘过胸，同时专人在旁看护以防体温计脱落。

（4）10 分钟后读取数据，分析患儿体温是否异常。

3. 操作后

（1）整理床单元，帮助患儿取舒适卧位。

（2）整理用物，75% 乙醇擦拭消毒体温计备用，洗手，再次核对、记录。

（三）注意事项

1. 如体温和病情不相符合时，应复测体温。

2. 腋下有创伤和极度消瘦的患儿可采用背部或颌下测温，必要时可测量肛温。

3. 体温监测频率：体温异常经处理后至少 30 分钟内再次测量，体温正常后每 4 小时监测一次。

（四）评分标准

见表 10－1。

表 10－1　新生儿体温测量技术操作评分标准

<table>
<tr><td colspan="3">考核时间：20 ____年____月____日____时</td><td rowspan="2">分
值</td><td>科室</td><td></td></tr>
<tr><td colspan="3">考核教师：</td><td>姓名</td><td></td></tr>
<tr><td rowspan="2">项目</td><td colspan="2" rowspan="2">技术操作要求</td><td rowspan="2">100</td><td>操作时间</td><td></td></tr>
<tr><td>扣分</td><td>扣分原因</td></tr>
<tr><td rowspan="4">准备质量标准（20分）</td><td>仪表</td><td>着装整洁、仪表端庄，洗手、戴口罩</td><td>3</td><td></td><td></td></tr>
<tr><td>评估</td><td>患儿胎龄、日龄、出生体重、环境温度、现有保暖措施、近期体温变化、患儿是否安静、电子体温计运行是否正常</td><td>7</td><td></td><td></td></tr>
<tr><td>物品</td><td>电子体温计、75% 乙醇、棉签</td><td>6</td><td></td><td></td></tr>
<tr><td>环境</td><td>环境安全、安静、清洁</td><td>4</td><td></td><td></td></tr>
</table>

续表

考核时间：20____年____月____日____时			分值	科室	
考核教师：				姓名	
				操作时间	
项目		技术操作要求	100	扣分	扣分原因
操作流程质量标准（60分）	操作前	洗手、戴口罩	3		
		查对医嘱后携用物至床旁	3		
		核对患儿身份	3		
		根据患儿病情选择合适的体温测量方式（以腋下测温为例）	4		
	腋温测量	清洁患儿腋下皮肤	3		
		将电子体温计软头端放于腋窝深处，尽量紧贴皮肤，曲肘过胸，同时专人在旁看护，以防体温计脱落	10		
		读取数据，评估体温，分析患儿体温是否异常	8		
	耳温计测量	检查耳温计运行状态	2		
		使用一次性保护套安装至耳温计上	2		
		将探头顺耳道方向轻轻抵住，按压测量键	3		
		约数秒后读取数据，取下保护套	2		
	操作后	异常体温处理流程正确	5		
		每4小时监测体温一次，异常体温经处理后至少30分钟后复测直至正常	5		
		整理床单元，帮助婴儿取舒适卧位	2		
		洗手、记录	2		
		整理用物，75%乙醇擦拭消毒体温计备用	3		
终末质量标准（20分）		操作中严格执行查对制度	5		
		操作熟练、简洁	5		
		操作中患儿安全舒适、体现人文关怀	5		
		操作者对体温数据判读正确	5		
合计			100		

二、新生儿奶瓶喂养技术

（一）评估和观察要点

1. 评估患儿的胎龄、日龄、体重、口腔黏膜情况及吸吮吞咽能力等。

2. 评估患儿的生命体征、氧疗及疾病情况。

3. 查看患儿上一次喂养情况，有无腹胀。

（二）操作要点

1. 操作前准备

（1）洗手、戴口罩（必要时戴手套）。

（2）环境安全、安静、清洁。

（3）用物准备：灭菌奶瓶、奶嘴、奶液（母乳或配方奶）、小毛巾。

2. 操作过程

（1）查对医嘱，核对患儿身份，手卫生。

（2）根据医嘱及患儿情况取用适量的奶液和合适孔径的奶嘴。

（3）手触奶瓶感受奶液温度，并将奶液滴于手腕内侧测试温度，以温热不烫手为宜。

（4）轻柔抚摸并唤醒患儿，颌下垫小毛巾，抬高患儿头肩部，奶嘴轻触患儿口唇，引出觅食反射。

（5）待患儿张口后，将奶嘴放入舌面上，患儿舌头包裹奶嘴后，将奶瓶倾斜，使奶液充满奶嘴，观察患儿吸吮吞咽情况。

（6）喂养完毕后轻拍患儿背部（手呈空心掌）。

（7）患儿打嗝后置于头肩部抬高的右侧卧位，擦净嘴角。

3. 操作后

（1）整理床单元，分类处理用物。

（2）洗手并记录。

（三）注意事项

1. 选择正确的喂奶时机，应先沐浴或更换尿裤等操作后喂奶，避免喂奶后翻动患儿造成呕吐。

2. 喂奶过程中密切观察患儿的呼吸、面色，若出现发绀、呛咳应暂停喂奶，待症状好转后再继续喂奶。

3. 喂奶时持奶瓶呈斜位，使奶嘴充满奶汁，防止吸奶的同时吸入空气。

4. 若患儿吸吮力弱或吞咽功能不协调时，可采用管饲喂养。

5. 奶具须经灭菌后使用，一人一用，严禁混用。

（四）评分标准

见表 10－2。

表 10－2　新生儿奶瓶喂养技术操作评分标准

考核时间：20 ____年____月____日____时			分值	科室	
考核教师：				姓名	
项目	技术操作要求		100	操作时间	
				扣分	扣分原因
准备质量标准（20分）	仪表	着装整洁、仪表端庄，洗手、戴口罩	3		
	评估	患儿的胎龄、日龄、体重、吸吮吞咽能力、疾病、有无氧疗、有无腹胀等	7		
	物品	灭菌奶瓶、奶嘴、奶液（母乳或配方奶）、小毛巾	6		
	环境	环境安全、安静、清洁	4		
操作流程质量标准（60分）	核对医嘱及患儿身份		3		
	喂养前患儿准备：换尿裤或沐浴、痰多者吸痰等		5		
	根据患儿病情选择合适的喂养方式		4		
	根据医嘱及患儿情况调配适量奶液		4		
	根据患儿吞咽情况选择合适孔径的奶嘴		4		

续表

考核时间：20 ____年____月____日____时		分值	科室	
考核教师：			姓名	
项目	技术操作要求	100	操作时间	
			扣分	扣分原因
操作流程质量标准(60分)	将奶液滴于手腕内侧测试温度，以温热不烫手为宜	3		
	轻柔抚摸唤醒患儿	2		
	颌下垫小毛巾，抬高患儿头肩部，奶嘴轻触患儿口唇，引出觅食反射	5		
	待患儿张口后，将奶嘴放入舌面上，患儿舌头包裹奶嘴后，将奶瓶倾斜使奶液充满奶嘴	6		
	观察患儿吸吮情况、生命体征是否平稳、面色是否发绀等	5		
	喂养完毕后轻拍患儿背部（手呈空心掌）	5		
	患儿打嗝后置于头肩部抬高的右侧卧位，擦净嘴角	5		
	喂养后观察患儿有无呕吐、奶汁反流、腹胀等异常情况，并进行处理	6		
	整理用物，洗手记录	3		
终末质量标准(20分)	选择的喂奶时机正确	5		
	喂奶过程中病情观察到位	5		
	患儿吸吮吞咽力评估到位	5		
	喂养方式选择正确	5		
合计		100		

三、新生儿口服给药技术

（一）评估和观察要点

1. 评估患儿病情、意识状态、用药史、过敏史和不良反应史等。

2. 了解药物的性质、服药方法、注意事项及药物之间的相互作用等。

3. 观察用药效果及不良反应。

（二）操作要点

1. 操作前准备

（1）洗手、戴口罩。

（2）环境安全、安静、清洁。

（3）核对医嘱和口服药本。

2. 操作过程

（1）做好“三查八对”，手卫生。

（2）液体药物应精确取量，确保剂量准确；固体药物应将药物碾碎，用温开水溶解。

（3）患儿服药时取侧卧位，头偏向一侧，上半身抬高30°。

（4）管饲患儿用注射器抽吸药物由胃管内注入，再注入少许温开水使药物完全进入胃内，防止药液在管壁上沉积。

（5）能自行吸吮的患儿可用注射器抽吸药物后从嘴角缓慢滴入。

（6）擦拭嘴角，确认药物服下后方可离开，并给予患儿侧卧位。

3. 操作后

（1）整理床单元，分类处理用物。

（2）洗手并记录。

（三）注意事项

1. 遵医嘱及药品使用说明书服药，掌握各种药物的作用和特性，注意配伍禁忌。

2. 合理安排用药顺序，应在喂奶前或两次喂奶间进行。

3. 患儿哭闹时暂不给药，以免出现误吸。

4. 观察患儿服药后反应，包括药物的疗效和不良反应。

5. 某些特殊药物如甲状腺素、地高辛等必须准时给药，确保药物剂量准确。口服益生菌制剂不可与抗菌药物或吸附剂合用。止泻药与其他口服药同用时，应先服其他药，间隔 1～2 小时后再服用止泻药。

（四）评分标准

见表 10－3。

表 10－3　新生儿口服给药技术操作评分标准

<table>
<tr><td colspan="3">考核时间：20____年____月____日____时</td><td rowspan="2">分值</td><td>科室</td><td></td></tr>
<tr><td colspan="3">考核教师：</td><td>姓名</td><td></td></tr>
<tr><td rowspan="2">项目</td><td colspan="2" rowspan="2">技术操作要求</td><td rowspan="2">100</td><td>操作时间</td><td></td></tr>
<tr><td>扣分</td><td>扣分原因</td></tr>
<tr><td rowspan="4">准备质量标准（20 分）</td><td>仪表</td><td>着装整洁、仪表端庄，洗手、戴口罩</td><td>3</td><td></td><td></td></tr>
<tr><td>评估</td><td>患儿病情、意识状态、用药史、过敏史和不良反应史，药物的性质、服药方法、注意事项及用药后不良反应</td><td>10</td><td></td><td></td></tr>
<tr><td>用物</td><td>注射器、小药杯、温开水、小毛巾等</td><td>3</td><td></td><td></td></tr>
<tr><td>环境</td><td>环境安全、安静、清洁</td><td>4</td><td></td><td></td></tr>
<tr><td rowspan="11">操作流程质量标准（60 分）</td><td colspan="2">双人核对医嘱</td><td>4</td><td></td><td></td></tr>
<tr><td colspan="2">洗手，戴口罩</td><td>2</td><td></td><td></td></tr>
<tr><td colspan="2">根据医嘱正确配取药物（液体药物应精确取量，确保剂量准确；固体药物应将药物碾碎，用温开水溶解）</td><td>12</td><td></td><td></td></tr>
<tr><td colspan="2">合理安排用药顺序，应在喂奶前或 2 次喂奶间进行</td><td>5</td><td></td><td></td></tr>
<tr><td colspan="2">携用物至床旁，核对患儿身份，手卫生</td><td>4</td><td></td><td></td></tr>
<tr><td colspan="2">患儿取侧卧位，头偏向一侧，上半身抬高 30°</td><td>5</td><td></td><td></td></tr>
<tr><td colspan="2">能自行吸吮的患儿可用注射器抽吸药物后从嘴角缓慢滴入</td><td>6</td><td></td><td></td></tr>
<tr><td colspan="2">管饲患儿用注射器抽吸药物由胃管内注入，再注入少许温开水使药物完全进入胃内，防止药液在管壁上沉积</td><td>10</td><td></td><td></td></tr>
<tr><td colspan="2">服药后擦拭嘴角，患儿侧卧位</td><td>3</td><td></td><td></td></tr>
<tr><td colspan="2">洗手，记录</td><td>2</td><td></td><td></td></tr>
<tr><td colspan="2">服药后应加强巡视，观察有无发生药物不良反应</td><td>7</td><td></td><td></td></tr>
</table>

续表

<table>
<tr><td colspan="2">考核时间：20____年____月____日____时</td><td rowspan="2">分值</td><td>科室</td><td></td></tr>
<tr><td colspan="2">考核教师：</td><td>姓名</td><td></td></tr>
<tr><td rowspan="2">项目</td><td rowspan="2">技术操作要求</td><td rowspan="2">100</td><td colspan="2">操作时间</td></tr>
<tr><td>扣分</td><td>扣分原因</td></tr>
<tr><td rowspan="4">终末质量标准（20分）</td><td>正确执行“三查八对”</td><td>5</td><td></td><td></td></tr>
<tr><td>操作者应掌握各药物的特性及药物不良反应，掌握配伍禁忌</td><td>5</td><td></td><td></td></tr>
<tr><td>患儿出现误吸时应急处理正确</td><td>5</td><td></td><td></td></tr>
<tr><td>健康宣教到位</td><td>5</td><td></td><td></td></tr>
<tr><td>合计</td><td></td><td>100</td><td colspan="2"></td></tr>
</table>

四、新生儿称体重技术

（一）评估和观察要点

1. 评估患儿病情是否稳定，意识状态等。

2. 评估患儿电子秤的精准度及电量是否充足。

3. 评估患儿的喂奶时间。

（二）操作要点

1. 操作前准备

（1）洗手、戴口罩。

（2）环境清洁舒适，关闭门窗，调节室温至 26～28℃。

（3）用物准备：婴儿电子秤、一次性中单。

2. 操作过程

（1）查对医嘱，核对患儿身份，手卫生。

（2）将患儿电子秤放在平整结实的台面上，打开电源开关，显示屏亮后，待显示器数字恢复至零（稳定状态）。

（3）在患儿电子秤托盘内铺一次性中单，按“置零键”，使显示值为零。

(4) 将患儿放入托盘，待数值稳定后，从显示屏上读取体重数值。

(5) 将患儿放回小床或婴儿培养箱内。

3. 操作后

(1) 整理床单元，帮助患儿取舒适卧位。

(2) 整理用物，分类处理用物，洗手，再次核对、记录。

(三) 注意事项

1. 测得两次体重差异较大时，应重新测量。

2. 最佳称体重的时间在喂奶前或后 2 小时，每日定时、定秤测量。

3. 动作熟练，防止着凉和意外事故。

(四) 评分标准

见表 10－4。

表 10－4　新生儿称体重技术操作评分标准

考核时间：20____年____月____日____时			分值	科室	
考核教师：				姓名	
项目	技术操作要求		100	操作时间	
				扣分	扣分原因
准备质量标准(20 分)	仪表	着装整洁、仪表端庄，洗手、戴口罩	3		
	评估	患儿病情是否稳定，意识状态等	3		
		婴儿电子秤的精准及电量是否充足	2		
		患儿的喂奶时间	2		
	物品	婴儿电子秤、一次性中单	6		
	环境	环境清洁舒适，关闭门窗，调节室温至 26～28℃	4		

续表

考核时间：20____年____月____日____时		分值	科室	
考核教师：			姓名	
项目	技术操作要求	100	操作时间	
			扣分	扣分原因
操作流程质量标准（60分）	查对医嘱	5		
	核对患儿身份，手卫生	5		
	将婴儿电子秤放在平整结实的台面上，打开电源开关，待显示器数字恢复至零	8		
	在婴儿电子秤托盘内铺一次性中单，按“置零键”，使显示值为零	8		
	将患儿放入托盘，待数值稳定后，从显示屏上读取体重数值	15		
	将患儿放回小床或暖箱内	8		
	整理床单元，帮助患儿取舒适卧位	6		
	整理用物，分类处理用物，洗手，再次核对、记录	5		
终末质量标准（20分）	一次性中单“一婴一用”	5		
	患儿安全	5		
	称重准确，无误差	5		
	每日定时、定秤测量	5		
合计		100		

五、新生儿更换尿裤及臀部护理技术

（一）评估和观察要点

1. 评估患儿臀部皮肤、有无腹泻等。
2. 观察患儿大便的性状、小便情况。

（二）操作要点

1. 操作前准备

（1）洗手、戴口罩（必要时戴手套）。

（2）环境安全、安静、清洁。

（3）用物准备：尿裤、湿纸巾、温水，根据医嘱准备相关护臀药物。

2. 操作过程

（1）核对患儿身份，手卫生后松解包被。

（2）撤去脏尿裤，暴露臀部，注意保暖。

（3）用温水湿纸巾清洁会阴部及臀部，擦干。

（4）将清洁尿裤置于患儿臀下，臀部均匀涂抹护臀药物。

（5）穿好尿裤，患儿取舒适体位。

3. 操作后

（1）整理床单元，分类处理用物。

（2）洗手并记录。

（三）注意事项

1. 选择大小合适的尿裤，松紧适宜。

2. 对于大便次数较多、较稀薄的患儿及皮肤敏感的患儿可适当增加更换尿裤的频次。

3. 整个操作过程中注意为患儿保暖。

（四）评分标准

见表 10 - 5。

表 10－5 新生儿更换尿裤及臀部护理技术操作评分标准

考核时间：20____年____月____日____时			分值	科室	
考核教师：				姓名	
项目	技术操作要求		100	操作时间	
				扣分	扣分原因
准备质量标准（20分）	仪表	着装整洁、仪表端庄，洗手、戴口罩	3		
	评估	患儿臀部皮肤情况、有无腹泻、喂奶时间间隔等	7		
	物品	尺寸合适的尿裤、湿纸巾、温水，根据医嘱准备相关护臀药物	6		
	环境	环境安全、安静、清洁	4		
操作流程质量标准（60分）	洗手、戴口罩（必要时戴手套）		4		
	核对患儿身份		4		
	评估患儿上一顿喂奶时间间隔是否满 30 分钟（以防患儿误吸）		5		
	撤去脏尿裤，暴露臀部皮肤，注意保暖		5		
	用温水湿纸巾清洁会阴部及臀部（女婴应从前往后擦），擦干		7		
	一手轻提患儿双腿，一手将清洁尿裤置于患儿臀部底下，评估患儿臀部皮肤情况		8		
	根据患儿臀部皮肤情况选择合适的护臀药物，并将护臀药物均匀涂抹于臀部		8		
	尿裤穿着整齐，松紧适宜		5		
	整理床单元（睡小床患儿应用包被包裹）		4		
	换下来的尿裤置于电子秤上称重，并观察患儿大小便是否有异常		6		
	洗手、记录		4		

续表

考核时间：20____年____月____日____时		分值	科室	
考核教师：			姓名	
项目	技术操作要求	100	操作时间	
			扣分	扣分原因
终末质量标准(20分)	操作中动作轻柔，保暖得当	5		
	所选尿裤尺寸合适，包裹松紧适宜	5		
	操作中各种管道妥善固定	5		
	红臀患儿的护臀药物选择正确	5		
合计		100		

六、新生儿大、小便标本采集技术

（一）评估和观察要点

1. 评估患儿大、小便的颜色、性质和量。

2. 观察患儿是否能自行解便及腹部情况。

（二）操作要点

1. 操作前准备

（1）洗手、戴口罩（必要时戴手套）。

（2）环境安全、安静、清洁。

（3）用物准备：检验条码，大便收集杯，小便收集袋和收集管，无菌棉球。

2. 操作过程

（1）核对患儿身份、医嘱、检验条码信息，确认采集标本的要求。

（2）大便采集：打开尿裤，观察患儿大便情况，使用大便收集杯盖上的取样勺挑取蚕豆大小量大便。再次核对无误，将大便检验条码贴于大便杯上。

（3）小便采集：常规护理臀部后取小便收集袋，去除胶贴纸，男婴将阴茎完全伸入小便收集袋口中后贴于会阴部，女婴在小便收集袋口放置无菌干棉球 2 ~ 3 个贴于会阴部，使棉球位置在尿道口略下方。放置后，至少每 30 分钟观察小便是否留取，如见棉球完全浸湿，取下小便收集袋，将棉球吸进的尿液挤入小便收集管中。再次核对无误，将小便检验条码贴于小便管上。

（4）常规臀部护理。

3. 操作后

（1）整理床单元，分类处理用物。

（2）洗手并记录。

（3）大、小便标本采集后扫码记录采集时间后立即送检。

（三）注意事项

1. 大便异常时，尽量挑取异常部分留取大便。

2. 如大便的性状或小便的颜色有改变，及时通知医生。

3. 标本留取后及时送检。

（四）评分标准

见表 10 – 6。

表 10 – 6　新生儿大、小便标本采集技术操作评分标准

考核时间：20____年____月____日____时			分值	科室	
考核教师：				姓名	
项目	技术操作要求		100	操作时间	
				扣分	扣分原因
准备质量标准（20 分）	仪表	着装整洁、仪表端庄，洗手、戴口罩	3		
	评估	患儿大、小便的性质、颜色、量，患儿是否能自行解便及是否腹胀等	7		
	物品	大便收集盒、小便收集袋和收集管、无菌棉球、检验条码、手套、尿裤等	6		
	环境	环境安全、安静、清洁	4		

续表

考核时间：20____年____月____日____时			分值	科室	
考核教师：				姓名	
项目	技术操作要求		100	操作时间	
				扣分	扣分原因
操作流程质量标准(60分)	操作前	核对医嘱及检验条码信息，确认采集标本的要求	2		
		洗手，戴口罩，戴手套	2		
		携用物至床旁，核对患儿身份	1		
	大便常规标本	将检验条码贴于大便杯上	2		
		打开尿裤，观察患儿大便情况，使用大便收集杯盖上的取样勺挑取蚕豆大小（若大便异常，则尽量挑取有黏液、血迹、脓液等部位）	8		
		再次核对后扫码确认，尽快送检	5		
	大便培养标本	将检验条码贴于无菌培养杯上	2		
		打开无菌培养杯，戴无菌手套，助手协助打开尿裤，用无菌棉签挑取大便异常部分约蚕豆大小，盖紧	8		
		再次核对后扫码确认，尽快送检	5		
	小便标本留取	将检验条码贴于小便收集管一侧	2		
		常规臀部护理后取小便收集袋，去除胶贴纸	2		
		男婴小便留取：将阴茎完全伸入小便收集袋口中后贴于会阴部	4		
		女婴小便留取：在小便收集袋口放置无菌干棉球2～3个贴于会阴部，使棉球位置在尿道口略下方	4		
		放置后，至少每30分钟观察小便是否留取	3		
		如见棉球完全浸湿或小便留取大于2ml，取下小便收集袋，将棉球吸收的尿液挤入小便收集管中	3		
		再次核对后扫码确认，尽快送检	2		
	操作后	常规更换尿裤及臀部护理	3		
		整理用物，洗手并记录	2		

续表

<table>
<tr><td colspan="2">考核时间：20____年____月____日____时</td><td rowspan="2">分值</td><td>科室</td><td></td></tr>
<tr><td colspan="2">考核教师：</td><td>姓名</td><td></td></tr>
<tr><td rowspan="2">项目</td><td rowspan="2">技术操作要求</td><td rowspan="2">100</td><td>操作时间</td><td></td></tr>
<tr><td>扣分</td><td>扣分原因</td></tr>
<tr><td rowspan="4">终末质量标准（20分）</td><td>操作中正确执行查对制度</td><td>5</td><td></td><td></td></tr>
<tr><td>留取小便培养标本时，按无菌操作原则进行导尿，无污染</td><td>5</td><td></td><td></td></tr>
<tr><td>大便隐血检查，挑取2个部位以上的大便标本</td><td>5</td><td></td><td></td></tr>
<tr><td>动作轻柔，未发生医源性皮肤损伤</td><td>5</td><td></td><td></td></tr>
<tr><td>合计</td><td></td><td>100</td><td colspan="2"></td></tr>
</table>

七、新生儿床旁擦浴技术

（一）评估和观察要点

1. 评估环境温度。

2. 评估患儿全身皮肤及病情情况等。

（二）操作要点

1. 操作前准备

（1）洗手、戴口罩。

（2）环境：温暖舒适，调节室温至26～28℃、水温至38～41℃，关闭门窗。

（3）用物准备：小毛巾、沐浴盆、温水、尿裤、湿纸巾、新生儿被服（备用），基础护理相关用物。

2. 操作过程

（1）调节室温26～28℃，用手腕内侧试水温，不烫手为宜。

（2）将小毛巾放入装有温水的沐浴盆中，拧干小毛巾。

（3）擦浴顺序为双眼、面部、头部、躯干、四肢、背部及会阴、臀部。

（4）擦浴完毕，进行口腔护理、脐部护理、会阴护理、皮肤护理等基础护理。

3. 操作后

（1）整理床单元，帮助患儿取舒适卧位。

（2）整理用物，垃圾分类处理。

（3）洗手，再次核对、签名、记录。

（三）注意事项

1. 如贴有电极片的患儿应先取下电极片再行擦浴。

2. 擦浴过程中密切观察患儿病情变化。

3. 保护伤口和管路，避免伤口受压、管路打折扭曲。

（四）评分标准

见表 10－7。

表 10－7　新生儿床旁擦浴技术操作评分标准

<table>
<tr><td colspan="3">考核时间：20 ____年____月____日____时</td><td rowspan="2">分值</td><td>科室</td><td></td></tr>
<tr><td colspan="3">考核教师：</td><td>姓名</td><td></td></tr>
<tr><td rowspan="2">项目</td><td colspan="2" rowspan="2">技术操作要求</td><td rowspan="2">100</td><td>操作时间</td><td></td></tr>
<tr><td>扣分</td><td>扣分原因</td></tr>
<tr><td rowspan="4">准备质量标准（20 分）</td><td>仪表</td><td>着装整洁、仪表端庄，洗手、戴口罩</td><td>3</td><td></td><td></td></tr>
<tr><td>评估</td><td>环境温度、患儿全身皮肤及病情情况</td><td>7</td><td></td><td></td></tr>
<tr><td>物品</td><td>小毛巾、沐浴盆、温水、尿裤、湿纸巾、新生儿被服、生理盐水、安尔碘、棉签等</td><td>6</td><td></td><td></td></tr>
<tr><td>环境</td><td>温暖舒适，调节室温至 26～28℃、水温至 38～41℃，关闭门窗</td><td>4</td><td></td><td></td></tr>
</table>

续表

考核时间：20____年____月____日____时			分值	科室	
考核教师：				姓名	
项目	技术操作要求		100	操作时间	
				扣分	扣分原因
操作流程质量标准(60分)	擦浴过程	提前调节室温至26~28℃，水温至38~41℃	5		
		洗手，戴口罩	2		
		携用物至床旁，核对患儿身份	3		
		用手腕内侧试水温	3		
		擦浴顺序为双眼、面部、头部、躯干、四肢、背部及会阴、臀部	7		
		更换尿裤（详见更换尿裤技术操作评分）	5		
	口腔护理	将患儿头偏向一侧，将小毛巾垫于颌下	4		
		用棉签蘸取生理盐水浸润并清洁口唇、口角	4		
		左手将患儿口腔分开	2		
		另取生理盐水棉签，依顺序从口腔右侧颊部→上腭→左侧颊部→上下内唇→牙龈→舌面→舌下依次擦拭	6		
	脐部护理	取安尔碘棉签消毒脐带残端，另取安尔碘棉签消毒脐带根部	5		
		消毒后一般不宜包裹，暴露脐部，保持清洁干燥	5		
	擦浴后	给患儿更换干净衣被包裹，整理床单元	5		
		洗手，记录	4		
终末质量标准(20分)	操作过程动作轻柔，时间控制在15分钟内		5		
	操作过程中观察患儿的生命体征及面色等		5		
	擦浴过程中保护伤口和管路，未发生伤口受压、管路打折扭曲		5		
	操作中保暖得当		5		
合计			100		

八、新生儿沐浴技术

（一）评估和观察要点

1. 评估患儿的日龄、病情等。

2. 观察患儿皮肤的情况、清洁程度、有无损伤。

3. 评估睡眠及上次哺乳时间，一般在哺乳后1小时、睡前进行。

（二）操作要点

1. 操作前准备

（1）洗手、戴口罩。

（2）环境：温暖舒适，调节室温至26～28℃，关闭门窗，调节水温至38～41℃。

（3）用物准备：小毛巾、大毛巾、新生儿被服、尿裤、婴儿沐浴露、安尔碘、75%乙醇、生理盐水、护臀药膏、棉签、纱布、婴儿秤、沐浴台、沐浴装置、沐浴围裙等。

2. 操作过程

（1）患儿放柔软平台上，操作者双手勿离开患儿，核对患儿身份信息。

（2）褪去患儿衣物、脐部敷料及尿裤（有大便者擦拭干净）。

（3）用大毛巾包住患儿的躯干及四肢，露出头部，以免着凉。

（4）用浸湿小毛巾拧干后依次清洗双眼、鼻、口、脸颊、耳、颈部。

（5）左手掌托住患儿的头颈部，左手臂托住患儿身体并夹于腋下，稳妥固定患儿，使患儿面向上，头略向下清洗头部。洗头时，左手拇指与中指分别向前压住患儿耳廓，堵住外耳道口，防止水流入患儿耳内，导致感染。再用小毛巾蘸水将头发洗净、拭干。

（6）让患儿的头颈部枕在洗澡者的左臂腕上，再以右手托住患儿的双下肢，将患儿轻轻稳妥放入水中，清洗患儿的腋下、手臂及手指、胸部、腹部、背部、生殖器及双下肢。

（7）洗毕用大毛巾擦干全身，尤其是皮肤褶皱处。

（8）称体重后垫上尿裤。

（9）给予眼、耳、口、鼻、脐、臀及皮肤护理，更换清洁衣被。

（10）核对患儿身份信息，抱回床位，再次核对。

（11）整理床单元及用物。

3. 操作后

（1）整理床单元，帮助患儿取舒适卧位。

（2）整理用物，消毒措施正确，按医用垃圾分类。

（3）洗手，再次核对、签名、记录。

（三）注意事项

1. 操作时动作轻快，注意保暖、减少暴露，防止患儿受凉。

2. 注意婴儿安全，防止损伤，沐浴时护士不可离开患儿。

3. 勿使水流入眼、耳、口鼻，避免爽身粉进入眼或吸入呼吸道。

4. 沐浴的水温适宜，防止患儿烫伤或着凉。

（四）评分标准

见表 10－8。

表 10－8　新生儿沐浴技术操作评分标准

考核时间：20____年____月____日____时			分值	科室	
考核教师：				姓名	
项目		技术操作要求	100	操作时间	
				扣分	扣分原因
准备质量标准（20分）	仪表	着装整洁、洗手、戴口罩、剪指甲、摘除手部饰物、衣服口袋内避免有尖锐物	2		
	评估	患儿病情、意识、生命体征、胎龄、日龄、出生体重	2		
		全身皮肤是否完整，有无破损、皮疹、硬结等	2		
		是否有中心静脉导管，是否输液中	2		
		睡眠及上次哺乳时间，一般在哺乳后1小时、睡前进行	2		
	物品	小毛巾、大毛巾、新生儿被服、尿布、婴儿沐浴露、安尔碘、75%乙醇 、生理盐水、护臀药膏、棉签、纱布、婴儿秤、沐浴台、沐浴装置、沐浴围裙等	6		
	环境	温暖舒适，调节室温至26～28℃，关闭门窗，调节水温至38～41℃	4		
操作流程质量标准（60分）	准备工作	用水温计测试水温38～41℃，或使用手腕内侧测试水温	3		
		核对患儿身份	2		
		暂停心电监护，撤离电极及血氧饱和度传感器	2		
		抱患儿至操作台，注意保暖	2		
		脱衣服及尿裤，擦净臀部，用大毛巾包裹	3		

续表

<table>
<tr><td colspan="3">考核时间：20____年____月____日____时</td><td rowspan="2">分
值</td><td>科室</td><td></td></tr>
<tr><td colspan="3">考核教师：</td><td>姓名</td><td></td></tr>
<tr><td rowspan="2">项目</td><td colspan="2" rowspan="2">技术操作要求</td><td rowspan="2">100</td><td>操作时间</td><td></td></tr>
<tr><td>扣分</td><td>扣分原因</td></tr>
<tr><td rowspan="10">操作流程质量标准（60 分）</td><td rowspan="3">清洗头部</td><td>护士以左前臂托住患儿背部，左手手掌托住其头颈部，将其下肢夹于左腋下</td><td>3</td><td></td><td></td></tr>
<tr><td>用小毛巾蘸水拧干后依次清洗双眼（从内眦向外眦）、鼻、口、脸颊、耳、颈部</td><td>3</td><td></td><td></td></tr>
<tr><td>抱起患儿，用左手托住头颈部，左手拇指与中指分别将患儿双耳廓折向前方，堵住外耳道口，右手取适量沐浴露，轻柔清洗头部后用清水冲洗干净，再用小毛巾擦干头部</td><td>6</td><td></td><td></td></tr>
<tr><td rowspan="3">清洗躯干</td><td>脱下浴巾，左手握住患儿左肩及腋窝处，使其头颈部枕于操作者前臂，用右手握住患儿左腿靠近腹股沟处，使其臀部位于手掌上，轻放于水中</td><td>8</td><td></td><td></td></tr>
<tr><td>松开右手，淋湿患儿全身，取适量沐浴露按颈部→腋下→上肢→前胸→腹部→腹股沟→会阴→下肢的顺序轻柔清洗全身，再用清水冲洗干净</td><td>8</td><td></td><td></td></tr>
<tr><td>右手从患儿前方握住患儿左肩及腋窝处，使其头颈部俯于操作者前臂，取适量沐浴露按后颈－背部－腋下－上肢－手－臀部－下肢的顺序清洗</td><td>6</td><td></td><td></td></tr>
<tr><td rowspan="4">清洗后工作</td><td>依照放入水中的方法将患儿抱出，用大浴巾包裹并擦干全身</td><td>4</td><td></td><td></td></tr>
<tr><td>称体重后，实施口腔、脐部护理（详见脐部护理技术操作评分标准）</td><td>5</td><td></td><td></td></tr>
<tr><td>穿好衣服包被后再次核对患儿身份后将患儿抱回婴儿床或婴儿培养箱</td><td>3</td><td></td><td></td></tr>
<tr><td>整理用物，登记体重，做好记录</td><td>2</td><td></td><td></td></tr>
</table>

续表

考核时间：20____年____月____日____时		分值	科室	
考核教师：			姓名	
项目	技术操作要求	100	操作时间	
			扣分	扣分原因
终末质量标准（20分）	操作熟练规范，符合安全管理要求	5		
	动作轻柔，操作顺序正确，皮肤清洁到位	5		
	遵守消毒隔离制度	3		
	水温、室温适宜	3		
	沐浴过程中评估患儿面色、反应、肌张力、全身皮肤情况、有无红臀、有无腹胀等	4		
合计		100		

九、新生儿脐部护理技术

（一）评估和观察要点

1. 查对患儿，评估患儿病情及身体状况。

2. 评估患儿脐部情况。

3. 环境安静、整洁，温度适宜。

（二）操作要点

1. 操作前准备

（1）洗手、戴口罩。

（2）核对医嘱、执行单。

（3）用物准备：无菌弯盘、安尔碘、棉签，必要时备灭菌手套、过氧化氢溶液、胶布。

2. 操作过程

（1）携用物至患儿床旁，核对患儿、床号、姓名、住院号。

（2）将弯盘置于治疗车上层。

（3）打开包被，显露脐部，其他部位注意遮挡、保暖。

（4）观察情况后，沿脐带根部由内向外做环形消毒两次。消毒范围包括脐带残端、脐带根部及脐部周围。若脐部分泌物较多或有渗血，可适当增加消毒次数。

（5）消毒过程中注意观察脐带情况，脐带未脱落前不可强行剥落。

（6）消毒待干后为患儿穿好衣服，检查有无大小便，必要时给予更换尿裤，将包被包好。

（7）操作过程中随时观察患儿病情变化。

3. 操作后

（1）整理床单元，帮助患儿取舒适卧位。

（2）整理用物，消毒措施正确，垃圾分类处理。

（3）洗手，再次核对、签名、记录。

（三）注意事项

1. 观察脐部及周围皮肤状况，如有异常及时报告。

2. 保持脐部的清洁、干燥，每日彻底清洁消毒脐部 1 ~ 2 次，直至脱落。

3. 沐浴时注意保护好脐部，沐浴后要及时擦干脐部。

（四）评分标准

见表 10 - 9。

表 10-9　新生儿脐部护理技术操作评分标准

<table>
<tr><td colspan="3">考核时间：20 ____ 年____月____日____时</td><td rowspan="2">分值</td><td>科室</td><td></td></tr>
<tr><td colspan="3">考核教师：</td><td>姓名</td><td></td></tr>
<tr><td rowspan="2">项目</td><td colspan="2" rowspan="2">技术操作要求</td><td rowspan="2">100</td><td>操作时间</td><td></td></tr>
<tr><td>扣分</td><td>扣分原因</td></tr>
<tr><td rowspan="4">准备质量标准(20分)</td><td>仪表</td><td>着装整洁、仪表端庄，洗手、戴口罩</td><td>3</td><td></td><td></td></tr>
<tr><td>评估</td><td>脐带残端有无脱落，脐部有无渗血、渗液及异常气味，脐轮有无红肿</td><td>7</td><td></td><td></td></tr>
<tr><td>物品</td><td>无菌弯盘、安尔碘、75%乙醇、棉签、小纱布，必要时备灭菌手套、过氧化氢溶液、胶布</td><td>6</td><td></td><td></td></tr>
<tr><td>环境</td><td>环境安静、整洁，温度适宜</td><td>4</td><td></td><td></td></tr>
<tr><td rowspan="10">操作流程质量标准(60分)</td><td colspan="2">核对医嘱，携用物至患儿床前</td><td>5</td><td></td><td></td></tr>
<tr><td colspan="2">打开无菌弯盘置于治疗车上层</td><td>5</td><td></td><td></td></tr>
<tr><td colspan="2">打开包被、尿裤，充分暴露脐部，其他部位注意遮挡、保暖</td><td>4</td><td></td><td></td></tr>
<tr><td colspan="2">观察情况后，先沿脐带根部由内向外做环形消毒，消毒范围包括脐带残端、脐带根部及脐部周围</td><td>15</td><td></td><td></td></tr>
<tr><td colspan="2">消毒过程中注意观察脐带情况，脐带未脱落前不可强行剥落</td><td>8</td><td></td><td></td></tr>
<tr><td colspan="2">消毒后一般情况不宜包裹，暴露脐部，保持脐部清洁干燥</td><td>5</td><td></td><td></td></tr>
<tr><td colspan="2">沐浴后常规消毒脐部 1 ~ 2 次，直至脱落后继续消毒至脐轮干燥无分泌物</td><td>8</td><td></td><td></td></tr>
<tr><td colspan="2">消毒待干后将患儿衣服穿好，检查有无大小便，必要时给予更换尿裤，将包被包好</td><td>6</td><td></td><td></td></tr>
<tr><td colspan="2">整理用物，洗手，记录</td><td>4</td><td></td><td></td></tr>
</table>

续表

考核时间：20____年____月____日____时		分值	科室	
考核教师：			姓名	
项目	技术操作要求	100	操作时间	
			扣分	扣分原因
终末质量标准（20分）	正确评估脐部情况，根据不同感染选择相应消毒方式	5		
	消毒到位，无残留分泌物	5		
	动作轻柔，未引起患儿不适	5		
	遵守无菌操作原则	5		
合计		100		

十、新生儿微量血糖测定技术

（一）评估和观察要点

1. 查对患儿，评估患儿病情及身体状况。

2. 评估患儿足跟部皮肤情况（皮肤完整无破损）。

3. 环境安静、整洁，温度适宜。

（二）操作要点

1. 操作前准备

（1）洗手、戴口罩。

（2）核对医嘱、执行单。

（3）用物准备：血糖测定仪、75%乙醇、棉签、血糖试纸、一次性安全型采血针、弯盘、快速手消毒剂。

（4）环境准备：采血前室温应保持在24～26℃，湿度在55%～65%，室温或患儿体温过高、过低都会影响血糖检测结果。

2. 操作过程

（1）携用物至患儿床前，核对患儿、床号、姓名、住院号。

（2）准备好血糖测定仪待用，试纸编号核对无误，将血糖试纸插入血糖测定仪中。

（3）选择合适的采血部位，用手指反复摩擦采血部位 1～2 分钟或局部热敷。

（4）75% 乙醇常规消毒穿刺部位，待干。

（5）左手大拇指与其他四指呈 C 形握住患儿足跟。

（6）用一次性安全型采血针快速进针，深度为 2～3mm。采血针自动回弹，让血液自然流出，不可挤压。

（7）弃去第一滴血液，用血糖仪上的血糖试纸吸取流出的少量血样。血样采集后，用棉签压迫采血部位止血。

（8）5～10 秒后血糖测定仪显示血糖测定结果，读取测定结果，取出试纸，关闭仪器，再次核对患儿。

3. 操作后

（1）整理床单元，帮助患儿取舒适卧位。

（2）整理用物，消毒措施正确，垃圾分类处理。

（3）洗手，再次核对、签名、记录。

（三）注意事项

1. 血糖测定结果受多因素影响，如严重贫血、水肿、脱水、末梢循环不良及采血部位损伤等；某些药物对快速血糖仪的检测存在干扰，如维生素 C、甘露醇、多巴胺等。

2. 快速血糖仪不能代替实验室检查结果。当血糖结果明显异常时，应采集静脉血送检验科检测，以确定血糖测量结果。

3. 新生儿一般选择足跟侧面皮肤针刺取血，区域为新生儿外踝前缘向足底外侧缘做垂直线，此线与足底外侧缘交界处为采血点。

4. 检查试纸是否在有效期内。试纸应保存在干燥原装容器中，每次取出试纸后都应立即盖上瓶盖，保持其干燥、清洁。

5. 血糖测定仪应每 6 个月校对一次。

(四) 评分标准

见表 10－10。

表 10－10 新生儿微量血糖测定技术操作评分标准

考核时间：20＿＿年＿＿月＿＿日＿＿时			分值	科室	
考核教师：				姓名	
项目	技术操作要求		100	操作时间	
				扣分	扣分原因
准备质量标准(20分)	仪表	着装整洁、仪表端庄，洗手、戴口罩	4		
	评估	患儿疾病情况，足跟部皮肤情况	6		
	物品	血糖仪、75%乙醇、棉签、血糖试纸、一次性安全型采血针、弯盘、快速手消毒剂	6		
	环境	环境安静、整洁，温度适宜	4		
操作流程质量标准(60分)	核对医嘱，洗手、戴口罩		5		
	携用物至患儿床旁，核对患儿身份		4		
	准备好血糖仪待用，试纸编号核对无误，将血糖试纸插入血糖仪中		7		
	选择合适的采血部位，用手指反复摩擦采血部位1～2分钟或局部热敷		8		
	75%乙醇常规消毒穿刺部位，待干		6		
	左手大拇指与其他四指呈C形握住患儿足跟		6		
	用一次性安全型采血针快速进针，深度为2～3mm。采血针自动回弹，可见血液自然流出，不可挤压		7		
	弃去第一滴血液，用血糖仪上的血糖试纸吸取流出的少量血样		5		
	血样采集后，用棉签压迫采血部位止血5～10秒，血糖仪显示血糖测定结果		5		
	读取血糖测定结果后，取出试纸，关闭仪器，再次核对患儿		2		
	整理床单元，帮助患儿取舒适卧位		2		
	洗手，再次核对、记录		3		

续表

<table>
<tr><td colspan="2">考核时间：20 ____年____月____日____时</td><td rowspan="2">分值</td><td colspan="2">科室</td><td></td></tr>
<tr><td colspan="2">考核教师：</td><td colspan="2">姓名</td><td></td></tr>
<tr><td rowspan="2">项目</td><td rowspan="2">技术操作要求</td><td rowspan="2">100</td><td colspan="2">操作时间</td><td></td></tr>
<tr><td>扣分</td><td colspan="2">扣分原因</td></tr>
<tr><td rowspan="4">终末质量标准(20分)</td><td>操作中正确执行查对制度</td><td>5</td><td></td><td colspan="2"></td></tr>
<tr><td>采血部位选择正确</td><td>5</td><td></td><td colspan="2"></td></tr>
<tr><td>血糖值判读正确</td><td>5</td><td></td><td colspan="2"></td></tr>
<tr><td>能准确识别异常血糖值，处理方法正确</td><td>5</td><td></td><td colspan="2"></td></tr>
<tr><td>合计</td><td></td><td>100</td><td colspan="3"></td></tr>
</table>

十一、新生儿入院身体评估技术

（一）评估和观察要点

1. 评估患儿的病情、精神状态、有无外观畸形、家属配合程度等。

2. 询问患儿母亲病史：孕产史、既往史、家族史。

（二）操作要点

1. 操作前准备

（1）洗手、戴口罩。

（2）环境：避免对流风，调节室温为 26 ~ 28℃，湿度在 55% ~65% 。

（3）用物准备：备用状态婴儿床、婴儿培养箱或新生儿远红外辐射台、包被、尿裤、湿纸巾、体温计、皮尺、婴儿体重秤、监护仪、沐浴、擦浴或油浴相关用物、新生儿护理评估单、护理记录单、笔。

2. 操作过程

（1）通知医生，及时查看患儿给予处置。

（2）核对患儿身份（新入院患儿采取两种及两种以上方式双人核对，并佩戴腕带）。

（3）询问患儿母亲及患儿病史：孕产史、既往史、家族史、孕周、日龄、出生日期、分娩方式、羊水情况、Apgar 评分、抢救史、家族史、过敏史等。

（4）擦干患儿身体，测量体重，更衣，连接心电监护仪，测量生命体征，测量体温（必要时测肛温）。

①身体评估：体格测量、皮肤情况、脐带情况、头部评估、神经系统、呼吸系统、循环系统、骨骼肌肉系统、消化系统、泌尿生殖系统。

②导管风险评估、护理风险评估、饮食评估、药物和疾病知识、检查化验、家庭支持情况等。

3. 操作后

（1）整理床单元，帮助患儿取舒适卧位。

（2）处理用物，消毒措施正确，垃圾分类处理。

（3）洗手，再次核对患儿身份信息，记录。

（三）注意事项

1. 操作时动作熟练，注意保暖，尽量减少暴露，防止患儿受凉。

2. 操作过程中注意密切观察患儿的面色、呼吸等，发现异常时应停止操作并通知医生，配合进行相应的处理。

3. 病史书写规范，字迹清晰、端正，无涂改，内容准确。

（四）评分标准

见表 10－11。

表 10－11　新生儿入院身体评估技术操作评分标准

考核时间：20____年____月____日____时			分值	科室	
考核教师：				姓名	
项目	技术操作要求		100	操作时间	
				扣分	扣分原因
准备质量标准（10分）	仪表	着装整洁、仪表端庄	2		
	评估	患儿的病情、精神状态、有无外观畸形、家属配合程度等	3		
	物品	备齐用物、放置合理	3		
	环境	清洁、安静、安全、光线充足，适合操作	2		
操作流程质量标准（80分）	一般资料评估	通知医生，及时查看患儿，给予处置	2		
		核对患儿身份（新入院患儿采取两种及两种以上方式双人核对，并佩戴腕带）	4		
		询问患儿母亲病史：孕产史、既往史、家族史	2		
		询问病史：孕周、日龄、出生日期、分娩方式、羊水情况、Apgar 评分、抢救史、家族史、过敏史等	3		
		入院途径：门诊、产科、爱婴病房、外院转入	2		
	身体评估	擦干患儿身体。根据患儿病情采取适合的清洁方式（沐浴、擦浴或油浴），体温不升及危重患儿，先予保暖，暂缓清洁皮肤	5		
		更衣、称体重	4		
		连接心电监护仪，测量生命体征：HR、R、BP、SpO_2（右上肢和任一下肢）	3		
		测量体温（必要时测肛温）	3		
		体格测量：头围、囟门、胸围、腹围、身长	6		
		皮肤情况：全身皮肤颜色、有无破损、红臀等异常	2		

续表

考核时间：20____年____月____日____时			分值	科室	
考核教师：				姓名	
项目	技术操作要求		100	操作时间	
				扣分	扣分原因
操作流程质量标准（80分）	身体评估	脐带情况：有无脱落、有无渗血、渗液、脐炎、脐疝	2		
		头部评估：有无血肿、产瘤、唇腭裂、前囟大小及张力	2		
		神经系统：意识情况、有无抽搐，四肢肌张力情况	2		
		呼吸系统：有无呼吸急促、呻吟、三凹征，是否需要给氧	2		
		循环系统：心率、心律情况，有无心脏杂音，四肢冷暖情况、末梢循环情况等	2		
		消化系统：排便情况，有无腹胀、呕吐	2		
		骨骼肌肉系统：四肢活动情况，有无骨骼畸形、多指（趾）	2		
		泌尿生殖系统：有无肛门及尿道畸形、睾丸未降及假月经	2		
	专科评估	新生儿营养评估、新生儿疼痛评估等	5		
		导管评估：胸管、气管插管、PICC、脐动静脉置管、引流管、深静脉导管、造瘘管、导尿管、输液管、胃管、氧气管等	5		
		其他护理风险评估	3		
	健康教育需求评估	饮食评估（喂养方式、种类、量等）	3		
		药物、疾病知识、检查化验等	3		
		家庭支持情况	3		
	整理床单元		2		
	处理用物		2		
	手卫生、记录		2		

续表

<table>
<tr><td colspan="2">考核时间：20____年____月____日____时</td><td rowspan="2">分值</td><td>科室</td><td></td></tr>
<tr><td colspan="2">考核教师：</td><td>姓名</td><td></td></tr>
<tr><td rowspan="2">项目</td><td rowspan="2">技术操作要求</td><td rowspan="2">100</td><td>操作时间</td><td></td></tr>
<tr><td>扣分</td><td>扣分原因</td></tr>
<tr><td rowspan="3">终末质量标准（10分）</td><td>操作熟练、规范，态度和蔼，动作轻柔，注意保暖</td><td>3</td><td></td><td></td></tr>
<tr><td>评估准确、书写规范，无漏项、空项</td><td>4</td><td></td><td></td></tr>
<tr><td>操作中严密观察生命体征，及时与医生沟通评估结果</td><td>3</td><td></td><td></td></tr>
<tr><td>合计</td><td></td><td>100</td><td colspan="2"></td></tr>
</table>

十二、婴儿培养箱使用技术

（一）评估和观察要点

评估患儿胎龄、日龄、出生体重、生命体征。

（二）操作要点

1. 操作前准备

（1）洗手、戴口罩。

（2）核对医嘱单、执行单。

（3）环境：避免对流风、避免阳光直射。

（4）用物准备：婴儿培养箱、温湿度表、灭菌注射用水、新生儿护理垫、婴儿包被。

2. 操作过程

（1）准备用物，检查婴儿培养箱完好，无故障，门扣闭合完好。在水槽内加入灭菌注射用水，使水面达标记处，接通电源，开启开关，指示灯显示。根据患儿的体重、日龄和病情，设置相应的适中温度，预热婴儿培养箱。

（2）待箱温度上升至32～35℃，湿度为55%～65%，达到预设温度并稳定后，检查婴儿培养箱运行正常。

(3) 将患儿置于婴儿培养箱内，再次检查婴儿培养箱，确保各箱门及门扣锁闭完好。

(4) 定时测量体温，根据体温调节婴儿培养箱温度，并做好记录，在患儿体温上升至正常前应每小时测量体温一次。注意保持体温在36.5~37.5℃，维持箱内相对温湿度。

(5) 患儿入箱后，所有操作尽量集中进行。操作时，可从边门和袖孔伸入进行，尽量少开箱门，以免箱内温度波动。

(6) 婴儿培养箱使用过程中，应严密观察，加强巡视。落实安全保护措施，及时处理安全隐患，严防患儿发生各意外风险及坠床，如哺乳、换尿裤、采血、擦浴、查体、床旁检查等。操作中，应重点防范患儿坠床。操作后，必须再次检查，确保箱门关闭完好。患儿须出箱检查、治疗时，应注意保暖并确保患儿安全。

(7) 保持箱内清洁。

①婴儿培养箱使用期间，外表面用卫生湿巾或含氯消毒液毛巾擦拭消毒。选用卫生湿巾时，需查看产品说明，注明适用于婴儿培养箱。婴儿培养箱内表面用卫生湿巾或灭菌注射用水擦拭。如被奶渍、葡萄糖等污染，应立即将污渍擦拭干净。使用中的婴儿培养箱，每周更换一次，进行清洁消毒。定期进行微生物监测培养，以检查消毒的质量。培养出致病菌时，应将患儿搬出婴儿培养箱，彻底消毒，防止交叉感染。

②使用中的婴儿培养箱，每天更换湿化水，以免细菌滋生。机箱下面的空气净化垫应每月更换，若已破损，需立即更换。

③患儿出箱后，婴儿培养箱应进行终末消毒。

(8) 使用中的婴儿培养箱应随时观察使用效果，如发出报警信号，应及时查找原因，妥善处理。

(9) 婴儿培养箱不宜放置在阳光直射、有对流风及取暖设备处，以免影响箱内温度的控制。

（10）操作人员应掌握婴儿培养箱的性能，严格执行操作规程，定期检查、维修、检测（6个月检测一次）。如有故障、失灵、漏电等应立即断电，抱出患儿，检修，保证仪器使用绝对安全。

（11）严禁骤然提高婴儿培养箱温度，以免患儿体温突然上升造成不良后果。

3. 操作后

（1）切断电源。

（2）倒掉水槽内灭菌注射用水，用500mg/L消毒液浸泡消毒水槽30～60分钟。

（3）取下箱门垫圈、输氧孔塑料套、窗塑料套、输液软垫，置于消毒桶内，用500mg/L含氯消毒液浸泡消毒。

（4）用含氯消毒液彻底擦拭婴儿培养箱内外表面。

（5）按顺序安装婴儿培养箱，检查性能完好，贴消毒标签，放置清洁干燥处备用。

（三）注意事项

1. 操作中注意安全，每次操作后及时关闭婴儿培养箱门，严防婴儿坠床。

2. 根据患儿的孕周、日龄、体重调节婴儿培养箱温湿度。

3. 工作人员做任何操作前均要洗手，避免交叉感染；避免在婴儿培养箱旁大声说话，开、关箱门时应动作轻柔，避免外界噪声的干扰。

4. 早产儿所有的操作均应尽量在婴儿培养箱内进行。

5. 每周更换婴儿培养箱，并进行彻底消毒，定期进行微生物监测。

（四）评分标准

见表10－12。

表 10－12　新生儿婴儿培养箱使用技术操作评分标准

考核时间：20____年____月____日____时			分值	科室	
考核教师：				姓名	
项目	技术操作要求		100	操作时间	
				扣分	扣分原因
准备质量标准(20分)	仪表	着装整洁、仪表端庄，洗手、戴口罩	3		
	评估	患儿病情、意识、生命体征、胎龄、日龄、出生体重	7		
	物品	婴儿培养箱、温湿度表、灭菌注射用水、新生儿护理垫、婴儿包被	6		
	环境	安全整洁舒适，无电磁波干扰、无对流风、无阳光直射	4		
操作流程质量标准(60分)	准备清洁、消毒备用的婴儿培养箱，检查其性能是否完好，箱门、操作窗及管道口门扣闭合紧密		5		
	水箱内加入适量灭菌注射用水		3		
	接通电源，开启电源开关，核查婴儿培养箱各项显示是否正常		3		
	根据患儿体重、胎龄、日龄设置温度、湿度，预热婴儿培养箱		5		
	待婴儿培养箱温度、湿度达到预设范围后，核对患儿身份，将患儿置于箱内，再次检查各箱门及门扣，确保闭锁完好		10		
	定时测量体温，根据体温及病情调节箱温		3		
	在患儿体温未升至正常前，每小时测量一次，注意保持体温在36.5～37.5℃		5		
	婴儿入培养箱后，所有操作尽量集中进行，尽量减少开箱门，以免箱内温度波动		5		
	婴儿培养箱使用期间，外表面用含氯消毒小毛巾擦拭消毒，婴儿培养箱内表面用灭菌注射用水清洁擦拭。如有奶渍、葡萄糖等污渍，应立即擦拭干净。每周更换婴儿培养箱一次		5		

续表

考核时间：20____年____月____日____时		分值	科室	
考核教师：			姓名	
项目	技术操作要求	100	操作时间	
			扣分	扣分原因
操作流程质量标准(60分)	定期进行细菌学培养，以检查消毒的质量，培养有致病菌时应彻底消毒，防止交叉感染	4		
	使用中的婴儿培养箱，每天更换湿化水	3		
	机箱下面的空气净化垫应每月更换，若已破损，须立即更换	3		
	患儿出箱后，婴儿培养箱应进行终末消毒	3		
	使用中的婴儿培养箱应随时观察使用效果，如发出报警信号，应及时查找原因，妥善处理。严禁骤然提高箱温	3		
终末质量标准(20分)	操作中严格执行查对制度，严格落实手卫生，保暖得当	5		
	每次操作后及时关闭婴儿培养箱箱门，检查门扣	5		
	婴儿培养箱使用过程中，应密切观察患儿，按时巡视，确保患儿安全	5		
	婴儿培养箱使用操作流程熟练，掌握婴儿培养箱消毒流程	5		
合计		100		

十三、新生儿蓝光治疗技术

（一）评估和观察要点

1. 评估患儿皮肤黄染的范围及程度、黄疸的消退情况。

2. 评估生命体征及胆红素检查结果。

（二）操作要点

1. 操作前准备

（1）洗手、戴口罩。

（2）核对医嘱单、执行单。

（3）用物准备：光疗治疗箱、温湿度表、灭菌注射用水、蓝光治疗眼罩、防蓝光尿裤。

2. 操作过程

（1）备齐用物至患儿床前，核对患儿身份。

（2）给患儿剪短指甲，清洁全身皮肤，患儿双眼戴蓝光治疗眼罩，更换防蓝光尿裤，以最小面积遮盖会阴部保护会阴，其余部位裸露。

（3）记录光疗开始时间。

（4）严密观察体温及箱温变化，根据体温调节婴儿培养箱温度，体温保持在 36.5～37.5℃。每 4 小时测体温、脉搏、呼吸一次。若体温高于 37.5℃，报告医生，根据患儿情况调节暖箱温度。必要时暂停光疗，待体温恢复正常后再继续光疗。

（5）单面光疗时须经常更换体位，仰卧、侧卧、俯卧交替进行，常巡视，防窒息。

（6）光疗结束后测量体温，观察光疗效果，仔细检查患儿有无皮肤破损，观察有无光疗不良反应。

3. 操作后

（1）整理床单元，帮助患儿取舒适卧位。

（2）整理用物。

（3）洗手，再次核对、签名、记录。

（三）注意事项

1. 光疗过程中，注意病情观察，若患儿出现烦躁不安、高热、皮疹、腹泻、呼吸暂停、青铜症等光疗不良反应，与医生联系，及时处理并做好记录。

2. 光疗过程中随时观察患儿双眼、会阴保护是否完好，皮肤有无破损。

3. 保证营养及水分的供给，评估有无脱水的症状、体征

（呼吸急促；前囟凹陷，皮肤弹性差，黏膜干燥；尿量减少；肌张力减低，萎靡不振等）。

4. 光疗治疗箱应避免阳光直射，冬季避开热源及冷空气对流处。

5. 光疗灯管保持清洁并定时更换。

6. 光疗时周围应用蓝光罩遮盖，以保护周围患儿。

7. 预防核黄疸，观察核黄疸的症状体征；如患儿出现拒食、嗜睡、肌张力减退或肌紧张、角弓反张、哭声高调、反射减少、体温不稳等胆红素脑病的早期表现，立即通知医生；评估记录抽搐的体征、时间、持续情况、发展、结果，抽搐类型，意识水平等。注意胆红素水平的反弹。

（四）评分标准

见表 10－13。

表 10－13　新生儿蓝光治疗技术操作评分标准

考核时间：20____年____月____日____时			分值	科室	
考核教师：				姓名	
项目	技术操作要求		100	操作时间	
				扣分	扣分原因
准备质量标准（20分）	仪表	着装整洁、仪表端庄，洗手、戴口罩	3		
	评估	患儿病情、意识、生命体征、胎龄、日龄、出生体重	7		
	物品	蓝光治疗箱、温湿度表、灭菌注射用水、眼罩	6		
	环境	安全整洁舒适，无电磁波干扰、无对流风、无阳光直射	4		
操作流程质量标准（65分）	蓝光箱的准备	检查蓝光治疗箱有无损坏、漏电、松脱，蓝光灯有无破损、灯管有无不亮等	5		
		水箱内加入灭菌注射用水	2		
		接通电源，开启电源开关，检查蓝光治疗箱各项显示是否正常	3		

续表

考核时间：20____年____月____日____时			分值	科室	
考核教师：				姓名	
项目	技术操作要求		100	操作时间	
				扣分	扣分原因
操作流程质量标准（65分）	患儿的准备	给患儿修剪指甲	3		
		清洁患儿皮肤	2		
		保护骨隆突处皮肤（如肘、外踝及足跟）	3		
		患儿双眼戴蓝光治疗眼罩	4		
		更换防蓝光尿裤，以最小面积遮盖会阴部	4		
		脱去患儿衣服	2		
		将患儿置于蓝光治疗箱中央	2		
	光疗过程	记录光疗开始时间	3		
		每4小时监测体温、脉搏、呼吸一次	5		
		光疗时须经常更换体位，侧卧、仰卧、俯卧交替，常巡视，防窒息	5		
		观察患儿病情变化，有无呼吸暂停、腹泻等情况	4		
		有补液者须每小时记录入液量	3		
	停止光疗	记录光疗停止时间，体温、脉搏、呼吸及黄疸情况	7		
		脱下眼罩，更换尿布，清洁全身皮肤	3		
		给患儿穿衣包裹	2		
		核对患儿身份	3		
终末质量标准（15分）	操作中正确执行查对制度		5		
	正确监测患儿体温		5		
	光疗结束后清洁光疗箱，备用		5		
合计			100		

十四、新生儿留置胃管技术

（一）评估和观察要点

1. 查对患儿，向患儿家属解释目的、方法等，并签署知情同意书，评估患儿病情、意识。

2. 评估患儿鼻腔情况，包括鼻黏膜有无肿胀、炎症，鼻中隔有无偏曲，有无息肉等，既往有无鼻部疾病。

3. 环境整洁、安静，光线明亮。

（二）操作要点

1. 操作前准备

（1）洗手、戴口罩。

（2）核对医嘱单、执行单。

（3）用物准备：胃管（F5、F6、F8）、弯盘、消毒石蜡油棉球、手套、20ml 注射器、治疗巾、纱布、棉签、盛温开水的小药杯、胶布、敷贴、皮尺、剪刀、听诊器。

2. 操作过程

（1）备齐用物至患儿床旁，核对患儿身份。

（2）测量胃管插入的长度：从患儿鼻尖至耳垂 + 耳垂至剑突与肚脐的中点，并做好标记。

（3）插入方法：患儿取合适卧位，清洁鼻孔，铺治疗巾，将弯盘置于患儿口角处，取注射器抽 5ml 空气注入胃管内检查胃管是否通畅，标记测好的胃管刻度，用石蜡油棉球润滑胃管前段，沿一侧鼻孔轻轻插入胃管。插管过程中，若出现恶心，应暂停片刻，随后迅速插入；如发现咳嗽、呼吸困难、发绀等情况，表示误入气管，应立即拔出，休息片刻后重插；插入不畅时，应检查胃管是否停留在口中，是否伴有消化道畸形等。

（4）昏迷、吞咽和咳嗽反射消失的患儿，在插管前应去枕，头后仰。当胃管插至会厌部时，左手将婴儿头部托起，使下颌靠近胸骨柄，以增大咽喉部通道的弧度。

（5）三种确定胃管是否在胃内的方法：①将胃管开口端置于温水碗内，观察无气泡溢出；②用注射器向胃内注入0.5～1ml空气，观察是否能闻及气过水声；③抽吸有无胃液吸出。

（6）妥善固定胃管。

（7）将胃管末端反折或关闭，避免胃液流出，将胃管及纱布置于治疗巾上。

（8）将注明插管时间、深度的标签贴于胃管末端。

（9）长期留置胃管的患儿，应每隔3天更换1次胃管。

3. 操作后

（1）整理床单元，帮助患儿取舒适卧位。

（2）整理用物，垃圾分类处理。

（3）洗手，再次核对、签名、记录。

（三）注意事项

1. 插管过程中患儿出现咳嗽、呼吸困难、发绀等，表示误入气管，应立即拔出胃管，休息片刻重新插管。

2. 拔管时应先夹闭胃管，或将胃管反折后拔出，以防胃管内残留液体反流入气道。

（四）评分标准

见表10－14。

表 10－14　新生儿留置胃管技术操作评分标准

考核时间：20____年____月____日____时			分值	科室	
考核教师：				姓名	
项目	技术操作要求		100	操作时间	
				扣分	扣分原因
准备质量标准(20分)	仪表	着装整洁、仪表端庄，洗手、戴口罩	4		
	用物	胃管、注射器、胶布、手套、石蜡油、听诊器、手电筒	4		
	评估	评估患儿有无腹胀、呕吐，经口饮入情况等	4		
	检查	患儿鼻腔及口腔黏膜的完整性	4		
	环境	整洁、安全、安静，温、湿度适宜	4		
操作流程质量标准(60分)	核对	核对医嘱及患儿身份	5		
	体位	患儿仰卧，头偏向操作者，将毛巾垫于颌下	5		
	测量	胃管置入长度为鼻尖至耳垂至脐部与剑突的中点	8		
	置入胃管	右手戴手套，检查胃管，用石蜡油润滑胃管前段	6		
		再次核对身份后，右手持胃管前端，沿一侧鼻孔缓缓插入，若患儿出现恶心，可暂停片刻；如插入不畅，应检查胃管是否盘在口中	8		
	固定	插入至测量刻度后，初步固定胃管	6		
	判断位置	判断胃管是否在胃中（应至少用2种方法确认） 1. 在胃管末端连接注射器抽吸，能抽出胃液至少1ml；注意勿用力回抽 2. 置听诊器于患儿胃部，快速经胃管向胃内注入2～3ml空气，听到气过水声 3. 将胃管末端放入生理盐水中，观察无气泡溢出	12		
	再次固定	评估有无消化道出血及胃潴留等，将回抽的胃液或半消化奶缓慢注回，并再次固定	10		

续表

考核时间：20 ____年____月____日____时		分值	科室	
考核教师：			姓名	
项目	技术操作要求	100	操作时间	
			扣分	扣分原因
终末质量标准（20分）	评估准确，操作熟练、规范，动作轻重适宜，部位准确	4		
	操作过程中患儿无损伤	4		
	操作过程中注意观察患儿肤色、心率、呼吸	4		
	每日口腔护理 2 次	4		
	胃管每 3 天更换 1 次	4		
合计		100		

十五、新生儿洗胃技术

（一）评估和观察要点

1. 评估患儿生命体征，有无洗胃禁忌证。

2. 评估患儿鼻腔情况，包括鼻黏膜有无肿胀、炎症，鼻中隔有无偏曲，有无息肉等，既往有无鼻部疾病。

（二）操作要点

1. 操作前准备

（1）洗手、戴口罩。

（2）核对医嘱单、执行单。

（3）用物准备：胃管（F5、F6、F8）、弯盘、消毒石蜡油棉球、手套、20ml 注射器、治疗巾、纱布、棉签、盛温开水的小药杯、胶布、敷贴、皮尺、剪刀、洗胃液、听诊器。

2. 操作过程

（1）备齐用物至患儿床旁，核对患儿身份。

（2）测量插入的长度：从患儿鼻尖至耳垂 + 耳垂至剑突与肚脐的中点，并做好标记。

（3）插入方法：患儿取合适卧位，清洁鼻孔，铺治疗巾于颌下，将弯盘置于患儿口角处，检查胃管是否通畅，取注射器抽5ml空气注入胃管内检查胃管是否通畅，标记测量好的胃管刻度，用石蜡油棉球润滑胃管前段，沿一侧鼻孔轻轻插入胃管。插管过程中，若出现恶心，应暂停片刻，随后迅速插入；如发现咳嗽、呼吸困难、发绀等情况，表示误入气管，应立即拔出，休息片刻后重插；插入不畅时，应检查胃管是否停留在口中，及时排除有无消化道畸形等。

（4）昏迷、吞咽和咳嗽反射消失的患儿，在插管前应去枕，头后仰。当胃管插至会厌部时，左手将婴儿头部托起，使下颌靠近胸骨柄，以增大咽喉部通道的弧度。

（5）三种方法确定胃管是否在胃内：①抽吸有无胃液；②注射器向胃内注入0.5～1ml空气，观察是否能闻及气过水声；③将胃管开口端置于药杯液面以下，观察无气泡溢出。

（6）妥善固定胃管。

（7）抽尽胃内容物，注入洗胃溶液后再回抽，每次注入量为5ml，如此反复直至回流液澄清为止。

（8）观察胃液的色、质、量，必要时留取送检。

（9）拔胃管时，应将胃管反折，以免管内液体误入气管。

3. 操作后

（1）整理床单元，帮助患儿取舒适卧位。

（2）整理用物，垃圾分类处理。

（3）洗手，再次核对、签名、记录。

（三）注意事项

1. 洗胃前检查生命体征，如有呼吸道分泌物增多或缺氧时，应先吸痰、吸氧，再插胃管洗胃。

2. 洗胃时，洗胃液的温度38～40℃。注意洗出液的颜色、性质、量，一旦洗出液呈鲜血样，应立即停止，及时通知医生予以处理。

3. 洗胃完毕后，遵照医嘱选择是否保留胃管。

4. 每次注入前抽出液量应等于注入胃液量。

（四）评分标准

见表10－15。

表10－15 新生儿洗胃技术操作评分标准

<table>
<tr><td colspan="3">考核时间：20____年____月____日____时</td><td rowspan="4">分
值
100</td><td>科室</td><td></td></tr>
<tr><td colspan="3">考核教师：</td><td>姓名</td><td></td></tr>
<tr><td rowspan="2">项目</td><td rowspan="2" colspan="2">技术操作要求</td><td>操作时间</td><td></td></tr>
<tr><td>扣分</td><td>扣分原因</td></tr>
<tr><td rowspan="4">准备质量标准（20分）</td><td>仪表</td><td>着装整洁、仪表端庄，洗手、戴口罩</td><td>5</td><td></td><td></td></tr>
<tr><td>用物</td><td>注射器、手套、温热的生理盐水</td><td>5</td><td></td><td></td></tr>
<tr><td>评估</td><td>评估患儿出生时羊水情况，有无呕吐等</td><td>5</td><td></td><td></td></tr>
<tr><td>环境</td><td>整洁、安全、安静，温、湿度适宜</td><td>5</td><td></td><td></td></tr>
<tr><td rowspan="6">操作流程质量标准（60分）</td><td>核对</td><td>核对患儿身份，核对医嘱对洗胃液有无特殊要求</td><td>8</td><td></td><td></td></tr>
<tr><td>回抽</td><td>放置胃管，判断胃管位置是否正确，判断洗胃能否进行，若胃内抽出鲜红色血液，禁忌洗胃（出生后吞入血性羊水除外）</td><td>15</td><td></td><td></td></tr>
<tr><td rowspan="4">清洗</td><td>每次抽吸≤5ml温生理盐水，缓慢注入，停顿数秒后抽吸，抽出量应≥注入量</td><td>15</td><td></td><td></td></tr>
<tr><td>洗胃过程中可将患儿进行左侧卧位、右侧卧位的体位调整，便于清洗干净</td><td>7</td><td></td><td></td></tr>
<tr><td>反复进行直至洗出液清亮</td><td>5</td><td></td><td></td></tr>
<tr><td>洗胃过程中注意观察洗出胃内容物的性质、量，若有明显出血，应终止洗胃，报告医生积极处理</td><td>10</td><td></td><td></td></tr>
</table>

续表

考核时间：20____年____月____日____时		分值	科室	
考核教师：			姓名	
项目	技术操作要求	100	操作时间	
			扣分	扣分原因
终末质量标准（20分）	评估准确，操作熟练、规范，动作轻重适宜，部位准确	4		
	操作过程中患儿无损伤	3		
	操作过程中注意观察患儿肤色、心率、呼吸	4		
	根据医嘱和病情正确选择洗胃液	4		
	洗胃后一般禁食4～6小时	3		
	巡视患儿有无呕吐等症状，观察呕吐物性状，并做好记录	2		
合计		100		

十六、新生儿管饲喂养技术

（一）评估和观察要点

1. 喂奶前检查胃管的位置和刻度。
2. 观察腹部情况，听诊肠鸣音。

（二）操作要点

1. 操作前准备

（1）洗手、戴口罩。

（2）核对医嘱单、执行单。

（3）用物准备：管饲液、注射器、听诊器。

2. 操作过程

（1）备齐用物，放置合理至患儿床前，核对患儿身份。

（2）确定医嘱喂养奶量，准备用物。

（3）确认胃管是否在胃内。

（4）检查胃管外露长度及固定情况。

（5）抽取胃内潴留量，观察潴留的性状和量，及时报告医生酌情减量或禁食。

（6）奶液的温度要保持在38～40℃。注入奶液时，应轻柔、缓慢。可利用液体的重力作用，使奶液缓慢流入。管饲完毕，注入1～2ml空气或温开水，关闭胃管末端。

（7）喂养后，尽量给予患儿头高足低体位或右侧斜坡卧位，以促进胃排空，减少呕吐或奶液反流时误吸的危险。

（8）正确记录喂养量。

3. 操作后

（1）整理床单元，帮助患儿取舒适卧位。

（2）整理用物，垃圾分类处理。

（3）洗手，再次核对、签名、记录。

（三）注意事项

1. 管饲使用的一次性无菌注射器严禁重复使用。

2. 每天口腔护理2次，每隔3天更换胃管1次。

3. 观察患儿的耐受情况，有腹胀及时告知医生。

（四）评分标准

见表10－16。

表 10-16　新生儿管饲喂养技术操作评分标准

考核时间：20____年____月____日____时			分值	科室	
考核教师：				姓名	
项目	技术操作要求		100	操作时间	
				扣分	扣分原因
准备质量标准（20分）	仪表	着装整洁，洗手（或手卫生消毒），戴口罩	3		
	用物	一次性胃管（F6、F8）、管饲液、注射器、听诊器、治疗巾（或高压灭菌小毛巾）	3		
	环境	安静、安全、整洁、舒适，光线适宜	3		
	评估	患儿病情、意识、生命体征、胃管的位置和外露刻度、肠鸣音及有无胃潴留、腹胀、腹泻等情况；操作过程中有无呼吸困难、口周发绀、SpO_2 下降，口腔、鼻腔或痰液中有无管饲液残留等情况	8		
	体位	床头抬高 15°～30°，根据病情予合适体位。胃食管反流患儿予右侧斜坡卧位。昏迷、休克患儿予平卧，头偏向一侧	3		
操作流程质量标准（60分）	整理、核对医嘱（首次管饲患儿需请家属签署知情同意书）		3		
	根据医嘱备好管饲液		3		
	携用物至床旁，核对患儿身份、腕带		3		
	抬高床头约 15°～30°，根据病情取合适体位		3		
	洗手（或卫生手消毒），戴口罩，铺治疗巾（或高压灭菌小毛巾）		3		
	检查胃管固定是否牢固，检查胃管标识及胃管外露刻度		3		
	确认胃管在胃内（3 种方法）		6		
	回抽胃管，确认是否有潴留（持续喂养患儿每 4 小时回抽一次），观察潴留液性状和量，必要时报告医生		3		
	核对管饲液（床号、种类、量等），试温		3		

续表

考核时间：20 ____年____月____日____时		分值	科室	
考核教师：			姓名	
项目	技术操作要求	100	操作时间	
			扣分	扣分原因
操作流程质量标准（60分）	反折胃管末端，连接注射器	2		
	根据医嘱采取合适的注入方法： 1. 推注法：轻柔、缓慢注入管饲液 2. 重力注入法：撤去注射器针栓，倒入管饲液，利用重力作用使管饲液缓慢流入 3. 持续微量泵注入法：注射器抽取管饲液（标注时间、床号、姓名、管饲液名称、量及输注速度），将消毒擦拭后的微量注射泵妥善放入婴儿培养箱，安装注射器，调节输注速度，启动注射泵	9		
	观察患儿生命体征、面色及有无喂养不耐受情况	5		
	管饲完毕注入1～2ml空气，关闭胃管末端	3		
	妥善固定胃管（避免打折、受压）	3		
	将患儿安置于舒适体位（胃食管反流患儿予右侧斜坡卧位）	3		
	处理用物，洗手（或卫生手消毒）	3		
	记录管饲液种类、量，胃潴留患儿记录处置措施	2		
终末质量标准（20分）	正确执行查对制度	5		
	操作方法正确、熟练	5		
	每次管饲前均要确定胃管是否在胃内	6		
	胃管固定稳妥	4		
合计		100		

十七、新生儿胃肠减压技术

（一）评估和观察要点

1. 评估患儿的病情、意识状态及腹部的症状、体征等。

2. 评估口腔黏膜、鼻腔及插管周围皮肤情况等。

3. 评估胃管的位置、固定情况及负压吸引装置工作情况等。

4. 评估患儿胃肠功能恢复情况等。

（二）操作要点

1. 操作前准备

（1）洗手、戴口罩。

（2）核对医嘱单、执行单。

（3）用物准备：胃管（F6、F8）、弯盘、消毒石蜡油棉球、手套、20ml注射器、治疗巾、纱布、棉签、小药杯内盛温开水、胶布、敷贴、皮尺、剪刀、听诊器、一次性负压吸引球等。

2. 操作过程

（1）备齐用物至患儿床旁，核对患儿身份。

（2）测量插入的胃管长度：从患儿鼻尖至耳垂+耳垂至剑突与肚脐的中点，并做好标记。

（3）插入方法：患儿取合适卧位，清洁鼻孔，铺治疗巾于颌下，将弯盘置于患儿口角处。取注射器抽5ml空气注入胃管内检查胃管是否通畅。标记测量好的胃管刻度，用石蜡油棉球润滑胃管前段，沿一侧鼻孔轻轻插入胃管。插管过程中，若出现恶心，应暂停片刻，随后迅速插入。如发现咳嗽、呼吸困难、发绀等情况，表示误入气管，应立即拔出，休息片刻后重插。插入不畅时，应检查胃管是否停留在口中，及时排除是否合并消化道畸形等。

（4）昏迷、吞咽和咳嗽反射消失，不能合作婴儿，在插管前应去枕，头后仰，当胃管插至会厌部时，左手将婴儿头部托起，使下颌靠近胸骨柄，以增大咽喉部通道的弧度。

（5）确认胃管是否在胃内。

（6）妥善固定胃管，防止牵拉脱出。

（7）正确连接负压吸引装置。负压吸力不可过强，以免堵塞管口和损伤胃黏膜。

（8）保持胃管通畅，定时回抽胃液以防止堵塞。

（9）观察引流液的性状及量，并详细记录。

（10）患儿胃肠减压时，大多无口服给药。如需经胃管给药，应加强医护沟通、核对。确需胃管给药时，先将药片碾碎，溶解后注入。用 1 ~ 2ml 温水冲洗胃管，夹管 30 分钟，并严密观察。

（11）每天至少 2 次口腔护理。

（12）每天应更换引流装置。

（13）拔管时，先将减压装置与胃管分离，关闭胃管末端，迅速拔管。

3. 操作后

（1）整理床单元，帮助患儿取舒适卧位。

（2）整理用物，垃圾分类处理。

（3）洗手，再次核对、签名、记录。

（三）注意事项

1. 插管时如遇阻力或有呛咳、恶心，面色发绀时应暂停，调整好位置，患儿面色恢复后再插。

2. 长期胃肠减压者，每 3 天更换胃管 1 次，从另一侧鼻孔插入。

3. 为保证胃肠减压效果，建议使用 F8 胃管。

（四）评分标准

见表 10 – 17。

表 10－17　新生儿胃肠减压技术操作评分标准

<table>
<tr><td colspan="3">考核时间：20____年____月____日____时</td><td rowspan="2">分值</td><td>科室</td><td></td></tr>
<tr><td colspan="3">考核教师：</td><td>姓名</td><td></td></tr>
<tr><td rowspan="2">项目</td><td colspan="2" rowspan="2">技术操作要求</td><td rowspan="2">100</td><td>操作时间</td><td></td></tr>
<tr><td>扣分</td><td>扣分原因</td></tr>
<tr><td rowspan="7">准备质量标准（20分）</td><td>仪表</td><td>着装整洁、仪表端庄，洗手、戴口罩</td><td>2</td><td></td><td></td></tr>
<tr><td rowspan="4">评估</td><td>患儿的病情、意识状态及腹部的症状、体征</td><td>2</td><td></td><td></td></tr>
<tr><td>口腔黏膜、鼻腔及插管周围皮肤情况</td><td>2</td><td></td><td></td></tr>
<tr><td>胃管的位置、固定情况及负压吸引装置工作情况</td><td>2</td><td></td><td></td></tr>
<tr><td>患儿胃肠功能恢复情况</td><td>2</td><td></td><td></td></tr>
<tr><td>物品</td><td>胃管（F5、F6、F8）、弯盘、消毒石蜡油棉球、手套、20ml 注射器、治疗巾、纱布、棉签、小药杯盛温开水、胶布、敷贴、皮尺、剪刀、听诊器、一次性负压吸引球</td><td>6</td><td></td><td></td></tr>
<tr><td>环境</td><td>安静、安全、整洁、舒适</td><td>4</td><td></td><td></td></tr>
<tr><td rowspan="8">操作流程质量标准（60分）</td><td colspan="2">核对医嘱，备齐用物，放置合理至患儿床前，核对患儿身份</td><td>3</td><td></td><td></td></tr>
<tr><td colspan="2">测量需插入的长度：从患儿鼻尖至耳垂＋耳垂至剑突与肚脐的中点，并做好标记</td><td>5</td><td></td><td></td></tr>
<tr><td colspan="2">患儿取合适卧位</td><td>2</td><td></td><td></td></tr>
<tr><td colspan="2">清洁鼻孔，铺治疗巾，将弯盘置于患儿口角处</td><td>3</td><td></td><td></td></tr>
<tr><td colspan="2">取注射器抽 5ml 空气注入胃管内检查胃管是否通畅</td><td>2</td><td></td><td></td></tr>
<tr><td colspan="2">标记胃管刻度，用石蜡油棉球润滑胃管前段</td><td>3</td><td></td><td></td></tr>
<tr><td colspan="2">沿一侧鼻孔轻轻插入胃管。插管过程中，若出现恶心，应暂停片刻</td><td>5</td><td></td><td></td></tr>
<tr><td colspan="2">如发现咳嗽、呼吸困难、发绀等情况，表示误入气管，应立即拔出，休息片刻后重插</td><td>4</td><td></td><td></td></tr>
</table>

续表

考核时间：20 ____年____月____日____时		分值	科室	
考核教师：			姓名	
项目	技术操作要求	100	操作时间	
			扣分	扣分原因
操作流程质量标准(60分)	昏迷、吞咽和咳嗽反射消失，不能合作患儿，在插管前应去枕，头后仰，当胃管插至会厌部时，左手将患儿头部托起，使下颌靠近胸骨柄，以增大咽喉部通道的弧度	4		
	3种方法确定胃管是否在胃内：（1）抽吸有无胃液；（2）注射器向胃内注入0.5～1ml空气，是否能闻及气过水声；（3）将胃管开口端置于药杯液面以下，观察无气泡溢出	4		
	妥善固定胃管	3		
	正确连接负压吸引装置，负压吸力不可过强，以免堵塞管口和损伤胃黏膜	4		
	保持胃管通畅，定时回抽胃液以防止堵塞	3		
	妥善固定，防止牵拉脱出	3		
	观察引流液的性状及量，并详细记录	3		
	整理床单元，帮助婴儿取舒适卧位	2		
	整理用物，消毒措施正确，垃圾分类处理	3		
	拔管时，先将吸引装置与胃管分离，关闭胃管末端，迅速拔管	2		
	洗手，再次核对、签名、记录	2		
终末质量标准(20分)	插管时如遇阻力或有呛咳、恶心、面色发绀时应暂停，调整好位置，患儿面色恢复后再插	5		
	长期胃肠减压者，每3天更换胃管1次，从另一侧鼻孔插入	5		
	每天2次口腔护理，每天更换引流装置	5		
	根据病情需要，选择胃管型号	5		
合计		100		

十八、新生儿按摩排便技术

(一) 评估和观察要点

1. 评估患儿病情，评估患儿腹部情况等。

2. 评估患儿排便情况，评估肛门周围皮肤黏膜情况等。

(二) 操作要点

1. 操作前准备

(1) 洗手、戴口罩。

(2) 核对医嘱单、执行单。

(3) 用物准备：注射器、生理盐水、消毒石蜡油、尿裤、湿纸巾、手套。

2. 操作过程

(1) 备齐用物至患儿床前，核对患儿身份。

(2) 将患儿包被、衣服解开，置患儿于培养箱或辐射台，给予心电监护。操作中，护理人员应密切观察患儿表情、面色、腹部情况及生命体征。

(3) 用注射器抽吸 2ml 生理盐水，从肛门注入以软化大便。用消毒石蜡油润滑腹部和操作者的右手，四指并拢以脐为中心，由内逐渐向外顺时针方向按摩整个腹部 10 分钟，动作要轻柔，用力要均匀。操作者戴手套后用右手大拇指和示指从肛门向大腿外上方按摩，做扩肛运动约 2 分钟，以舒张肛门括约肌。

(4) 待患儿有排便动作时用手将患儿双腿屈向腹部以增加腹压，促进排便，但需要注意观察双腿皮肤颜色，避免用力过大。患儿排便后为患儿行臀部护理并更换尿裤。

(5) 安置患儿，整理用物，观察记录排便情况，记录首次排胎粪时间、每天排便次数及量和粪便转黄时间。

3. 操作后

(1) 整理床单元，帮助患儿取舒适卧位。

（2）整理用物，垃圾分类处理。

（3）洗手，再次核对、签名、记录。

（三）注意事项

1. 怀疑或确诊坏死性小肠结肠炎（NEC）、消化道出血的患儿，禁忌按摩排便。

2. 按摩排便时观察患儿生命体征，有血氧饱和度波动者，暂缓按摩排便。

3. 插入肛管大小、深度适宜。

（四）评分标准

见表 10－18。

表 10－18　新生儿按摩排便技术操作评分标准

考核时间：20____年____月____日____时			分值	科室	
考核教师：				姓名	
项目	技术操作要求		100	操作时间	
				扣分	扣分原因
准备质量标准(20分)	仪表	着装整洁、仪表端庄，洗手、戴口罩	3		
	评估	患儿的病情、腹部情况、排便情况、肛周皮肤黏膜情况	7		
	物品	注射器、0.9% 生理盐水、消毒石蜡油、尿裤、湿纸巾、手套	6		
	环境	安静、安全、整洁、舒适	4		
操作流程质量标准(60分)	核对医嘱单，洗手，戴口罩		5		
	备齐用物，放置合理至患儿床前，核对患儿身份		4		
	解开患儿包被、衣服，置患儿于培养箱或辐射台，给予心电监护		5		
	用 2ml 注射器抽吸 2ml 温生理盐水，从肛门注入以软化大便		6		
	用消毒石蜡油润滑腹部和操作者的右手		5		

续表

考核时间：20____年____月____日____时		分值	科室	
考核教师：			姓名	
项目	技术操作要求	100	操作时间	
			扣分	扣分原因
操作流程质量标准(60分)	四指并拢以脐为中心，由内逐渐向外顺时针方向按摩整个腹部10分钟，动作要轻柔，用力要均匀	10		
	操作者戴手套后用右手大拇指和示指从肛门向大腿外上方按摩，做扩肛运动约2分钟，以舒张肛门括约肌	8		
	待患儿有排便动作时用手将患儿双腿屈向腹部以增加腹压，促进排便	5		
	观察记录排便情况	3		
	整理床单元，帮助患儿取舒适卧位	3		
	整理用物，按医用垃圾分类	3		
	洗手，再次核对、签名、记录	3		
终末质量标准(20分)	操作熟练，动作轻柔，注意保暖	5		
	按摩排便时观察患儿生命体征	5		
	根据患儿情况选择肛管型号，深度适宜	5		
	正确掌握按摩排便禁忌证	5		
合计		100		

十九、新生儿灌肠技术

（一）评估和观察要点

1. 评估患儿病情及身体状况，评估肛门周围皮肤、黏膜情况，取得家长配合。

2. 评估操作环境，安静、整洁，温度适宜；与家属沟通时语言规范，态度和蔼。

（二）操作要点

1. 操作前准备

（1）洗手、戴口罩。

（2）核对医嘱单、执行单。

（3）用物准备：灌肠液、肛管、注射器、治疗碗、水温计、弯盘、治疗巾、石蜡油、棉签、湿纸巾、尿裤等。

2. 操作过程

（1）备齐用物至床旁，核对患儿身份。

（2）调节室温，注意保暖。

（3）患儿取仰卧位，臀下垫一次性治疗巾。

（4）按照医嘱准备灌肠液及治疗碗，水温计测水温适宜。

（5）用注射器抽取灌肠液，连接肛管，润滑肛管前端。

（6）再次核对患儿，左手提患儿双腿，右手将肛管缓慢插入2.5～4cm，缓慢注入灌肠液。

（7）轻轻拔出肛管，更换尿裤。

3. 操作后

（1）协助患儿取舒适卧位，整理床单元。

（2）用物正确处理。

（3）洗手，正确记录。

（三）注意事项

1. 灌肠过程中注意保暖，避免受凉。

2. 液体注入速度宜慢，并注意观察患儿情况。如患儿突然腹胀加剧，应立即停止灌肠，并与医生联系，给予处理。

（四）评分标准

见表10－19。

表 10－19　新生儿灌肠技术操作评分标准

考核时间：20 ____年____月____日____时			分值	科室	
考核教师：				姓名	
				操作时间	
项目	技术操作要求		100	扣分	扣分原因
准备质量标准(20分)	仪表	着装整洁、仪表端庄，洗手、戴口罩	3		
	评估	患儿病情及身体状况，肛门周围皮肤、黏膜情况	7		
	物品	灌肠液、肛管、注射器、治疗碗、水温计、弯盘、治疗巾、石蜡油、棉签、湿纸巾、尿裤等	6		
	环境	环境安静、整洁，温度适宜	4		
操作流程质量标准(60分)	核对医嘱，洗手，戴口罩		5		
	备齐用物携至床旁，核对患儿身份		4		
	调节室温，注意保暖		5		
	患儿取仰卧位，臀下垫一次性治疗巾		5		
	抽取需要的灌肠液量至治疗碗，水温计测水温		5		
	用注射器抽取灌肠液连接肛管，石蜡油润滑肛管前端		6		
	再次核对患儿，左手提患儿双腿，右手缓慢将肛管插入2.5～4cm，缓慢推入灌肠液		12		
	推后轻轻拔出肛管，更换尿裤		5		
	协助患儿取舒适卧位，整理床单元		5		
	正确处理用物		4		
	洗手，正确记录		4		
终末质量标准(20分)	灌肠中注意保暖，避免受凉		5		
	液体注入速度适宜		5		
	灌肠过程中应观察患儿生命体征		5		
	灌肠液温度适宜		5		
合计			100		

二十、新生儿肛管排气技术

（一）评估和观察要点

1. 评估患儿病情及身体状况，评估患儿腹胀情况，肛门周围皮肤、黏膜情况，取得家长配合。

2. 评估操作环境，安静、整洁，温度适宜；与家属沟通时语言规范，态度和蔼。

（二）操作要点

1. 操作前准备

（1）洗手、戴口罩。

（2）核对医嘱单、执行单。

（3）用物准备：弯盘、肛管、消毒石蜡油、玻璃瓶（内盛3/4 水）、手套、纱布、胶布。

2. 操作过程

（1）插管

①备齐用物至床旁，核对患儿身份。

②调节室温，注意患儿保暖。

③为患儿取侧卧位或平卧位。

④将盛水的小口瓶放于床沿。

⑤橡胶管一端连接肛管，另一端插入瓶中水面以下。

⑥润滑肛管前端。

⑦再次核对患儿。

⑧自肛门插入 2.5 ~4cm。

⑨用胶布固定肛管于臀部。

⑩橡胶管留出足够长度固定在大单上。

⑪观察和记录排气情况。保留肛管约 20 分钟。

⑫手消毒，核对、签名。

（2）拔管

①核对患儿身份，观察患儿腹胀是否减轻。

②拔出肛管，清洁肛门。

③核对、签名。

④将患儿取舒适卧位，整理床单元。

⑤开窗通风，用物处理正确。

⑥洗手，正确记录。

3. 操作后

（1）整理床单元，为患儿取舒适卧位。

（2）整理用物，消毒措施正确，按医用垃圾分类。

（3）洗手，再次核对、签名、记录。

（三）注意事项

1. 肛管排气过程中注意保暖，避免受凉。

2. 操作过程中密切观察患儿情况，若出现呼吸急促、面色发绀、心率变化等异常情况，应立即终止操作并通知医生紧急处理。

（四）评分标准

见表 10－20。

表 10－20　新生儿肛管排气技术操作评分标准

<table>
<tr><td colspan="3">考核时间：20 ____年____月____日____时</td><td rowspan="2">分值</td><td colspan="2">科室</td><td></td></tr>
<tr><td colspan="3">考核教师：</td><td colspan="2">姓名</td><td></td></tr>
<tr><td rowspan="2">项目</td><td colspan="2" rowspan="2">技术操作要求</td><td rowspan="2">100</td><td colspan="2">操作时间</td><td></td></tr>
<tr><td>扣分</td><td colspan="2">扣分原因</td></tr>
<tr><td rowspan="4">准备质量标准（20 分）</td><td>仪表</td><td>着装整洁、仪表端庄，洗手、戴口罩</td><td>3</td><td></td><td colspan="2"></td></tr>
<tr><td>评估</td><td>患儿病情及身体状况，了解肛门周围皮肤、黏膜情况</td><td>7</td><td></td><td colspan="2"></td></tr>
<tr><td>物品</td><td>弯盘、肛管、消毒石蜡油、玻璃瓶（内盛 3/4 水）、手套、纱布、胶布</td><td>6</td><td></td><td colspan="2"></td></tr>
<tr><td>环境</td><td>环境安静、整洁，温度适宜</td><td>4</td><td></td><td colspan="2"></td></tr>
</table>

续表

考核时间：20____年____月____日____时			分值	科室	
考核教师：				姓名	
项目	技术操作要求		100	操作时间	
				扣分	扣分原因
操作流程质量标准（60分）	插管	核对医嘱	2		
		备齐用物携至床旁，核对患儿身份	3		
		调节室温，注意患儿保暖	3		
		患儿取侧卧或平卧位	3		
		将盛水的小口瓶放于床沿	2		
		橡胶管一端连接肛管，另一端插入瓶中水面以下	4		
		无菌石蜡油润滑肛管前端	3		
		再次核对患儿	3		
		自肛门插入2.5～4cm	5		
		用胶布固定肛管于臀部	4		
		橡胶管留出足够长度固定在大单上	4		
		观察和记录排气情况，保留肛管约20分钟	5		
		手消毒，核对、签名	3		
	拔管	核对患儿身份，观察患儿腹胀是否减轻	4		
		拔出肛管，清洁肛门	3		
		核对、签名	2		
		将患儿取舒适卧位，整理床单元	3		
		开窗通风，用物处理正确	2		
		洗手，正确记录	2		
终末质量标准（20分）	操作中正确执行查对制度		5		
	根据患儿情况选择肛管型号		5		
	操作熟练，动作轻柔		5		
	气体排出情况及腹胀情况评估到位		5		
合计			100		

二十一、新生儿抚触技术

（一）评估和观察要点

1. 查对患儿，评估婴儿病情，全身皮肤、脐部情况，向家属解释操作目的、方法。

2. 与家属沟通时语言规范、态度和蔼。

（二）操作要点

1. 操作前准备

（1）设置房间温度26～28℃，室内安静，播放柔和的音乐。

（2）准备好毛巾、尿裤、换洗的衣服和患儿润肤油、爽身粉等。

（3）操作者清洗、温暖双手，指甲短于指端，无倒刺，不戴首饰、手表。

2. 操作过程

（1）解开患儿衣服并脱去尿裤。

（2）使患儿面向操作者，位于操作者的正前方。

（3）将按摩油倒在双手上，双手摩擦至发热。

（4）按摩手法：

①抚触面部：操作者从患儿前额中心处用双手拇指往外推压，画出一个微笑状。

②抚触胸部：操作者双手放在两侧肋缘，右手向上滑向新生儿右肩，复原，左手以同样方法进行。

③抚触腹部：操作者以患儿脐为圆点，按顺时针方向按摩腹部3次，然后以“I－L－U方式”按摩，沿右上腹到右下腹书写一个I字；将L字倒写，沿横结肠下滑到乙状结肠及降结肠；U字开口朝右腹，在脐部范围进行。

④抚触手部：使患儿双手自然下垂，操作者用一只手捏住其胳膊，从上臂到手腕部轻柔挤捏，再用手指按摩手腕、手掌，捏

拿手指。同法按摩另一只手。

⑤抚触腿部：按摩婴儿的大腿、膝部、小腿。操作者从患儿大腿至踝部轻柔挤捏，然后按摩足踝及足底，捏拿足趾。

⑥抚触背部：操作者双手平放于患儿背部从颈部向下按摩，再用指尖轻轻按摩脊柱两边的肌肉，然后从颈部向臀部迂回运动。

3. 操作后

（1）给患儿穿上尿裤、衣服，整理床单元，为其取舒适卧位。

（2）整理用物，按医用垃圾分类。

（3）洗手、记录、签名。

（三）注意事项

1. 抚触前要检查婴儿的全身情况。

2. 注意室内照明适宜，避免光源刺激患儿；防止噪声，避免影响婴儿的注意力。

3. 抚触过程中密切观察患儿反应，如出现哭吵、肌张力增高、肤色发生变化应暂停，抱起并安抚其平静下来。若发现操作中患儿发生病情变化，应及时终止操作并通知医生紧急处理。

4. 抚触时避开乳腺及脐部，断脐当天不做腹部抚触。

5. 避免润肤油接触患儿的眼睛。

6. 不可强迫患儿保持固定姿势，不可用力掰扯患儿的手指和前臂。

7. 由于操作过程中患儿需要裸露肌肤，注意保暖。

（四）评分标准

见表 10 – 21。

表 10－21 新生儿抚触技术操作评分标准

考核时间：20____年____月____日____时			分值	科室	
考核教师：				姓名	
项目		技术操作要求	100	操作时间	
				扣分	扣分原因
准备质量标准(20分)	仪表	清洗、温暖双手，指甲短于指端，无倒刺，不戴首饰、手表	3		
	评估	患儿病情、局部皮肤、脐部情况等	4		
		时机：两餐之间进行，防止翻动引起患儿呕吐，一般在沐浴后进行	3		
	物品	毛巾、尿裤、换洗的衣服和婴儿润肤油、爽身粉等	6		
	环境	房间温度 26～28℃，室内安静，播放柔和的音乐	4		
操作流程质量标准(60分)	准备	解开患儿衣服，脱去尿裤	2		
		将患儿面向操作者，安放在操作者的正前方	2		
		将按摩油倒在双手上，双手摩擦至发热	2		
	头面部	操作者双手的大拇指放在患儿双眉中心，其余四指放在患儿的头两侧，拇指从眉心向太阳穴的方向进行滑动，到太阳穴处轻压	3		
		双手拇指从患儿下颌的正中央向外上方滑动时抚摸，画出一个微笑状	3		
		用十指指腹及手掌面从前额发际抚向脑后，最后在耳后乳突处轻压	3		
	胸部	双手放在两侧肋缘，右手向上滑向宝宝右肩，复原，左手以同样方法进行	8		
	腹部	按顺时针方向按摩腹部 3 次，然后以“I－L－U 方式”按摩，沿右上腹到右下腹书写一个 I 字；将 L 字倒写，沿横结肠下滑到乙状结肠及降结肠；U 字开口朝右腹，在脐部范围进行	8		

续表

<table>
<tr><td colspan="3">考核时间：20____年____月____日____时</td><td rowspan="2">分值</td><td colspan="2">科室</td><td></td></tr>
<tr><td colspan="3">考核教师：</td><td colspan="2">姓名</td><td></td></tr>
<tr><td rowspan="2">项目</td><td colspan="2" rowspan="2">技术操作要求</td><td rowspan="2">100</td><td colspan="2">操作时间</td><td></td></tr>
<tr><td>扣分</td><td colspan="2">扣分原因</td></tr>
<tr><td rowspan="14">操作流程质量标准(60分)</td><td rowspan="6">四肢</td><td>将患儿双手下垂，用一只手捏住其胳膊，从上臂到手腕部轻轻挤捏</td><td>2</td><td></td><td colspan="2"></td></tr>
<tr><td>双手手掌对夹手臂，从上到下搓滚手臂</td><td>2</td><td></td><td colspan="2"></td></tr>
<tr><td>用两拇指的指腹从患儿掌面交叉沿大小鱼际向手指方向推进</td><td>2</td><td></td><td colspan="2"></td></tr>
<tr><td>捏拉手指各关节</td><td>2</td><td></td><td colspan="2"></td></tr>
<tr><td>同样方法按摩另一只手</td><td>2</td><td></td><td colspan="2"></td></tr>
<tr><td>按摩患儿的大腿、膝部、小腿，从大腿至踝部轻轻捏挤，然后按摩足踝及足底，捏拿足趾</td><td>2</td><td></td><td colspan="2"></td></tr>
<tr><td rowspan="3">背部</td><td>患儿呈俯卧位，头偏向一侧，尽量暴露臀部</td><td>3</td><td></td><td colspan="2"></td></tr>
<tr><td>双手平放背部从颈部向下按摩，然后用指尖轻轻按摩脊柱两边的肌肉，再次从颈部向底部迂回运动</td><td>3</td><td></td><td colspan="2"></td></tr>
<tr><td>双手在两侧臀部做环形抚触</td><td>3</td><td></td><td colspan="2"></td></tr>
<tr><td rowspan="3">整理</td><td>给患儿穿上尿裤、衣服，整理床单元，帮助婴儿取舒适卧位</td><td>2</td><td></td><td colspan="2"></td></tr>
<tr><td>整理用物，按医用垃圾分类</td><td>2</td><td></td><td colspan="2"></td></tr>
<tr><td>洗手、记录、签名</td><td>2</td><td></td><td colspan="2"></td></tr>
<tr><td>要领</td><td>每个部位动作重复 4 ~ 6 次，动作连贯，力度适中，每次抚触时间为 5 ~ 15 分钟</td><td>2</td><td></td><td colspan="2"></td></tr>
</table>

续表

考核时间：20____年____月____日____时		分值	科室	
考核教师：			姓名	
项目	技术操作要求	100	操作时间	
			扣分	扣分原因
终末质量标准（20分）	操作时患儿状态舒适放松	5		
	抚触过程中密切观察患儿反应，如有不适及时暂停操作	5		
	操作中力度适中	5		
	操作中有适当的情感交流	5		
合计		100		

二十二、穿脱隔离衣技术

（一）评估和观察要点

1. 评估隔离种类，隔离衣大小是否合适。

2. 评估操作环境。

（二）操作要点

1. 操作前准备

（1）护士仪表整齐，取下手表、首饰，洗手、戴口罩。

（2）用物准备：隔离衣、无菌手套、洗手液、干手纸、速干型手消毒液。

2. 操作过程

（1）穿隔离衣

①操作者卷袖过肘、外科洗手。

②手持衣领取下隔离衣，两手将衣领的两端向外折，使内面向着操作者，并露出袖子内口，左臂入袖，举起手臂，使衣袖上抖，用左手持衣领，同法穿右臂衣袖。两手持领子中央，沿着领边向后将领扣扣好。

③扣袖扣。

④解开腰带活结。

⑤将隔离衣的一边渐向前拉，直至触到边缘后用手捏住，同法捏住另一侧。两手在背后将两侧边缘对齐，向一侧折叠，以一手按住，另一手将腰带拉至背后压住折叠处，将腰带在背后交叉，再回到前面打一活结。双手置胸前。

（2）脱隔离衣

①松解腰带，在面前打一活结。

②松解两侧袖扣，将部分袖子扁平塞入肘部工作服衣袖下，使两手露出。

③外科洗手。

④松解衣领。

⑤左手伸入右手袖口内侧拉下衣袖过手，再用衣袖遮住的右手在衣袖外侧拉下左手衣袖过手，双手轮换握住袖子，手臂逐渐退出。

⑥一手自衣内握住肩缝，随即用另一手拉住衣领。

⑦根据使用隔离衣的具体情况，选择隔离衣悬挂方法。处置隔离衣时应将清洁面向外卷好，投入污衣桶。若使用一次性隔离衣，应丢弃于加盖医用垃圾桶内。

⑧清理用物。

3. 操作后

（1）整理用物，垃圾分类处理。

（2）洗手。

（三）注意事项

1. 穿隔离衣后不得进入其他区域。

2. 保持衣领清洁，扣领扣时袖口不可触及衣领、面部或帽子。

3. 隔离衣应每天更换，如有潮湿或污染，应立即更换。

4. 隔离衣长短合适，有破损及时修补。

5. 隔离衣挂在半污染区，清洁面向外；挂在污染区，则应污染面向外。护理感染区的感染性疾病患儿时，则应污染面向外，清洁面向内。护理保护性隔离患儿，隔离衣外面应为清洁面，应卷向内。

6. 刷洗时腕部应低于肘部，避免污水倒流。

（四）评分标准

见表 10－22。

表 10－22　穿脱隔离衣技术操作评分标准

考核时间：20____年____月____日____时			分值	科室	
考核教师：				姓名	
项目	技术操作要求		100	操作时间	
				扣分	扣分原因
准备质量标准(20分)	仪表	着装整洁，取下手表、卷袖过肘、洗手、戴口罩、戴圆帽	3		
	评估	隔离种类，隔离衣大小是否合适	7		
	物品	隔离衣、手套、洗手液、干手纸、速干型手消毒剂	6		
	环境	区域划分清晰，隔离衣挂放得当	4		
操作流程质量标准(60分)	穿隔离衣	取下手表、卷袖过肘、洗手、戴口罩	5		
		手持衣领取下隔离衣，内面向着操作者，并露出袖子内口	3		
		将左臂入袖，举起手臂，使衣袖上抖，用左手持衣领	3		
		两手持领子中央，沿着领边向后将领扣扣好	3		
		扣袖扣	2		
		解开腰带活结	2		

续表

考核时间：20____年____月____日____时			分值	科室	
考核教师：				姓名	
项目		技术操作要求	100	操作时间	
				扣分	扣分原因
操作流程质量标准(60分)	穿隔离衣	将隔离衣的一边渐向前拉，直至触到边缘后用手捏住，另一手将腰带拉至背后压住折叠处	4		
		同法捏住另一侧	4		
		两手在背后将两侧边缘对齐，向一侧折叠，以一手按住	4		
		将腰带在背后交叉，再回到前面打一活结。双手置胸前	4		
	脱隔离衣	解腰带，在前面打一活结	2		
		解开两袖扣，在肘部将部分袖子塞入工作服衣袖下，使两手露出	4		
		消毒双手	2		
		解衣领	2		
		左手伸入右手袖口内拉下衣袖过手，再用衣袖遮住的右手在衣袖外面拉下左手衣袖过手，双手轮换握住袖子，手臂逐渐退出	4		
		一手自衣内握住肩缝，随即用另一手拉住衣领	3		
		根据使用隔离衣的具体情况，选择隔离衣悬挂方法	3		
		处置隔离衣时应将清洁面向外卷好，投入污衣桶	2		
		若使用一次性隔离衣，应丢弃于加盖医用垃圾桶内	2		
		洗手	2		

续表

考核时间：20____年____月____日____时		分值	科室	
考核教师：			姓名	
项目	技术操作要求	100	操作时间	
			扣分	扣分原因
终末质量标准（20分）	操作中明确区分“清洁区”与“污染区”	5		
	保持“清洁区”未被污染	5		
	不同区域的隔离衣挂放方式正确	5		
	隔离衣潮湿或污染时立即更换	5		
合计		100		

二十三、新生儿雾化吸入技术

（一）评估和观察要点

1. 评估患儿日龄、病情、意识状况。

2. 评估患儿呼吸道通气情况，患儿有无呼吸困难、咳嗽、咳痰、痰液黏稠等情况。

3. 评估患儿口、鼻腔黏膜有无感染、溃疡等。

（二）操作要点

1. 操作前准备

（1）洗手、戴口罩。

（2）核对医嘱单、执行单。

（3）用物准备：雾化机 1 台、雾化器 1 套、雾化药液（遵医嘱准备）、无菌注射器、清洁小纱布。

2. 操作过程

（1）备齐用物至患儿床旁，核对患儿身份。

（2）将患儿床头抬高，为患儿取舒适体位，在颌下垫清洁小纱布。

（3）正确连接雾化器与雾化机。核对雾化药液无误后将药液加入雾化器药液罐内，接通雾化机电源，打开电源开关，指示灯亮后，此时药液成雾状喷出。

（4）再次核对雾化药液无误后，将雾化器面罩罩住患儿口鼻，必要时可帮助患儿翻身拍背协助排痰。

（5）观察病情（面色、呼吸、咳嗽情况）及治疗效果，15～20分钟后取下面罩，关雾化开关后，关雾化机电源开关。

3. 操作后

（1）雾化结束后用清洁小纱布为患儿擦拭干净面部，做口腔护理，减少药物局部残留，为患儿取舒适体位，整理患儿床单元。

（2）正确处理用物，将雾化罐内的药液倒尽，并冲洗干净，连同雾化面罩一同浸泡消毒晾干后备用，专人专用。雾化机表面用500mg/L含氯消毒液擦拭消毒，检查性能完好备用。

（3）洗手，再次核对、签名、记录。

（三）注意事项

1. 喂奶后30分钟内避免雾化治疗，以免因不适引起呛咳和窒息。

2. 治疗前先吸痰，以免妨碍雾滴深入，降低雾化吸入效果。

3. 治疗开始后要注意有无呛咳和支气管痉挛。如雾量过大、雾化吸入时间过长、水分过多或应用对呼吸道有刺激的药物时，可引起支气管痉挛或水中毒。

4. 每次雾化治疗后都要为患儿进行口腔护理，减少药物局部残留，防止霉菌感染等并发症。

5. 每日治疗结束时，面罩、雾化罐及管道要清洗，并用含氯消毒液浸泡消毒，专人专用。

（四）评分标准

见表10－23。

表 10－23　新生儿雾化吸入技术操作评分标准

<table>
<tr><td colspan="3">考核时间：20 ____年____月____日____时</td><td rowspan="2">分值</td><td colspan="2">科室</td><td></td></tr>
<tr><td colspan="3">考核教师：</td><td colspan="2">姓名</td><td></td></tr>
<tr><td rowspan="2">项目</td><td colspan="2" rowspan="2">技术操作要求</td><td rowspan="2">100</td><td colspan="2">操作时间</td><td></td></tr>
<tr><td>扣分</td><td colspan="2">扣分原因</td></tr>
<tr><td rowspan="6">准备质量标准（20 分）</td><td>仪表</td><td>着装整洁、仪表端庄，洗手、戴口罩</td><td>3</td><td></td><td colspan="2"></td></tr>
<tr><td rowspan="3">评估</td><td>日龄、病情、意识状况</td><td>2</td><td></td><td colspan="2"></td></tr>
<tr><td>呼吸道通气情况，患者有无呼吸困难、咳嗽、咳痰、痰液黏稠等情况</td><td>3</td><td></td><td colspan="2"></td></tr>
<tr><td>口、鼻腔黏膜有无感染溃疡</td><td>2</td><td></td><td colspan="2"></td></tr>
<tr><td>物品</td><td>雾化器一套、雾化药液（遵医嘱准备）、无菌注射器、清洁小纱布</td><td>6</td><td></td><td colspan="2"></td></tr>
<tr><td>环境</td><td>安全、整洁、舒适</td><td>4</td><td></td><td colspan="2"></td></tr>
<tr><td rowspan="10">操作流程质量标准（60 分）</td><td colspan="2">核对医嘱</td><td>5</td><td></td><td colspan="2"></td></tr>
<tr><td colspan="2">备齐用物，放置合理至患儿床前，核对患儿身份</td><td>5</td><td></td><td colspan="2"></td></tr>
<tr><td colspan="2">将患儿床头抬高，置患儿于舒适体位，在颌下垫清洁小纱布</td><td>6</td><td></td><td colspan="2"></td></tr>
<tr><td colspan="2">核对药液，连接雾化器与雾化机，接通电源，打开电源开关，指示灯亮后，此时药液成雾状喷出</td><td>4</td><td></td><td colspan="2"></td></tr>
<tr><td colspan="2">再次核对药液，将面罩罩住患儿口鼻，必要时可帮助患儿翻身拍背协助排痰</td><td>5</td><td></td><td colspan="2"></td></tr>
<tr><td colspan="2">观察病情（面色、呼吸、咳嗽情况）及治疗效果</td><td>6</td><td></td><td colspan="2"></td></tr>
<tr><td colspan="2">15～20 分钟后取下面罩，按顺序关开关，再次核对药液</td><td>5</td><td></td><td colspan="2"></td></tr>
<tr><td colspan="2">用清洁小纱布擦干面部</td><td>5</td><td></td><td colspan="2"></td></tr>
<tr><td colspan="2">为患儿做好口腔护理</td><td>5</td><td></td><td colspan="2"></td></tr>
<tr><td colspan="2">将患儿置舒适体位，整理患儿床单元</td><td>4</td><td></td><td colspan="2"></td></tr>
</table>

续表

考核时间：20____年____月____日____时 考核教师：		分值	科室	
			姓名	
项目	技术操作要求	100	操作时间	
			扣分	扣分原因
操作流程质量标准(60分)	将雾化罐内的药液倒尽，并冲洗干净，连同雾化面罩一同浸泡消毒晾干后专人专用，雾化器表面用500mg/L含氯消毒液擦拭消毒	6		
	洗手，再次核对、签名、记录	4		
终末质量标准(20分)	操作中正确执行查对制度	5		
	操作过程中观察患儿生命体征及面色，如有异常立即停止操作	5		
	操作前检查雾化机性能良好	5		
	操作熟练规范	5		
合计		100		

二十四、新生儿经口鼻腔吸痰技术

（一）评估和观察要点

1. 评估患儿的病情、听诊呼吸音、有无吸痰指征、吸痰时的耐受情况等。

2. 观察患儿痰液的颜色、性质、量。

（二）操作要点

1. 操作前准备

（1）洗手、戴口罩。

（2）核对医嘱单、执行单。

（3）用物准备：治疗盘、吸引器、听诊器、氧气装置、简易呼吸气囊、吸痰管（F6）、纱布数块、棉签、治疗碗内盛生理盐水或温开水。

2. 操作过程

（1）备齐用物至患儿床旁，核对患儿身份。为患儿取舒适卧位，头转向一侧，面向操作者。

（2）连接吸引装置，打开开关，检查吸痰器性能，调节负压。新生儿吸痰负压为 60 ~ 80mmHg。

（3）打开吸痰管，右手戴无菌手套，持吸痰管，将吸痰管盘绕在手中，左手辅助连接负压管，试吸、润滑吸痰管。

（4）无负压状态下，右手将吸痰管轻柔地经口腔送入，左手控制负压，右手控制吸痰管左右旋转、向上提拉。吸净口咽部及鼻腔分泌物。每次吸引时间不超过 15 秒，两次间隔 3 ~ 5 分钟。

（5）冲洗吸痰管和负压吸引管。

（6）更换吸痰管，同法经鼻腔吸出鼻咽部分泌物。吸痰过程中应当观察患儿面色、痰液情况、血氧饱和度、生命体征的变化情况。

（7）吸痰结束，冲洗吸痰管，关闭负压开关。擦净患儿面部，协助患儿取舒适体位，听诊呼吸音，整理床单元。观察患儿呼吸道通畅情况，有无吸痰导致的并发症发生。

（8）处理用物，洗手，并记录分泌物的颜色、量、性状及吸痰前后的呼吸情况。

3. 操作后

（1）整理床单元，帮助患儿取舒适卧位。

（2）整理用物，消毒措施正确，垃圾分类处理。

（3）洗手，再次核对、签名、记录。

（三）注意事项

1. 调节负压至适当范围，避免高负压损伤患儿呼吸道黏膜。

2. 先吸口腔再吸鼻腔，可以避免吸引鼻腔时诱发婴儿喘息而将口腔内分泌物或羊水吸入气管或双肺。

3. 吸痰过程中若患儿呼吸、面色、唇色有改变，立即停止操作并严密观察。

4. 吸痰管的前端容易损伤鼻腔黏膜，在吸引过程中应轻柔左右旋转，向上提拉，不可在同一部位停留过久。

5. 选择合适的吸痰管，一根吸痰管只能使用一次。

(四) 评分标准

见表 10－24。

表 10－24　新生儿经口鼻腔吸痰技术操作评分标准

考核时间：20____年____月____日____时			分值	科室	
考核教师：				姓名	
项目	技术操作要求		100	操作时间	
				扣分	扣分原因
准备质量标准(20分)	仪表	着装整洁、仪表端庄，洗手、戴口罩	3		
	评估	患儿的病情、听诊呼吸音、有无吸痰指征及吸痰时的耐受情况，痰液的色、质、量	7		
	物品	治疗盘：吸引器、听诊器、氧气装置、简易呼吸气囊、吸痰管（F6）、纱布数块、棉签、治疗碗内盛生理盐水或温开水	6		
	环境	安全、整洁、舒适，无对流风、无阳光直射	4		
操作流程质量标准(60分)	核对医嘱		3		
	洗手，戴口罩		2		
	备齐用物，放置合理至患儿床前，核对患儿身份		3		
	检查患儿口鼻腔黏膜情况		3		
	听诊肺部呼吸音及痰液情况		4		
	协助患儿取舒适卧位，头转向一侧，面向操作者		3		
	连接吸引装置，打开开关，检查吸痰器性能，调节负压，新生儿吸痰负压 60～80mmHg		5		
	打开吸痰管，戴无菌手套		4		

续表

考核时间：20____年____月____日____时		分值	科室	
考核教师：			姓名	
项目	技术操作要求	100	操作时间	
			扣分	扣分原因
操作流程质量标准(60分)	右手持吸痰管，将吸痰管盘绕在手中	3		
	左手连接负压管，试吸、润滑吸痰管	3		
	轻柔插入吸痰管，松开吸痰管末端，左右旋转、向上提拉吸净口咽部分泌物	6		
	冲洗吸痰管和负压吸引管	3		
	更换吸痰管，同法插入鼻腔吸出鼻咽部分泌物	4		
	吸痰结束，冲洗吸痰管，取下吸痰管，关闭负压开关	3		
	擦净患儿面部，协助患儿取舒适体位，听诊呼吸音，整理床单元	4		
	处理用物，洗手	3		
	记录分泌物的颜色、量、性状及吸痰前后的呼吸情况	4		
终末质量标准(20分)	严格无菌操作	5		
	负压调节正确，呼吸道黏膜无损伤	5		
	气道分泌物及时吸出，气道通畅	5		
	吸痰过程中注意观察患儿面色、痰液情况、血氧饱和度、生命体征的变化情况	5		
合计		100		

二十五、新生儿胸腔闭式引流护理技术

（一）评估和观察要点

1. 评估患儿的生命体征和病情变化。

2. 观察引流液的颜色、性质、量。

3. 观察长管内水柱波动，胸腔闭式引流器内有无气泡逸出。

4. 观察伤口敷料有无渗出液，胸腔引流管的刻度有无移位。

（二）操作要点

1. 操作前准备

（1）洗手、戴口罩。

（2）核对医嘱单、执行单。

（3）用物准备：胸腔闭式引流装置、灭菌注射用水、持物钳两把、纱布。

2. 操作过程

（1）使用前应检查引流装置，确保胸腔闭式引流装置的密闭性。

（2）为了防止引流液倒流而发生逆行感染，要确保患儿的胸腔闭式引流瓶平面低于胸腔引流口平面至少60cm。引流管不宜过长，以防打折。

（3）胸腔闭式引流装置在日常护理更换引流瓶时，必须用双钳双向夹闭，以保持胸膜腔负压状态。

（4）操作过程中严格无菌操作，更换引流装置或拔出连接管时要用消毒纱布包好伤口，保持引流管、连接管及引流瓶清洁，定时用灭菌注射用水冲洗，以预防胸腔内感染。

（5）保持胸腔闭式引流的通畅性：

①观察引流管的水柱波动情况：水柱波动不仅可以观察胸腔闭式引流的通畅性，还可反映肺复张的程度。水柱波动的范围愈大，提示胸腔内残腔较大，肺复张不好。水柱波动逐渐消失是引流管拔除的重要指征之一；而当水柱波动突然消失，则考虑可能是管路不通畅或阻塞。

②定时挤压引流管，保证引流管通畅：当引流液为血性液时，需要每1～2小时挤压管道1次。操作时双手握住引流管10～15cm处，双手前后相接，一手手心向上，贴近胸壁，将引流

管置于指腹与大鱼际之间，另一手在距前面一只手的下端4～5cm处阻断引流管，前面的手高频快速用力地挤压引流管，随后两只手同时松开，利用引流管内液体或空气冲击将堵塞引流管的血凝块或组织块冲出，如此反复。

（6）为达到更好的引流效果，建议采取半卧位。

（7）保持伤口处敷料清洁干燥，敷料渗出较多时通知医生及时更换。

（8）定时准确记录引流量、颜色、性状。

3. 操作后

（1）整理床单元，帮助患儿取舒适卧位。

（2）整理用物，消毒措施正确，垃圾分类处理。

（3）洗手，再次核对、签名、记录。

（三）注意事项

1. 当引流出鲜血量大于5ml/（kg·h），应警惕活动性出血的可能。密切观察有无心包填塞症状，如发现患儿气急、心动过速、动态血压下降、脉压减小、面色苍灰、尿量减少、末梢花纹、发绀等情况应及时通知医生处理。

2. 若遇引流管接口处滑脱、引流管断裂或引流瓶损坏时，要立即夹闭或反折近胸端胸腔引流管，并通知医生后续处理。

3. 引流管自胸壁伤口处脱出，应立即用手顺皮肤纹理方向捏闭引流口周围皮肤（注意不要直接接触伤口），或使用无菌凡士林纱布封闭按紧伤口，避免气体经伤口进入患儿胸膜腔形成气胸。立即通知医生进行评估，换药或必要时重新置管。

4. 患儿需要外出检查时，应用两把止血钳将引流管自近心端夹闭，妥善固定。

5. 注意更换体位，防止坠积性肺炎的发生。

（四）评分标准

见表10－25。

表 10－25　新生儿胸腔闭式引流护理技术操作评分标准

<table>
<tr><td colspan="3">考核时间：20____年____月____日____时</td><td rowspan="2">分值</td><td>科室</td><td></td></tr>
<tr><td colspan="3">考核教师：</td><td>姓名</td><td></td></tr>
<tr><td rowspan="2">项目</td><td colspan="2" rowspan="2">技术操作要求</td><td rowspan="2">100</td><td>操作时间</td><td></td></tr>
<tr><td>扣分</td><td>扣分原因</td></tr>
<tr><td rowspan="8">准备质量标准（20分）</td><td>仪表</td><td>着装整洁、仪表端庄，洗手、戴口罩</td><td>2</td><td></td><td></td></tr>
<tr><td rowspan="4">评估</td><td>患儿的生命体征和病情变化</td><td>2</td><td></td><td></td></tr>
<tr><td>引流液的色、质、量</td><td>2</td><td></td><td></td></tr>
<tr><td>长管内水柱波动，胸腔闭式引流器内有无气泡逸出</td><td>2</td><td></td><td></td></tr>
<tr><td>伤口敷料有无渗出液，胸腔引流管的刻度有无移位</td><td>2</td><td></td><td></td></tr>
<tr><td>物品</td><td>胸腔闭式引流管、引流瓶、灭菌注射用水、持物钳、纱布</td><td>6</td><td></td><td></td></tr>
<tr><td>环境</td><td>清洁、安静，光线适宜</td><td>4</td><td></td><td></td></tr>
<tr><td colspan="2">核对医嘱</td><td>3</td><td></td><td></td></tr>
<tr><td rowspan="14">操作流程质量标准（60分）</td><td colspan="2">洗手，戴口罩</td><td>2</td><td></td><td></td></tr>
<tr><td colspan="2">检查无菌引流装置的密闭性</td><td>4</td><td></td><td></td></tr>
<tr><td colspan="2">取出无菌引流装置、放置合理</td><td>5</td><td></td><td></td></tr>
<tr><td colspan="2">正确倒入灭菌注射用水胸腔闭式引流瓶，长管浸入水中 3～4cm，沿引流瓶水平线上贴标签，注明日期、时间、责任人</td><td>6</td><td></td><td></td></tr>
<tr><td colspan="2">打开无菌弯盘，取无菌消毒物品</td><td>4</td><td></td><td></td></tr>
<tr><td colspan="2">携用物至床旁，核对患儿身份</td><td>3</td><td></td><td></td></tr>
<tr><td colspan="2">协助患儿取舒适体位，充分暴露引流管</td><td>4</td><td></td><td></td></tr>
<tr><td colspan="2">消毒双手</td><td>2</td><td></td><td></td></tr>
<tr><td colspan="2">铺治疗巾，打开无菌弯盘</td><td>2</td><td></td><td></td></tr>
<tr><td colspan="2">两把血管钳双重夹闭引流管近心端</td><td>6</td><td></td><td></td></tr>
<tr><td colspan="2">戴手套</td><td>2</td><td></td><td></td></tr>
<tr><td colspan="2">消毒接头，接头分离放入弯盘内</td><td>4</td><td></td><td></td></tr>
</table>

续表

考核时间：20____年____月____日____时		分值	科室	
考核教师：			姓名	
项目	技术操作要求	100	操作时间	
			扣分	扣分原因
操作流程质量标准(60分)	再次消毒接头，与连接引流瓶长管上的橡皮管相连接	4		
	正确固定引流瓶位置低于胸腔60～100cm，松开止血钳，观察引流管是否通畅	6		
	整理床单元、手卫生、记录、处理用物	3		
终末质量标准(20分)	操作熟练符合流程及无菌技术	5		
	确保引流瓶的密闭及通畅	5		
	引流管固定稳妥，引流瓶放置正确	5		
	定时准确记录引流量、颜色、性状	5		
合计		100		

二十六、新生儿CPAP呼吸机的使用技术

（一）评估和观察要点

1. 评估患儿病情、意识、生命体征、呼吸道通畅程度，排痰情况及血氧饱和度，了解患儿的体重、血气情况。

2. 向患儿家属解释操作目的，与家属沟通态度和蔼。

3. 周围环境安静、整洁，光线明亮。

（二）操作要点

1. 操作前准备

（1）洗手、戴口罩。

（2）核对医嘱单、执行单。

（3）用物准备：CPAP呼吸机1台、CPAP管路1套、灭菌注射用水500ml、用氧安全标识牌、湿化罐、鼻塞、帽子、速干

型手消毒液、电插板、听诊器。

2. 操作过程

（1）携用物至床旁，核对患儿，再次核对医嘱，为患儿取舒适体位。

（2）装 CPAP 湿化罐于湿化加温器上，湿化罐中加灭菌注射用水至适量。

（3）连接 CPAP 管路。

（4）根据患儿鼻孔大小选择合适的鼻塞，根据患儿头围尺寸选择合适的帽子。

（5）接通电源，依次打开压缩机、主机、湿化罐开关。

（6）开机后进行系统自检，自检通过后才可使用。

（7）根据患儿病情、血气值设置 CPAP 参数。

（8）检查管路连接是否紧密，检查 CPAP 的运转情况。

（9）将准备好的 CPAP 管路连接至患儿。观察显示窗的各项参数是否正确。

（10）妥善固定管道，记录 CPAP 开始使用的时间。

（11）观察患儿的病情及 CPAP 是否正常运转，及时处理报警情况，根据病情及血气值及时调整参数。

（三）注意事项

1. 执行标准预防，预防医院感染。

2. 及时处理报警。

（四）评分标准

见表 10－26。

表 10-26　新生儿 CPAP 呼吸机的使用技术操作评分标准

<table>
<tr><td colspan="3">考核时间：20____年____月____日____时</td><td rowspan="2">分值</td><td>科室</td><td></td></tr>
<tr><td colspan="3">考核教师：</td><td>姓名</td><td></td></tr>
<tr><td rowspan="2">项目</td><td colspan="2" rowspan="2">技术操作要求</td><td rowspan="2">100</td><td>操作时间</td><td></td></tr>
<tr><td>扣分</td><td>扣分原因</td></tr>
<tr><td rowspan="4">准备质量标准(20分)</td><td>仪表</td><td>着装整洁、仪表端庄，洗手、戴口罩</td><td>3</td><td></td><td></td></tr>
<tr><td>评估</td><td>患儿病情、意识、生命体征、呼吸道通畅程度，排痰情况及血氧饱和度，了解患儿的体重、血气情况</td><td>7</td><td></td><td></td></tr>
<tr><td>物品</td><td>CPAP 呼吸机 1 台、CPAP 管路 1 套、灭菌注射用水 500ml、用氧安全标识牌、湿化罐、鼻塞、帽子、速干型手消毒液、电插板、听诊器</td><td>6</td><td></td><td></td></tr>
<tr><td>环境</td><td>周围环境安静、整洁，光线明亮</td><td>4</td><td></td><td></td></tr>
<tr><td rowspan="15">操作流程质量标准(60分)</td><td colspan="2">核对医嘱</td><td>5</td><td></td><td></td></tr>
<tr><td colspan="2">携用物至床旁，核对患儿身份，协助患儿取舒适体位</td><td>3</td><td></td><td></td></tr>
<tr><td colspan="2">装 CPAP 湿化罐于湿化加温器上，湿化罐中加灭菌注射用水</td><td>3</td><td></td><td></td></tr>
<tr><td colspan="2">连接 CPAP 管路</td><td>6</td><td></td><td></td></tr>
<tr><td colspan="2">根据患儿鼻孔大小选择合适的鼻塞和帽子</td><td>5</td><td></td><td></td></tr>
<tr><td colspan="2">连接管道</td><td>5</td><td></td><td></td></tr>
<tr><td colspan="2">接通电源，依次打开压缩机、主机、湿化罐开关</td><td>3</td><td></td><td></td></tr>
<tr><td colspan="2">开机后进行系统自检，并确认自检通过</td><td>3</td><td></td><td></td></tr>
<tr><td colspan="2">根据患儿病情、血气值调整 CPAP 参数</td><td>5</td><td></td><td></td></tr>
<tr><td colspan="2">检查管路连接是否紧密，检查 CPAP 的运转情况</td><td>5</td><td></td><td></td></tr>
<tr><td colspan="2">将 CPAP 管路前端放入婴儿培养箱，连接至患儿，观察显示窗的各项参数是否正确</td><td>5</td><td></td><td></td></tr>
<tr><td colspan="2">观察患儿的病情及 CPAP 运转、报警情况，根据病情及血气值及时调整参数</td><td>5</td><td></td><td></td></tr>
<tr><td colspan="2">整理床单元，洗手</td><td>4</td><td></td><td></td></tr>
<tr><td colspan="2">记录 CPAP 开始使用的时间、参数，患儿的生命体征</td><td>3</td><td></td><td></td></tr>
</table>

续表

考核时间：20 ____年____月____日____时		分值	科室	
考核教师：			姓名	
项目	技术操作要求	100	操作时间	
			扣分	扣分原因
终末质量标准(20分)	CPAP 使用过程中按时巡视	5		
	执行标准预防，未发生医院感染	5		
	及时处理报警	5		
	保护皮肤，无压疮发生	5		
合计		100		

二十七、新生儿人工呼吸机的使用技术

（一）评估和观察要点

1. 评估患儿病情、意识、生命体征、呼吸道通畅程度，排痰情况及血氧饱和度，了解患儿的体重、血气情况。

2. 周围环境安静、整洁，光线明亮；与家属沟通态度和蔼。

（二）操作要点

1. 操作前准备

（1）护士修剪指甲，洗手、戴口罩。

（2）核对医嘱单、执行单。

（3）用物准备：呼吸机 1 台、呼吸机管路 1 套、灭菌注射用水 500ml、用氧安全标识牌、湿化罐、电插板、模拟肺、听诊器、速干型手消毒液。

2. 操作过程

（1）携用物至床旁，核对患儿身份，再次核对医嘱。

（2）为患儿取舒适体位。

（3）将呼吸机湿化罐安装于湿化加温器上，湿化罐中加灭

菌注射用水至适量。

（4）连接呼吸机管路。

（5）将呼吸机管路与模拟肺相连。

（6）应用支架将呼吸机管路支撑架好。

（7）接通电源，依次打开压缩机、主机、湿化罐开关。

（8）开机后进行系统自检，自检通过后才能使用。

（9）根据患儿病情、血气值设置呼吸机的工作模式及参数。

（10）检查呼吸机管路连接是否紧密，检查呼吸机的运转情况，并观察模拟肺显示的潮气量与设置是否相等，与呼吸机显示窗上的潮气量数值是否相等。

（11）取下模拟肺，将连接好的呼吸机管路连接至患儿。观察显示窗的各项参数是否正确，听诊双肺呼吸音对称，观察胸廓起伏。

（12）将呼吸机管路妥善固定，记录使用呼吸机的时间。

（13）观察患儿的病情及呼吸机运转情况，及时处理报警情况，根据病情及血气值及时调整呼吸机参数。

（14）协助患儿取舒适卧位，整理床单元。

（15）正确处理用物，洗手、记录。

（三）注意事项

1. 执行标准预防，预防医院感染。

2. 及时处理报警。

（四）评分标准

见表 10－27。

表 10－27 新生儿人工呼吸机的使用技术操作评分标准

<table>
<tr><td colspan="3">考核时间：20____年____月____日____时</td><td rowspan="2">分值</td><td>科室</td><td></td></tr>
<tr><td colspan="3">考核教师：</td><td>姓名</td><td></td></tr>
<tr><td rowspan="2">项目</td><td colspan="2" rowspan="2">技术操作要求</td><td rowspan="2">100</td><td>操作时间</td><td></td></tr>
<tr><td>扣分</td><td>扣分原因</td></tr>
<tr><td rowspan="4">准备质量标准(20分)</td><td>仪表</td><td>着装整洁、仪表端庄，洗手、戴口罩</td><td>3</td><td></td><td></td></tr>
<tr><td>评估</td><td>患儿的体重、病情、意识、生命体征、呼吸道通畅程度，排痰情况、血氧饱和度及血气情况</td><td>7</td><td></td><td></td></tr>
<tr><td>物品</td><td>呼吸机 1 台、呼吸机管路 1 套、灭菌注射用水 500ml、用氧安全标识牌、湿化罐、电插板、模拟肺、听诊器、手消毒液</td><td>6</td><td></td><td></td></tr>
<tr><td>环境</td><td>安静、整洁，光线明亮</td><td>4</td><td></td><td></td></tr>
<tr><td rowspan="12">操作流程质量标准(60分)</td><td colspan="2">核对医嘱</td><td>3</td><td></td><td></td></tr>
<tr><td colspan="2">携用物至床旁，核对患儿</td><td>2</td><td></td><td></td></tr>
<tr><td colspan="2">协助患儿取舒适体位</td><td>3</td><td></td><td></td></tr>
<tr><td colspan="2">装呼吸机湿化罐于湿化加温器上</td><td>3</td><td></td><td></td></tr>
<tr><td colspan="2">湿化罐中加无菌注射用水</td><td>3</td><td></td><td></td></tr>
<tr><td colspan="2">连接呼吸机管路</td><td>4</td><td></td><td></td></tr>
<tr><td colspan="2">将呼吸机管路与模拟肺相连</td><td>4</td><td></td><td></td></tr>
<tr><td colspan="2">应用支架将呼吸机管路支撑架起</td><td>2</td><td></td><td></td></tr>
<tr><td colspan="2">接通电源，依次打开压缩机、主机、湿化罐开关</td><td>2</td><td></td><td></td></tr>
<tr><td colspan="2">开机后进行系统自检通过</td><td>6</td><td></td><td></td></tr>
<tr><td colspan="2">根据患儿病情、血气值调整呼吸机的工作模式及参数</td><td>5</td><td></td><td></td></tr>
<tr><td colspan="2">检查呼吸机管路连接是否紧密，检查呼吸机的运转情况，并观察模拟肺显示的潮气量与设置是否相等，与呼吸机显示窗上的潮气量数值是否相等</td><td>5</td><td></td><td></td></tr>
</table>

续表

考核时间：20____年____月____日____时		分值	科室	
考核教师：			姓名	
项目	技术操作要求	100	操作时间	
			扣分	扣分原因
操作流程质量标准(60分)	取下模拟肺，连接患儿。观察呼吸机显示窗的各项参数是否正确，听诊双肺呼吸音，观察胸廓起伏	4		
	将呼吸机管路前端放入婴儿培养箱，记录使用呼吸机的时间	3		
	观察患儿的病情及呼吸机运转、报警情况，根据病情及血气值及时调整呼吸机参数	3		
	协助患儿取舒适卧位，整理床单元	3		
	正确处理用物	3		
	洗手，记录	2		
终末质量标准(20分)	呼吸机管道连接正确	5		
	气道管理和患儿体位管理符合要求	5		
	呼吸机报警处理正确、及时	5		
	按时巡视，观察患儿的病情变化，及时调节参数	5		
合计		100		

二十八、新生儿心肺复苏技术

（一）评估和观察要点

评估患儿心率、呼吸、血氧饱和度、肤色、反应等情况，确定患儿心率低于60次/分，或呼吸心跳骤停。

（二）操作要点

1. 刺激患儿，拍打或轻弹足底，摩擦患儿背部或两侧胸壁诱发自主呼吸。刺激无反应者，置于仰卧位，轻度伸仰颈部，“鼻吸气”体位，使咽后壁、喉和气管成直线，以利于气道开放。清除气道内的分泌物或呕吐物。

2. 人工正压通气：心率 < 100 次/分，用简易呼吸器面罩，严密置于患儿口鼻部，并有节律地挤压呼吸囊，帮助患儿进行正压通气。面罩大小应适宜，以边缘能够覆盖颌端、口和鼻，而不覆盖眼睛为宜。持续正压通气：通气频率为 40 ~ 60 次/分，通气压力 20 ~ 25cmH_2O，吸气/呼气 = 1/1.5 ~ 2.0，潮气量 6 ~ 8ml/kg。

3. 胸外按压：充分正压通气，30 秒后心率仍 < 60 次/分，给予胸外按压。按压方法有拇指法和双指法。按压部位为胸骨下 1/3 段，避开剑突。按压深度应为胸廓下陷至前后胸直径的 1/3。

4. 气管插管：胸外按压 30 秒后，心率 < 60 次/分，准备用物，配合医生行气管插管。

5. 气管插管复苏囊加压给氧 30 秒后，心率 < 60 次/分，应用复苏药物。药物治疗应根据心电监护显示心搏骤停的类型，通过静脉或气管插管给药，以促进心搏的恢复。

①心脏停搏：选用 1∶10 000 肾上腺素，每次 0.1 ~ 0.3ml/kg 静脉注射。若有必要，可遵医嘱重复使用。

②心搏徐缓：可用阿托品每次 0.03 ~ 0.1mg/kg，静脉注射，每 15 ~ 30 分钟 1 次。或用肾上腺素，用法同上。

③室性心动过速：选用利多卡因静脉注射，初次剂量为 1mg/kg，1 ~ 2 分钟注射完毕。此药的半衰期为 30 分钟。可每隔 5 分钟重复 1 次，直到心动过速停止或在 20 分钟内总量已达 5mg/kg 为止。并根据病情可继以每分钟 20 ~ 30μg/kg 速度滴注。

6. 复苏结束，继续监测生命体征及血氧饱和度等变化。观察有无并发症。

7. 整理用物及床单元，做好记录。

（三）注意事项

1. 持续呼吸囊面罩正压通气时间较长时可产生胃胀气，可为新生儿留置胃管，用注射器抽吸胃内容物及气体。

2. 早产儿吸入氧浓度应<40%。

3. 注意保暖，动作轻柔，密切监测病情变化。

4. 应确保按压速度与深度足够，尽量减少中断。

5. 胸外按压时应注意避免用力过猛或部位不正确而发生肋骨骨折或内脏损伤，同时应注意防止胃内容物反流造成窒息。

6. 肾上腺素不能直接加入碳酸氢钠溶液中输入，因碱性药物可降低其效果。

（四）评分标准

见表10－28。

表10－28　新生儿心肺复苏技术操作评分标准

考核时间：20____年____月____日____时			分值	科室	
考核教师：				姓名	
项目		技术操作要求	100	操作时间	
				扣分	扣分原因
准备质量标准（10分）	仪表	着装整洁、仪表端庄，洗手、戴口罩	2		
	评估	了解孕母及患儿B超情况，掌握各种复苏仪器设备的使用，了解家属心理状况	2		
	体位	鼻吸气位	2		
	物品	准备齐全，放置合理	2		
	环境	整洁、安全、安静，温、湿度适宜	2		
操作流程质量标准（80分）	评估	评估患儿是否足月、自主呼吸、肌张力、羊水	3		
	初步复苏	保持体温：立即置于预热辐射台上	4		
		摆正体位：置患儿于鼻吸气位，肩下垫一毛巾，使肩部抬高1.5～2cm	4		
		清理呼吸道：先吸口腔后吸鼻腔	4		
		用预热的毛巾擦干全身	4		
		触觉刺激方法正确（轻拍或手指弹足底或摩擦背部数次）	4		

续表

<table>
<tr><td colspan="3">考核时间：20 ____年____月____日____时</td><td rowspan="2">分值</td><td>科室</td><td></td></tr>
<tr><td colspan="3">考核教师：</td><td>姓名</td><td></td></tr>
<tr><td rowspan="2">项目</td><td colspan="2" rowspan="2">技术操作要求</td><td rowspan="2">100</td><td>操作时间</td><td></td></tr>
<tr><td>扣分</td><td>扣分原因</td></tr>
<tr><td rowspan="17">操作流程质量标准(80分)</td><td>评估</td><td>评估呼吸、心率、肤色</td><td>3</td><td></td><td></td></tr>
<tr><td rowspan="5">正压通气</td><td>复苏气囊加压给氧方法正确</td><td>4</td><td></td><td></td></tr>
<tr><td>CE 手法固定面罩</td><td>4</td><td></td><td></td></tr>
<tr><td>不漏气，挤压时间 1 秒</td><td>4</td><td></td><td></td></tr>
<tr><td>胸廓起伏，有呼气时间</td><td>4</td><td></td><td></td></tr>
<tr><td>频率：40～60 次/分</td><td>4</td><td></td><td></td></tr>
<tr><td>评估</td><td>评估心率</td><td>3</td><td></td><td></td></tr>
<tr><td rowspan="5">胸外心脏按压</td><td>定位：胸骨下 1/3（两乳头连线下）</td><td>4</td><td></td><td></td></tr>
<tr><td>方法：A. 拇指按压而其他手指环绕胸廓；B. 两指按压而另一只手支撑背部</td><td>4</td><td></td><td></td></tr>
<tr><td>深度：胸廓前后径的 1/3</td><td>4</td><td></td><td></td></tr>
<tr><td>频率：2 秒完成 3∶1 循环一个（1 分钟 90 次按压，30 次通气，共 120 个动作）</td><td>4</td><td></td><td></td></tr>
<tr><td>循环：心脏按压与通气比例为 3∶1，15 个循环（30 秒后评估复苏效果）</td><td>4</td><td></td><td></td></tr>
<tr><td>评估</td><td>评估心率</td><td>3</td><td></td><td></td></tr>
<tr><td>给药</td><td>遵医嘱给 1∶10 000 肾上腺素</td><td>3</td><td></td><td></td></tr>
<tr><td rowspan="2">评估</td><td>评估心率</td><td>3</td><td></td><td></td></tr>
<tr><td>复苏有效，进一步生命支持</td><td>2</td><td></td><td></td></tr>
<tr><td rowspan="4">终末质量标准(10分)</td><td colspan="2">评估准确，操作熟练、规范，动作轻重适宜，部位准确</td><td>3</td><td></td><td></td></tr>
<tr><td colspan="2">操作过程中患儿无损伤</td><td>2</td><td></td><td></td></tr>
<tr><td colspan="2">操作过程中观察患儿肤色、心率、呼吸</td><td>2</td><td></td><td></td></tr>
<tr><td colspan="2">熟练掌握复苏有效的指征：心率、反射恢复，皮肤颜色逐渐转红润，有自主呼吸，肌张力逐渐恢复</td><td>3</td><td></td><td></td></tr>
<tr><td>合计</td><td colspan="2"></td><td>100</td><td colspan="2"></td></tr>
</table>

二十九、新生儿经皮选择性浅静脉置管技术

（一）评估和观察要点

1. 评估患儿病情的严重程度和血管条件。

2. 观察患儿的神志反应和全身循环状况。

（二）操作要点

1. 操作前准备

（1）洗手、戴口罩。

（2）核对医嘱单、执行单。

（3）用物准备：静脉留置针、透明敷贴、注射器、头皮针、棉签、安尔碘、胶布。

2. 操作过程

（1）备齐用物至患儿床旁，核对患儿身份。

（2）选择粗直、易见、弹性好、不易滑动、易固定的静脉。

（3）将留置针进行排气，松动外套管，左右转动针芯。

（4）扎止血带，用消毒液棉签，以注射点为中心环形向外消毒皮肤（2 次），消毒范围大于敷贴覆盖范围。

（5）取出静脉留置针，将针头斜面朝上，绷紧患儿皮肤，15°～30°角刺入血管，见回血后降低角度再进 0.2cm，确保套管进入血管。

（6）将针芯退出 0.3～0.5cm 后，再将软管全部送入血管，拔出针芯，松止血带。

（7）使用“无张力性粘贴”法粘贴敷贴，并用胶布妥善固定，记录穿刺起止日期、时间及穿刺者姓名。

（8）根据医嘱输注药物。

3. 操作后

（1）整理床单元，为患儿取舒适卧位。

（2）整理用物，消毒措施正确，垃圾分类处理。

（3）洗手，再次核对、签名、记录。

（三）注意事项

1. 严格无菌技术，避免手指触碰已消毒好的皮肤。
2. 避免反复多次的穿刺，若两次穿刺未成功，应让患儿稍事休息后再行穿刺。
3. 一根留置针只能使用一次。
4. 若发生敷贴卷边或浮起应及时更换。
5. 发生留置针相关性并发症，应拔管重新穿刺。
6. 留置针留置安全时间不应超过 72 小时。

（四）评分标准

见表 10－29。

表 10－29 新生儿经皮选择性浅静脉置管技术操作评分标准

考核时间：20 ____年____月____日____时			分值	科室	
考核教师：				姓名	
项目	技术操作要求		100	操作时间	
				扣分	扣分原因
准备质量标准(20分)	仪表	着装整洁，洗手、戴口罩	4		
	评估	患儿病情、血管情况、所用药物理化性质、液体输注时间及疗程	6		
	物品	留置针、敷贴、棉签、安尔碘、速干型手消毒液	5		
	环境	安全、整洁、舒适，光线明亮	5		
操作流程质量标准(60分)	核对	核对患儿身份	5		
	血管	选择适宜的血管，暴露局部皮肤（若为头皮静脉，则剃去局部毛发），消毒皮肤面积不少于 8cm×8cm，待干	6		
	排气	检查效期后打开留置针并排气	6		
	消毒	再次消毒，若穿刺四肢则扎上止血带	5		

续表

<table>
<tr><td colspan="3">考核时间：20____年____月____日____时</td><td rowspan="2">分值</td><td>科室</td><td></td></tr>
<tr><td colspan="3">考核教师：</td><td>姓名</td><td></td></tr>
<tr><td rowspan="2">项目</td><td colspan="2" rowspan="2">技术操作要求</td><td rowspan="2">100</td><td>操作时间</td><td></td></tr>
<tr><td>扣分</td><td>扣分原因</td></tr>
<tr><td rowspan="7">操作流程质量标准（60分）</td><td rowspan="3">穿刺</td><td>平行旋转活动针芯，绷紧皮肤，以15°~30°进针，见回血后降低角度再进针约0.2cm</td><td>6</td><td></td><td></td></tr>
<tr><td>松开针翼并固定，拔出针芯0.3~0.5cm，将软管全部送入血管内，若穿刺四肢则松开止血带</td><td>6</td><td></td><td></td></tr>
<tr><td>连接注射器推注生理盐水确认穿刺是否成功，成功后用左手拇指与示指固定针翼，右手拔出针芯</td><td>6</td><td></td><td></td></tr>
<tr><td>固定</td><td>以穿刺点为中心，使用透明敷贴固定，固定时注意勿牵拉敷贴，应采用无张力粘贴，再使用胶布将延长部分固定于穿刺点近心端处</td><td>10</td><td></td><td></td></tr>
<tr><td>封管</td><td>正压封管，使用封管液边推注边拔针，关闭留置针上的夹子</td><td>6</td><td></td><td></td></tr>
<tr><td>标识</td><td>贴上标识，注明穿刺日期及时间</td><td>4</td><td></td><td></td></tr>
<tr><td colspan="2"></td><td></td><td></td><td></td></tr>
<tr><td rowspan="4">终末质量标准（20分）</td><td colspan="2">操作过程中观察患儿面色、生命体征、穿刺点皮肤情况</td><td>5</td><td></td><td></td></tr>
<tr><td colspan="2">操作熟练规范，穿刺一次成功</td><td>5</td><td></td><td></td></tr>
<tr><td colspan="2">严格无菌操作及手卫生</td><td>5</td><td></td><td></td></tr>
<tr><td colspan="2">固定方法符合规范</td><td>5</td><td></td><td></td></tr>
<tr><td>合计</td><td colspan="2"></td><td>100</td><td colspan="2"></td></tr>
</table>

三十、新生儿腋静脉穿刺置管技术

（一）评估和观察要点

1. 评估患儿病情及身体状况。
2. 评估患儿两侧腋窝皮肤情况。

3. 环境安静、整洁，温度适宜。

（二）操作要点

1. 操作前准备

（1）洗手、戴口罩。

（2）核对医嘱、执行单。

（3）用物准备：安尔碘、棉签及棉球、注射器、头皮针、静脉留置针、无菌透明敷贴、胶布。

2. 操作过程

（1）携用物至床旁，核对患儿身份，核对医嘱。

（2）调节室温至适宜。

（3）为患儿取仰卧位，头偏向对侧。

（4）操作者将患儿一侧手臂轻轻拉直向上，腋窝呈水平显露，穿刺上肢外展110°～145°。

（5）操作者左手拇指与其余四指轻握该侧三角肌下缘使腋窝皮肤绷紧。

（6）协助者固定患儿时，用示指或2根无菌棉签按压腋静脉的近心端，使血管充盈显露。

（7）消毒皮肤。

（8）在腋静脉下方0.5cm处，以15°～30°角直刺血管，见回血后压低角度再向前进针0.2cm。

（9）将套管推至血管内。

（10）透明敷贴固定。

（11）推注生理盐水2ml，观察局部有无渗出、肿胀、青紫、堵塞。

（12）协助患儿取舒适卧位。

3. 操作后

（1）整理床单元，安抚患儿。

（2）处理用物方法正确。

（3）洗手，签字。

（三）注意事项

1. 保留时间在 5 天以内为宜，保留时间越长感染发生率越高。

2. 新生儿臂丛神经损伤时禁用此法。

（四）评分标准

见表 10－30。

表 10－30　新生儿腋静脉穿刺置管技术操作评分标准

<table>
<tr><td colspan="3">考核时间：20____年____月____日____时</td><td rowspan="2">分
值</td><td colspan="2">科室</td><td></td></tr>
<tr><td colspan="3">考核教师：</td><td colspan="2">姓名</td><td></td></tr>
<tr><td rowspan="2">项目</td><td colspan="2" rowspan="2">技术操作要求</td><td rowspan="2">100</td><td colspan="2">操作时间</td><td></td></tr>
<tr><td>扣分</td><td colspan="2">扣分原因</td></tr>
<tr><td rowspan="4">准备质量标准(20分)</td><td>仪表</td><td>着装整洁、仪表端庄，洗手、戴口罩</td><td>3</td><td></td><td colspan="2"></td></tr>
<tr><td>评估</td><td>患儿病情及身体状况、两侧腋窝皮肤情况</td><td>7</td><td></td><td colspan="2"></td></tr>
<tr><td>物品</td><td>安尔碘、棉签及棉球、注射器、头皮针、静脉留置针、无菌透明敷贴、胶布</td><td>6</td><td></td><td colspan="2"></td></tr>
<tr><td>环境</td><td>环境安静、整洁，温度适宜</td><td>4</td><td></td><td colspan="2"></td></tr>
<tr><td rowspan="8">操作流程质量标准(60分)</td><td colspan="2">核对医嘱</td><td>3</td><td></td><td colspan="2"></td></tr>
<tr><td colspan="2">洗手、戴口罩</td><td>2</td><td></td><td colspan="2"></td></tr>
<tr><td colspan="2">携用物至床旁，核对患儿身份</td><td>3</td><td></td><td colspan="2"></td></tr>
<tr><td colspan="2">调节室温</td><td>3</td><td></td><td colspan="2"></td></tr>
<tr><td colspan="2">协助患儿取仰卧位，头偏向对侧</td><td>4</td><td></td><td colspan="2"></td></tr>
<tr><td colspan="2">将一侧手臂轻轻拉直向上，腋窝呈水平显露，穿刺上肢外展 110°～145°</td><td>5</td><td></td><td colspan="2"></td></tr>
<tr><td colspan="2">操作者左手拇指与其余四指轻握该侧三角肌下缘使腋窝皮肤绷紧</td><td>4</td><td></td><td colspan="2"></td></tr>
<tr><td colspan="2">协助者固定患儿时，用示指或 2 根无菌棉签按压腋静脉的近心端，使血管充盈显露</td><td>4</td><td></td><td colspan="2"></td></tr>
</table>

续表

考核时间：20____年____月____日____时		分	科室	
考核教师：		值	姓名	
项目	技术操作要求	100	操作时间	
			扣分	扣分原因
操作流程质量标准(60分)	消毒皮肤	3		
	在腋静脉下方0.5cm处，以15°~30°角直刺血管，见回血后压低角度再向前进针0.2cm	4		
	将套管推至血管内	4		
	透明敷贴固定	5		
	推注生理盐水2ml，观察局部有无渗出、肿胀、青紫、堵塞	4		
	协助患儿取舒适卧位	4		
	整理床单元，爱护体贴患儿	3		
	处理用物方法正确	2		
	洗手，签字	3		
终末质量标准(20分)	操作熟练，动作轻柔	5		
	透明敷贴固定妥当	5		
	操作过程中严密监测患儿生命体征	5		
	操作中体现人文关怀，注重患儿疼痛管理	5		
合计		100		

三十一、新生儿股静脉穿刺采血技术

（一）评估和观察要点

1. 核对患儿身份，评估患儿病情及身体状况。
2. 评估患儿腹股沟两侧皮肤情况。
3. 环境安静、整洁，温度适宜。

（二）操作要点

1. 操作前准备

（1）洗手，戴口罩。

（2）核对医嘱、执行单。

（3）用物准备：化验标签、试管、安尔碘消毒液、棉签、注射器、头皮针、纱布、胶布、速干型手消毒液。

2. 操作过程

（1）携用物至床旁，核对患儿身份，核对医嘱。

（2）调节室温至适宜。

（3）为患儿取仰卧位，固定大腿外展呈蛙形，充分显露腹股沟区。

（4）选择穿刺点应为患儿腹股沟中、内 1/3 交界处，在此处探明股动脉搏动后，用安尔碘消毒患儿穿刺部位及护士左手示指。

（5）护士右手持注射器在股动脉搏动内侧 0.5cm 处垂直穿刺。

（6）见回血后固定针头，抽取所需血量。

（7）拔针，用纱布压迫穿刺点 5 分钟，至出血停止，胶布固定。

3. 操作后

（1）整理床单元，帮助患儿取舒适卧位。

（2）整理用物，消毒措施正确，垃圾分类处理。

（3）洗手，再次核对、签名、记录。

（三）注意事项

1. 严格无菌操作，注意观察患儿反应。

2. 正确定位，尽量减少损伤。

（四）评分标准

见表 10－31。

表 10－31 新生儿股静脉穿刺采血技术操作评分标准

考核时间：20 ____ 年____月____日____时			分值	科室	
考核教师：				姓名	
项目		技术操作要求	100	操作时间	
				扣分	扣分原因
准备质量标准(20 分)	仪表	着装整洁、仪表端庄，洗手、戴口罩	3		
	评估	患儿病情及身体状况、腹股沟两侧皮肤情况	7		
	物品	化验标签、试管、安尔碘消毒液、棉签、注射器、头皮针、纱布、胶布、手消毒液	6		
	环境	环境安静、整洁，温度适宜	4		
操作流程质量标准(60 分)	核对医嘱		5		
	洗手，戴口罩		3		
	携用物至床旁，核对患儿身份		3		
	调节室温		3		
	协助患儿取仰卧位，固定大腿外展呈蛙形，以便显露腹股沟区		5		
	安尔碘消毒患儿穿刺部位及护士左手示指		4		
	穿刺点为腹股沟中、内 1/3 交界处		4		
	左手示指触及股动脉搏动处，右手持注射器在股动脉搏动内侧 0.5cm 处垂直穿刺，边退针，边抽回血		10		
	见回血后固定针头，抽取所需血量		6		
	拔针，用纱布压迫穿刺点 5 分钟，至出血停止，胶布固定		6		
	整理床单元，帮助患儿取舒适卧位		4		
	整理用物，消毒措施正确，垃圾分类处理		4		
	洗手，再次核对、签名、记录		3		

续表

考核时间：20____年____月____日____时		分值	科室	
考核教师：			姓名	
项目	技术操作要求	100	操作时间	
			扣分	扣分原因
终末质量标准(20分)	操作熟练，动作轻柔	5		
	严格无菌操作	5		
	定位准确，患儿损伤小	5		
	操作中严密监测患儿生命体征	5		
合计		100		

三十二、新生儿PICC置管技术

（一）评估和观察要点

1. 核对患儿身份，向家属解释操作目的、方法，操作时注意事项及配合要点，操作后摄胸部X线片的目的及注意事项。

2. 评估患儿病情，评估患儿穿刺部位皮肤及血管情况，正确选择穿刺血管，评估患儿血常规及凝血功能结果。

3. 与家属签定知情同意书，与家属沟通时语言规范、态度和蔼。

4. 穿刺室环境安静、整洁，光线明亮，室温适宜。

（二）操作要点

1. 操作前准备

（1）护士衣帽整洁，洗手、戴口罩。

（2）核对医嘱、执行单，确认知情同意书已签字。

（3）用物准备：PICC穿刺包内的物品包括安全型可撕裂导入鞘、硅胶导管（1.9F不含导丝）、切割器、纸尺；另需要准备的物品有口罩、帽子、无菌手术衣，PICC无菌准备包（内有镊子1把、剪刀1把、洞巾1块、治疗巾1块及纱布4块），止血带，无菌治疗巾2块，无菌棉签2包，75%酒精、碘伏各1瓶，无菌无粉手套2副，无菌透明敷料1片，正压肝素帽1个，10ml空针2个，生理盐水1瓶。

2. 操作过程

（1）再次核对患儿身份，置患儿于处置室辐射台保暖，由助手协助患儿穿刺侧手臂外展90°。

（2）选择穿刺点。如采用盲穿，在肘下1～1.5cm处进针。

（3）测量双侧臂围。

（4）测量定位。

①上腔静脉测量法：从预行穿刺点沿静脉走向到右胸锁关节再加0.5cm。

②下肢静脉置管测量法：患儿仰卧，下肢与躯干呈一线，从穿刺点量至脐，再由脐量至脐与剑突连线的中点即为置管长度，导管尖端应位于第9～11胸椎，即下腔静脉。

（5）建立无菌区，应用无菌技术将第1块治疗巾垫在患儿手臂下，戴手套。

（6）消毒穿刺点。消毒范围以穿刺点为中心直径>20cm，先用75%酒精清洁、待干3遍，再3遍碘伏消毒。更换手套，铺无菌孔巾及无菌治疗巾。

（7）无菌技术预冲导管。新生儿选用1.9F导管，有多种品牌，配置分为有、无导丝两种。生理盐水冲洗导管。准备肝素帽、抽吸生理盐水和肝素盐水。

（8）按预计导管长度修剪导管，使用切割器剪掉多余部分。

（9）扎止血带，穿刺。进针角度为15°～30°。见回血后，降低角度再进0.5cm，送入导入鞘（穿刺针只作为引导针，不必将其全部送入静脉；穿刺过程中，预防孔巾移动而造成的污染）。

（10）固定穿刺针，松止血带，退出针芯。

（11）轻柔置入导管（如穿刺点为上肢，预计导管尖端超过腋静脉，到达锁骨下静脉时，助手协助将患儿头部转向穿刺侧）。

（12）导管置入至预定深度（如有条件，可行 B 超定位；如导管带导丝，也可用心电图定位）。

（13）退出导入鞘，松动导入鞘两翼，撕裂导入鞘。

（14）按压穿刺点止血。

（15）穿刺点处覆盖小纱布。使体外导管呈小“S”形，无菌透明敷料固定。

（16）确定导管位置（X 线）。

3. 操作后

（1）妥善安置患儿，整理床单元。

（2）正确处理用物。

（3）洗手，记录。记录导管名称、型号、导管长度及所穿刺静脉名称、穿刺时是否顺利、摄 X 线片确定的导管位置、穿刺日期、臂围、穿刺者姓名。

（三）注意事项

1. 使用 PICC 的患儿值班护士必须及时巡视，防止堵管。

2. 1.9F 导管必须使用 10ml 以上注射器，防止导管破裂、断管。

3. 连续输液过程中，每 6 小时用生理盐水进行冲管 1 次。

4. 用生理盐水冲管后及时接通液体。输注液体前先按快进键让液体充满 PICC 管腔，然后再按正常速度泵入，特别是输注脂肪乳时。

5. 应用营养液前必须及时应用生理盐水冲管。

6. 每周更换无菌透明敷料 1 次。更换敷料时，圆盘必须放在透明敷料内。发现卷边、潮湿、污染等情况时及时更换。

7. 每日常规生理盐水冲管后再接液体。

8. 封管时，使用脉冲手法。先用生理盐水进行冲管，再用肝素盐水封管。封管液量为导管总容量×2。

9. 禁止用1.9F导管输注血液制品或抽血。

10. 多通路进行输液时，注意配伍禁忌。尤其是静脉营养液不能与钙剂、氨茶碱同时输注。

11. 禁止用注射器针头直接刺入PICC导管前端的正压肝素帽。

12. 常规泵入速度为5ml/h。如果速度低于2.5ml/h，应同时输注1～2U/ml肝素盐水，以1ml/h的速度输入抗凝。

（四）评分标准

见表10－32。

表10－32　新生儿PICC置管技术操作评分标准

<table>
<tr><td colspan="3">考核时间：20____年____月____日____时</td><td rowspan="2">分值</td><td>科室</td><td></td></tr>
<tr><td colspan="3">考核教师：</td><td>姓名</td><td></td></tr>
<tr><td rowspan="2">项目</td><td colspan="2" rowspan="2">技术操作要求</td><td rowspan="2">100</td><td>操作时间</td><td></td></tr>
<tr><td>扣分</td><td>扣分原因</td></tr>
<tr><td rowspan="4">准备质量标准(20分)</td><td>仪表</td><td>穿无菌手术衣、戴圆帽、戴口罩、戴无菌手套</td><td>3</td><td></td><td></td></tr>
<tr><td>评估</td><td>患儿病情、穿刺部位皮肤及血管情况、血常规及凝血功能结果</td><td>7</td><td></td><td></td></tr>
<tr><td>物品</td><td>PICC穿刺包内的物品：安全型可撕裂导入鞘、硅胶导管（1.9F不含导丝）、切割器、纸尺，另需要准备的物品：口罩、帽子、无菌手术衣，PICC无菌准备包（内有镊子1把、剪刀1把、洞巾1块、治疗巾1块及纱布4块），止血带，无菌治疗巾2块，无菌棉签2包，酒精、碘伏各1瓶，无菌无粉手套2副，无菌透明敷料1片，正压肝素帽1个，10ml空针2个，生理盐水1瓶</td><td>6</td><td></td><td></td></tr>
<tr><td>环境</td><td>穿刺室环境安静、整洁，光线明亮，室温适宜</td><td>4</td><td></td><td></td></tr>
</table>

续表

考核时间：20____年____月____日____时		分值	科室	
考核教师：			姓名	
项目	技术操作要求	100	操作时间	
			扣分	扣分原因
操作流程质量标准(60分)	核对医嘱，签署知情同意书	2		
	再次核对患儿身份，置患儿于预热辐射床，由助手协助患儿穿刺侧手臂外展90°	2		
	选择穿刺点	3		
	测量双侧臂围	2		
	上腔静脉测量法：从预行穿刺点沿静脉走向到右胸锁关节再加0.5cm	1		
	下肢静脉置管测量法：患儿仰卧，下肢与躯干呈一线，从穿刺点量至脐，再由脐量至脐与剑突连线的中点即为置管长度，导管尖端应位于第9～11胸椎	1		
	建立无菌区，应用无菌技术将第1块治疗巾垫在患儿手臂下，戴手套	3		
	先3遍75%酒精清洁待干，再3遍碘伏消毒，范围>20cm	4		
	更换手套，铺孔巾及治疗巾	3		
	无菌技术预冲导管，检查导管完整性	3		
	准备肝素帽、抽吸生理盐水和肝素盐水	3		
	按预计导管长度修剪导管，使用切割器剪掉多余部分	3		
	以15°～30°的角度进针，见回血后，降低角度再进0.5cm，送入导入鞘	4		
	固定穿刺针，松止血带，退出针芯	3		
	轻柔置入导管	4		
	导管置入至预定深度	3		
	退出导入鞘，松动导入鞘两翼，撕裂导入鞘	3		

续表

考核时间：20 ____年____月____日____时		分值	科室	
考核教师：			姓名	
项目	技术操作要求	100	操作时间	
			扣分	扣分原因
操作流程质量标准（60分）	按压穿刺点止血	2		
	穿刺点处覆盖小纱布。使体外导管呈小“S”形，无菌透明敷料固定	3		
	确定导管位置（X线）	2		
	妥善安置患儿，整理床单元	2		
	正确处理用物	2		
	洗手，记录	2		
终末质量标准（20分）	操作熟练，流程规范，严格无菌操作及消毒原则	5		
	冲封管手法正确	5		
	送管过程体位正确，防止导管异位	5		
	操作中体现人文关怀，注重患儿疼痛管理	5		
合计		100		

三十三、新生儿桡动脉采血技术

（一）评估和观察要点

1. 评估患儿病情，评估采血部位皮肤及血管情况。
2. 操作环境适宜，注意保暖。
3. 与患儿家属沟通语言规范、态度和蔼。

（二）操作要点

1. 操作前准备

（1）护士衣帽整洁，洗手、戴口罩。

（2）核对医嘱单、执行单。

（3）用物准备：注射器、头皮针、肝素钠、橡皮塞、安尔碘、棉签、胶布、化验标签。

2. 操作过程

（1）携用物至床旁，核对医嘱，核对床号、姓名、住院号，评估患儿病情、桡动脉处皮肤情况，Allen 试验通过，选取穿刺动脉。

（2）根据穿刺部位选择合适体位。暴露穿刺部位，操作者左手掌托住患儿穿刺侧手背，拇指置于其掌心，将手掌轻轻拉向手背约 40°，手指掌面向下压，使患儿手掌背屈呈反弓状，以充分暴露穿刺部位，使穿刺部位皮肤自然绷紧。

（3）操作者右手示指触摸桡动脉，确定搏动最强点及桡动脉走向。

（4）常规消毒皮肤，右手持针翼在桡动脉搏动最强点处进针，进针角度为 20°～30°，进针深度视患儿皮下脂肪厚薄而定。见有回血或轻拉针栓有回血即停止进针。抽血至所需血量后，拔针。

（5）用棉球压迫局部止血 5～10 分钟。对有出血倾向、凝血机制不良的患儿，压迫时间应适当延长。

（6）迅速将针头排气后插入橡胶塞内以隔绝空气。

（7）将血气标本在两手间搓动 4～5 次。

（8）再次核对患儿、执行单。

（9）贴上标签，立即送检。

（三）注意事项

1. 采集血标本前告知患儿家属注意事项。

2. 穿刺部位应压迫止血至不出血为止。

3. 血标本必须隔绝空气。

（四）评分标准

见表 10－33。

表 10－33　新生儿桡动脉采血技术操作评分标准

考核时间：20____年____月____日____时			分值	科室	
考核教师：				姓名	
项目	技术操作要求		100	操作时间	
				扣分	扣分原因
准备质量标准（20分）	仪表	着装整洁，洗手，戴口罩	3		
	物品	准备齐全、放置合理	2		
	环境	清洁、安全，光线充足，适合操作	3		
	评估	患儿的病情、桡动脉处皮肤情况	7		
	体位	患儿准备：Allen 试验	5		
操作流程质量标准（60分）	评估患儿病情（如采集动脉血气分析的特殊要求）		5		
	核对患儿身份、医嘱、检验条码信息		3		
	洗手，戴手套，戴口罩		2		
	患儿取合适体位（必要时请人协助），暴露穿刺部位		2		
	准备注射器，抽少许肝素后轻推活塞		2		
	操作者左手掌托住患儿穿刺侧手背，拇指置于其掌心，将手掌轻轻拉向手背约40°，手指掌面向下压，使患儿手掌背曲呈反弓状，以充分暴露穿刺部位，使穿刺部位皮肤自然紧绷		8		
	操作者右手示指触摸桡动脉搏动最强点		2		
	常规消毒皮肤，右手持针翼在桡动脉搏动最强点处进针，进针角度20°～30°（角度视患儿皮下脂肪厚薄而定），待针头斜面全部进入皮肤后，稍平行往前，见有回血后即停止进针，固定针头		10		
	抽吸需要的血量，拔针		3		
	用棉球按压局部止血 10 分钟		4		
	立即密闭注射器，防止空气进入，再用双手揉搓注射器以防止血液凝固		4		
	再次核对后，按要求送检		3		

续表

考核时间：20____年____月____日____时		分值	科室	
考核教师：			姓名	
项目	技术操作要求	100	操作时间	
			扣分	扣分原因
操作流程质量标准(60分)	整理床单元，取舒适体位	3		
	手卫生、记录	3		
	处理用物	3		
	洗手，摘口罩	3		
终末质量标准(20分)	严格执行无菌技术操作及查对制度	6		
	操作熟练、规范，动作轻柔	4		
	操作中注意保护患儿安全，防坠床	5		
	操作中严密观察患儿生命体征及局部有无出血及血肿	5		
合计		100		

三十四、新生儿经皮选择性动脉置管技术

（一）评估和观察要点

1. 评估患儿病情严重程度和全身循环情况。

2. 观察患儿动脉血压波动情况。

（二）操作要点

1. 操作前准备

（1）洗手、戴口罩。

（2）核对医嘱单、执行单。

（3）用物准备：留置针、心电监护仪、压力传感器、静脉留置针、透明敷贴、注射器、延长管、三通管、棉签、安尔碘、胶布、配置好的1U/ml的肝素液，用20ml、2ml空针抽取后置

无菌盘内、注射泵。

2. 操作过程

（1）备齐用物至患儿床旁，核对医嘱，核对患儿身份。

（2）拆开压力传感器和三通管，用无菌注射器抽取淡肝素液将延长管、压力传感器、三通管相连接并排气，将三通旋盖换成肝素帽。

（3）选择动脉，用手摸到动脉搏动并定位。如做桡动脉或尺动脉置管，需做 Allen 试验。

（4）以注射点为圆心向外环形消毒皮肤（2 次），消毒范围大于敷贴覆盖范围。

（5）将针尖斜面朝上，另一只手绷紧皮肤以 15°～20°角进针。见回血后，将针芯退出 0.3～0.5cm 后，再将软管全部送入血管。

（6）左手压在套管尖端的血管上，右手退出针芯，推注少许生理盐水，确认动脉留置成功。

（7）使用“无张力性粘贴”方法妥善固定，方法正确。记录穿刺起止日期、时间及穿刺者姓名。

（8）连接红色三通，接压力传感器。与淡肝素液延长管连接，并遵医嘱以相应的速度泵入，压力传感器装置及管道固定于无菌治疗巾上。

（9）连接监护仪，并“置零”。方法：先将患儿置平卧位，一次性压力传感器与患儿心脏在同一水平，平第 4 肋，将监护仪调整到“置零”的模式。拨动三通关闭淡肝素液与患儿动脉端的连接，使压力传感器与大气相通，此时监护仪显示“0”，表示“置零”成功。

（10）再次拨动三通使动脉端与传感器端相通，即可读出动脉血压。调整监护仪上的 ABP 波形至最佳波形。

3. 操作后

(1) 整理床单元，帮助患儿取舒适卧位。

(2) 整理用物，消毒措施正确，垃圾分类处理。

(3) 洗手，再次核对、签名、记录。

(三) 注意事项

1. 必须固定牢固，防止患儿躁动致导管滑脱，引起大出血。

2. 动脉置管留置时间超过3天以上者，须做导管尖端培养。动脉置管时间一般为7天，超过7天者须拔管。如病情需要，决定是否再次置管。

3. 观察监护仪上动脉波形，如有异常及时检查动脉置管通路，如有外渗或检查无回血应及时拔除。

4. 注意观察穿刺处的四肢末梢循环，防止循环不良，肢端坏死。超低出生体重儿和循环功能差的患儿可予双侧肢体湿热敷。

5. 保持动脉置管通畅。1U/ml 肝素生理盐水，按早产儿0.5ml/h、足月儿1ml/h 的输注速度维持。延长管、三通、淡肝素液须每日更换。

(四) 评分标准

见表10-34。

表 10－34 新生儿经皮选择性动脉置管技术操作评分标准

考核时间：20____年____月____日____时			分值	科室	
考核教师：				姓名	
项目	技术操作要求		100	操作时间	
				扣分	扣分原因
准备质量标准(20分)	仪表	着装整洁、仪表端庄，洗手、戴口罩	3		
	评估	患儿病情严重程度和全身循环情况、动脉血压波动情况，Allen 试验通过	7		
	物品	心电监护仪、压力传感器、静脉留置针、透明敷贴、注射器、延长管、三通管、棉签、安尔碘、胶布、配置好的 1U/ml 的肝素液，用 20ml、2ml 空针抽取后置无菌盘内、注射泵	6		
	环境	安静、安全、清洁、舒适	4		
操作流程质量标准(60分)	核对医嘱、洗手、戴口罩		3		
	备齐用物，放置合理至患儿床前，核对患儿身份		3		
	拆开压力传感器和三通管，用 20ml 空针抽取淡肝素液与延长管、压力传感器、三通管相连接并排气，将三通旋盖换成肝素帽		5		
	选择动脉，用手摸到动脉搏动并定位		3		
	以穿刺点为圆心向外环形消毒皮肤（2 次），消毒范围大于敷贴覆盖范围		3		
	将针尖斜面朝上，另一只手绷紧皮肤以 15°～20°角进针		4		
	见回血后，将针芯退出 0.3～0.5cm 后，再将软管全部送入血管		4		
	左手压在套管尖端的血管上，右手退出针芯，推注少许生理盐水，确认动脉留置成功		4		
	使用“无张力性粘贴”方法妥善固定		4		
	记录穿刺起止日期、时间及穿刺者姓名		3		
	连接红色三通，接压力传感器		3		

续表

考核时间：20___年___月___日___时		分值	科室	
考核教师：			姓名	
项目	技术操作要求	100	操作时间	
			扣分	扣分原因
操作流程质量标准(60分)	与淡肝素液延长管连接，并遵医嘱以相应的速度泵入	3		
	压力传感器装置及管道固定于无菌治疗巾上	4		
	连接监护仪，并“置零”	4		
	调整监护仪上的 ABP 波形至最佳波形	3		
	整理床单元，帮助婴儿取舒适卧位	3		
	整理用物，消毒措施正确，按医用垃圾分类	2		
	洗手，再次核对、签名、记录	2		
终末质量标准(20分)	操作熟练，流程规范，严格无菌操作	5		
	动脉置管时间一般为 7 天，超过 7 天者须拔管	5		
	置管固定妥善，用 1U/ml 肝素生理盐水保持通畅	5		
	观察穿刺处的四肢末梢循环情况，防止肢端坏死	5		
合计		100		

三十五、新生儿动脉置管内采集血标本技术

（一）评估和观察要点

1. 评估患儿病情、意识状况、有无用氧及用氧情况。

2. 评估患儿动脉置管是否通畅，患儿穿刺侧肢体的肢端循环情况。

（二）操作要点

1. 操作前准备

（1）护士衣帽整洁，洗手、戴口罩。

（2）核对医嘱单、执行单。

（3）用物准备：安尔碘、棉签、符合需要采血量的无菌注射器、无菌巾、头皮针、三通管、肝素帽、0.9%生理盐水、肝素钠液、标本采集管。

2. 操作过程

（1）备齐用物至患儿床旁，核对医嘱，核对患儿身份。

（2）用无菌注射器抽吸生理盐水2ml置于无菌盘内。

（3）无菌治疗巾垫于动脉置管三通下，认真消毒三通旋盖的肝素帽并待干。

（4）取无菌注射器抽取1.5～2ml血液后，更换无菌注射器再抽取0.5～1ml血液做血气分析，再次更换无菌注射器抽取其他血标本量。

（5）标本血量抽取完后，将第一次抽取的1.5～2ml血液注入患儿体内。用生理盐水2ml脉冲式冲管，保持三通内清洁无血块。

（6）抽血完毕后，检查管道连接是否牢固、有无血块，将动脉血压重新“置零”。

（7）再次核对患儿、执行单，贴上标签，立即将标本送检。

3. 操作后

（1）为患儿取舒适卧位，整理床单元，密切观察病情变化。

（2）整理用物，消毒措施正确，垃圾分类处理。

（3）洗手，再次核对、签名、记录。

（三）注意事项

1. 保证整个管道系统内无气泡、血凝块。抽血时注意观察肢端循环，记录抽血量。

2. 观察监护仪上动脉波形，如有异常及时检查动脉置管通路。

3. 动脉置管及三通内有血块时应及时更换。重新留置动脉导管时也需同时更换DOM。测压管内有血块时也要及时更换。

4. 注意观察穿刺处的四肢末梢循环，防止循环不良、肢端坏死。超低出生体重儿和循环功能差的患儿可予双侧肢体湿热敷。

（四）评分标准

见表10－35。

表10－35　新生儿动脉置管内采集血标本技术操作评分标准

<table>
<tr><td colspan="3">考核时间：20____年____月____日____时</td><td rowspan="2">分值</td><td>科室</td><td></td></tr>
<tr><td colspan="3">考核教师：</td><td>姓名</td><td></td></tr>
<tr><td rowspan="2">项目</td><td rowspan="2" colspan="2">技术操作要求</td><td rowspan="2">100</td><td>操作时间</td><td></td></tr>
<tr><td>扣分</td><td>扣分原因</td></tr>
<tr><td rowspan="6">准备质量标准(20分)</td><td>仪表</td><td>着装整洁、仪表端庄，洗手、戴口罩</td><td>3</td><td></td><td></td></tr>
<tr><td rowspan="2">评估</td><td>患儿病情、意识状况、有无用氧及用氧情况</td><td>3</td><td></td><td></td></tr>
<tr><td>动脉置管是否通畅，患儿穿刺侧肢体的肢端循环情况</td><td>4</td><td></td><td></td></tr>
<tr><td>物品</td><td>安尔碘、棉签、符合需要采血量的无菌注射器、无菌巾、头皮针、三通管、肝素帽、生理盐水、肝素钠液、标本采集管</td><td>6</td><td></td><td></td></tr>
<tr><td>环境</td><td>安静、安全、清洁、舒适</td><td>4</td><td></td><td></td></tr>
<tr><td colspan="5" style="display:none"></td></tr>
<tr><td rowspan="7">操作流程质量标准(60分)</td><td colspan="2">核对医嘱</td><td>5</td><td></td><td></td></tr>
<tr><td colspan="2">备齐用物，放置合理至患儿床前，核对患儿身份</td><td>4</td><td></td><td></td></tr>
<tr><td colspan="2">用无菌注射器抽吸生理盐水2ml置于无菌盘内</td><td>3</td><td></td><td></td></tr>
<tr><td colspan="2">将无菌治疗垫铺于动脉置管三通下，认真消毒三通旋盖的肝素帽并待干</td><td>4</td><td></td><td></td></tr>
<tr><td colspan="2">取无菌注射器抽取1.5～2ml血液</td><td>6</td><td></td><td></td></tr>
<tr><td colspan="2">更换经肝素化的注射器抽取0.5～1ml血液做血气分析</td><td>5</td><td></td><td></td></tr>
<tr><td colspan="2">再次更换无菌注射器抽取其他血标本量</td><td>5</td><td></td><td></td></tr>
</table>

续表

考核时间：20____年____月____日____时		分值	科室	
考核教师：			姓名	
项目	技术操作要求	100	操作时间	
			扣分	扣分原因
操作流程质量标准(60分)	标本血量抽取完后，将第一次抽取的1.5～2ml血液注入患儿体内	6		
	生理盐水2ml脉冲式冲管，保持三通内清洁无血块	5		
	抽血完毕后，检查管道连接是否牢固、有无血块，将动脉血压重新“置零”	4		
	再次核对患儿、执行单，贴上标签，立即将标本送检	3		
	将患儿取舒适卧位，整理床单元，密切观察病情变化	4		
	整理用物，消毒措施正确，垃圾分类处理	3		
	洗手，再次核对、签名、记录	3		
终末质量标准(20分)	操作熟练，流程规范	5		
	操作过程中整个管道系统内无气泡、血凝块	5		
	时刻注意观察穿刺处的四肢末梢循环情况，无坏死发生	5		
	严格无菌操作，管道系统内有血块时及时更换	5		
合计		100		

三十六、中心静脉导管尖端培养技术

（一）评估和观察要点

1. 评估患儿日龄、病情、意识状况。
2. 评估导管留置时间。
3. 评估穿刺部位皮肤状况和肢体活动度。

（二）操作要点

1. 操作前准备

（1）护士衣帽整洁，洗手、戴口罩。

（2）核对医嘱单、执行单。

（3）用物准备：安尔碘、无菌大棉签、无菌巾、无菌手套、无菌剪刀、无菌敷贴、无菌注射器、生理盐水、标本采集管、血培养瓶、采血针。

2. 操作过程

（1）备齐用物至患儿床旁，核对医嘱，核对患儿身份。

（2）操作前分别采集血培养标本两套，一套从可疑感染的中心静脉导管采集，另一套从另一侧外周静脉采集。

（3）将患儿摆放体位，使导管穿刺点位置低于心脏水平。

（4）戴无菌手套，沿穿刺点及周围皮肤常规消毒铺无菌治疗巾，撕去旧敷贴，以穿刺点为中心由内向外螺旋式消毒。

（5）缓慢移出导管，迅速按压穿刺点，并检查导管完整性。

（6）再次消毒穿刺点及周围皮肤，以无菌敷贴覆盖。

（7）抽取2～3ml生理盐水置于标本采集管内，用无菌剪刀剪导管尖端置于管内，留取标本。

（8）再次核对患儿、执行单，贴上标签，立即将标本送检。

3. 操作后

（1）将患儿取舒适卧位，整理床单元，密切观察病情变化。

（2）整理处置用物。

（3）洗手，再次核对、签名、记录。

（三）注意事项

1. 采集标本的时机尽量选在使用抗生素之前。

2. 留取导管标本应与采集血培养标本同时进行，采集时间宜在5分钟内。

3. 严格无菌操作，消毒措施正确。规范处理用物。

（四）评分标准

见表 10－36。

表 10－36　中心静脉导管尖端培养技术操作评分标准

考核时间：20____年____月____日____时			分值	科室	
考核教师：				姓名	
项目	技术操作要求		100	操作时间	
				扣分	扣分原因
准备质量标准（20分）	仪表	着装整洁、仪表端庄，洗手、戴口罩、戴无菌手套	3		
	评估	患儿日龄、病情、意识状况、导管留置时间、穿刺部位皮肤状况和肢体活动度	7		
	物品	安尔碘、无菌大棉签、无菌巾、无菌手套、无菌剪刀、无菌敷贴、无菌注射器、生理盐水、标本采集管、血培养瓶、采血针	6		
	环境	消毒病房，减少人员走动	4		
操作流程质量标准（60分）	核对医嘱		4		
	洗手、戴口罩		3		
	备齐用物，放置合理至患儿床前，核对患儿身份		3		
	操作前分别采集血培养标本两套，一套从可疑感染的中心静脉导管采集，另一套从另一侧外周静脉采集		5		
	将患儿摆放体位，使导管穿刺点位置低于心脏水平		4		
	戴无菌手套		3		
	沿穿刺点及周围皮肤常规消毒		4		
	铺无菌治疗巾		3		
	撕去旧敷贴		3		
	再次以穿刺点为中心由内向外螺旋式消毒		4		
	缓慢移出导管		4		
	迅速按压穿刺点		2		

续表

<table>
<tr><td colspan="2">考核时间：20 ____年____月____日____时</td><td rowspan="2">分值</td><td>科室</td><td></td></tr>
<tr><td colspan="2">考核教师：</td><td>姓名</td><td></td></tr>
<tr><td rowspan="2">项目</td><td rowspan="2">技术操作要求</td><td rowspan="2">100</td><td>操作时间</td><td></td></tr>
<tr><td>扣分</td><td>扣分原因</td></tr>
<tr><td rowspan="7">操作流程质量标准(60分)</td><td>检查导管完整性</td><td>4</td><td></td><td></td></tr>
<tr><td>再次消毒穿刺点及周围皮肤，以无菌敷贴覆盖</td><td>4</td><td></td><td></td></tr>
<tr><td>抽取2～3ml 0.9%生理盐水置于标本采集管内，用无菌剪刀剪导管尖端置于管内，留取标本</td><td>2</td><td></td><td></td></tr>
<tr><td>再次核对患儿，贴上标签，扫码后立即送检</td><td>2</td><td></td><td></td></tr>
<tr><td>将患儿取舒适卧位，整理床单元</td><td>2</td><td></td><td></td></tr>
<tr><td>整理处置用物</td><td>2</td><td></td><td></td></tr>
<tr><td>洗手，再次核对、签名、记录</td><td>2</td><td></td><td></td></tr>
<tr><td rowspan="4">终末质量标准(20分)</td><td>采集标本的时机选择正确（尽量选在未使用抗生素之前）</td><td>5</td><td></td><td></td></tr>
<tr><td>留取导管标本与采集血培养标本同时进行，采集时间在5分钟内</td><td>5</td><td></td><td></td></tr>
<tr><td>严格无菌操作，消毒措施正确，规范处理用物</td><td>5</td><td></td><td></td></tr>
<tr><td>操作中患儿安全措施到位</td><td>5</td><td></td><td></td></tr>
<tr><td>合计</td><td></td><td>100</td><td colspan="2"></td></tr>
</table>

三十七、新生儿静脉输血技术

（一）评估和观察要点

1. 评估患儿病情。

2. 评估患儿血型、血常规、输血前四项等化验结果，有无输血史及输血不良反应史。

3. 评估局部皮肤及血管情况。

4. 观察有无输血反应。

（二）操作要点

1. 操作前准备

（1）护士衣帽整洁，洗手、戴口罩。

（2）核对医嘱单、执行单。

（3）用物准备：配置好的血液制品、输血器、注射器、7.5号以上静脉输液针、输血泵、0.9%生理盐水、安尔碘、棉签。

2. 操作过程

（1）双人核对医嘱，两名医务人员按照“三查八对”逐项核对交叉配血报告单及血袋标签内容。检查血制品有效期、血制品质量、输血装置是否完整。准确无误后签署核对者姓名及时间。

（2）双人携病历和物品至患儿床旁，确认患儿身份：核对腕带、床号、姓名、性别、年龄、住院号、血袋号、血型、交叉实验结果、血制品种类、剂量等，再次核对血液。

（3）为患儿取合适体位，暴露穿刺部位，按静脉输液操作建立静脉通道，备好输血泵。

（4）输血：双人再次核对患儿姓名及血型，确认无误后，以手腕旋转动作将血袋内的血液轻轻摇匀，打开血袋口，常规消毒，将输血器针头插入血袋开口胶管内。血袋挂于输液架上。如无输血泵，可使用输血注射泵。将输血器末端连接三通，抽取已经过输血器滤过的准确输血量。

（5）将备好血液的装置直接与静脉输液针（7.5号以上）连接。连接患儿静脉置管端。调节输血泵速，输血开始速度不应超过3滴/分或12ml/h。

（6）准确记录输血开始时间，双人签名。观察15分钟无不良反应，遵医嘱根据患儿病情、胎龄、体重调节至相应输血速度。

（7）加强巡视，观察患儿病情及有无输血反应，至输血完毕。抽取生理盐水 3 ~5ml 冲管。

（8）准确记录输血结束时间，再次核查患儿及输血各项信息，双人签名确认。

（9）整理用物。血袋低温保存 24 小时。输血记录单及交叉配血报告单归入患儿病历中。

3. 操作后

（1）整理床单元，帮助患儿取舒适卧位。

（2）整理用物，垃圾分类处置。

（3）洗手，再次核对，做好输血记录（输血时间、种类、量、血型、血袋号、滴数和输血反应），签名。

（三）注意事项

1. 血制品不得加热，禁止随意加入其他药物，不得自行储存。须尽快使用，1 个单位的血制品，输注时间不得超过 4 小时。

2. 输注开始的 15 分钟及输血过程中应定期对患儿进行观察。

3. 血液制品从血库取出后 30 分钟内开始输注。

4. 连续输注不同供血者血制品时，中间用生理盐水冲洗。

5. 出现输血反应立即停止输血，更换输血器。生理盐水维持静脉通路。通知医生，做好抢救准备，保留余血，并记录。

6. 登记输血信息，血袋送回血库保存。

（四）安全输血流程及评分标准

见图 10 - 1、表 10 - 37。

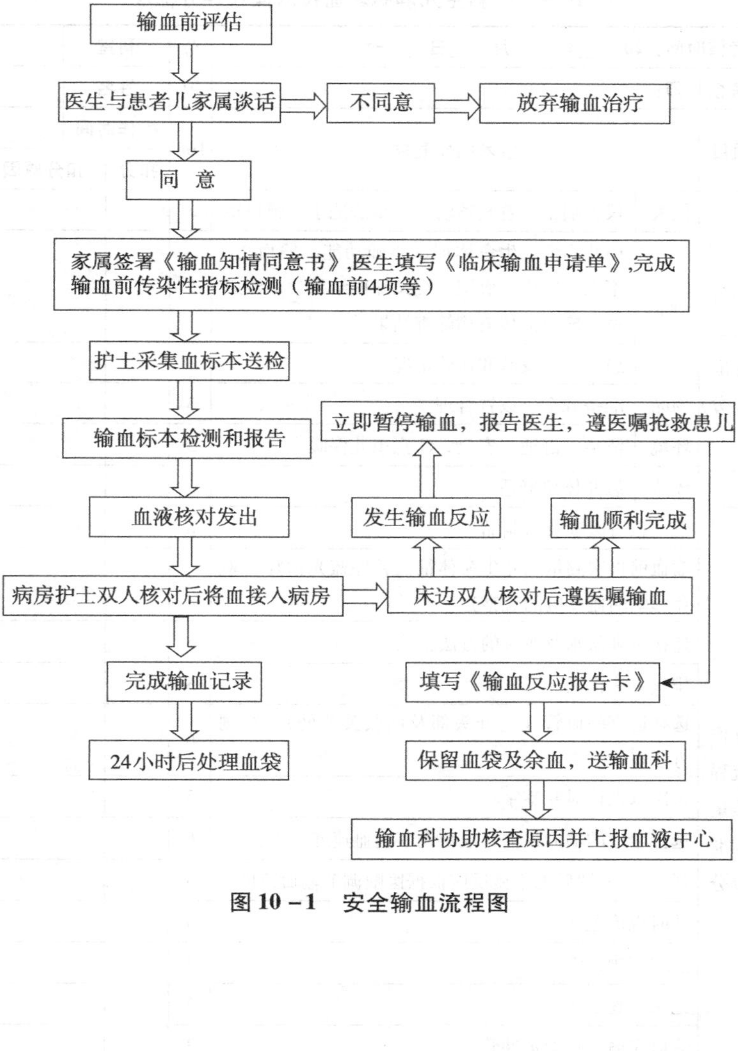

图 10－1　安全输血流程图

表 10－37　新生儿静脉输血技术操作评分标准

考核时间：20 ____年____月____日____时			分值	科室	
考核教师：				姓名	
项目	技术操作要求		100	操作时间	
				扣分	扣分原因
准备质量标准（20分）	仪表	仪表端正、着装整洁，六步法洗手，戴口罩	3		
	评估	患儿病情、生命体征、心肺功能、输血史、不良反应史、血型、交叉配血结果、血液质量、输血前传染病筛查结果	5		
		患儿局部皮肤和血管情况	3		
	物品	准备齐全、放置合理	3		
	环境	清洁、舒适、安全，注意患儿保暖	3		
	体位	患儿体位舒适	3		
操作流程质量标准（60分）	双人核对医嘱及血制品		8		
	输血前再次测量患儿生命体征、暂停蓝光治疗（避免影响输血反应的观察）		5		
	连接生理盐水及血液的方法正确		5		
	排气方法正确		3		
	选择适宜的血管（避开头部及四肢关节处），穿刺方法正确		6		
	再次双人核对并签字		5		
	选择合适的输血仪器，规范调节输血速度		6		
	观察 15 分钟后无不良反应根据医嘱调节输血速度		5		
	及时规范巡视		5		
	整理用物，洗手		3		
	记录，签全名		3		
	输血完输生理盐水冲管		3		
	整理用物，洗手，记录		3		

续表

考核时间：20____年____月____日____时		分值	科室	
考核教师：			姓名	
项目	技术操作要求	100	操作时间	
			扣分	扣分原因
终末质量标准(20分)	严格执行查对制度、无菌技术、标准预防、安全输血指南	8		
	操作规范准确，无血液泼洒、浪费现象	2		
	了解患儿输血不良反应表现，观察处理及时正确	5		
	提问：常见输血不良反应症状、体征	5		
合计		100		

三十八、新生儿换血治疗技术

（一）评估和观察要点

1. 评估患儿的诊断、病情、日龄、体重、生命体征及黄疸的程度、进展。

2. 评估外周动、静脉情况，尤其是动脉穿刺侧肢体的血供及肢端末端血循环情况。

（二）操作要点

1. 操作前准备

（1）护士衣帽整洁，洗手、戴口罩。

（2）核对医嘱单、执行单。

（3）用物准备：0.9%生理盐水250ml、肝素液、500ml百特袋、输液延长管、换血用输血器、加温器、三通、电子秤、注射泵、血糖仪、试纸、抗凝试管、血清试管、无菌剪刀、无菌手套、无菌注射器（2ml、20ml、50ml各一具）、输液泵、体温表、电极片，必要时备苯巴比妥钠。

2. 操作过程

（1）备齐用物至患儿床旁，核对医嘱，核对患儿身份。

（2）患儿的准备：①胃肠道准备。术前禁食 4 小时，或插胃管将胃内容物抽空，防止术中呕吐引起窒息。②镇静。术前 30 分钟按医嘱予苯巴比妥钠 5 ~ 10mg/kg 静脉注射。③ 建立动静脉通路。

（3）双人核对血袋，接上加温器加温血液。

（4）连接抽血通路，将红色三通连接经改装的输液泵管，连接空百特袋。

（5）用 25U/ ml 淡肝素液冲洗抽血通路，秤重量并记录。

（6）将输液泵管装上输液泵。

（7）红色三通其中一端持续用含 10U/ml 淡肝素液以 30ml/h 速度维持，另一端接动脉留置针。

（8）抽血用的输血器末端接蓝色三通，用来抽取血袋内血液，静脉留置针接上另一枚蓝色三通。

（9）双人再次核对血袋及床头卡、手腕带，确认无误后开始换血。

（10）换血开始前监测生命体征（呼吸、心率、血压、体温），抽取动脉血测血糖、血气分析、血清胆红素、肝肾功能、电解质、凝血全套、血常规，记录抽血量。

（11）开始换血后，每隔 5 分钟监测一次无创血压，根据血压波动调节出入量速度。

（12）换血 5 分钟，测量体温、SpO_2 及心率，观察有无输血反应。

（13）保持抽血通路通畅，每抽出 50ml 血液用含 1U/ml 的淡肝素液 0. 5ml 间断正压冲洗动脉留置针，观察血袋、抽血管道及红色三通内有无凝血来调节肝素浓度。

（14）监测血糖：每换 100ml 血监测血糖一次，观察百特袋内重量有无持续增加。

（15）换血至总量的1/2时复查血气、血常规、电解质及血清胆红素，记录抽血量。两袋血液之间以0.9%生理盐水冲洗管路。

（16）换血结束后，抽血复查血气、血常规、电解质、血糖、凝血全套及血清胆红素，监测血压、心率、SpO_2及体温。

（17）百特袋秤重以计算换出血量，并详细记录每次出量、入量、累积出入量及用药情况等。

3. 操作后

（1）整理床单元，为患儿取舒适卧位继续蓝光治疗，密切观察病情变化。

（2）整理用物，消毒措施正确，垃圾分类处理。

（3）洗手，再次核对、签名、记录。

（三）注意事项

1. 血液加温时加温器设置为37.5℃。换血输血器由末端开始缠绕，尽量使输血器管道均匀绕在加温器上。

2. 输液泵管连接输液泵时红色三通在上方，墨菲滴管在下方，切勿接反。

3. 红色三通开关方向正确，以10U/ml淡肝素液注入患儿动脉。

4. 1U/ml淡肝素液冲洗动脉留置针时先回抽后冲洗，避免发生空气栓塞。

（四）评分标准

见表10－38。

表 10－38　新生儿换血治疗技术操作评分标准

考核时间：20____年____月____日____时			分值	科室	
考核教师：				姓名	
项目	技术操作要求		100	操作时间	
				扣分	扣分原因
准备质量标准（20分）	仪表	着装整洁、仪表端庄，洗手、戴口罩	3		
	评估	患儿的病情、日龄、体重、生命体征及黄疸的程度、进展	3		
		外周动、静脉情况，尤其是动脉穿刺侧肢体的血供及肢端末端血循环情况	3		
	物品	0.9% NaCl 250ml、肝素液、500ml 百特袋、输液延长管、换血用输血器、加温器、三通管、电子秤、注射泵、血糖仪、试纸、抗凝试管、血清试管、无菌剪刀、无菌手套、空针（2ml、20ml、50ml）、输液泵、体温表、电极片，必要时备苯巴比妥钠	3		
	患儿	术前禁食 4 小时，或插胃管将胃内容物抽空，防止术中呕吐引起窒息	2		
		术前 30 分钟按医嘱予苯巴比妥钠 5～10mg/kg 静脉注射	2		
		建立动静脉通路	2		
	环境	消毒病房，安全、安静，避免人员走动	2		
操作流程质量标准（60分）	核对医嘱，核对换血知情同意书		4		
	备齐用物，放置合理至患儿床前，核对患儿身份		2		
	双人核对血袋，接上加温器加温血液		2		
	连接抽血通路，将红色三通连接经改装的输液泵管，接空百特袋		2		
	用 25U/ml 淡肝素液冲洗抽血通路，秤重量并记录		2		
	将输液泵管装上竖泵		2		
	红色三通中一路用 10U/ml 淡肝素液以 30ml/h 速度维持，另一路接动脉留置针		3		

续表

考核时间：20____年____月____日____时		分值	科室	
考核教师：			姓名	
项目	技术操作要求	100	操作时间	
			扣分	扣分原因
操作流程质量标准(60分)	抽血用的输血器末端接蓝色三通，用来抽取血袋内血液，静脉留置针接上另一蓝色三通	3		
	双人再次核对血袋及床头卡、手腕带，确认无误后开始换血	3		
	换血开始前监测生命体征、呼吸、心率、血压、体温，抽取动脉血测血糖、血气分析、血清胆红素、肝肾功能、电解质、凝血全套、血常规，记录抽血量	3		
	开始换血后，每隔5分钟监测一次无创血压，根据血压波动调节出入量速度	3		
	换血5分钟，测体温、SpO_2及心率，观察有无输血反应	3		
	保持抽血通路通畅，每抽出50ml血用1U/ml淡肝素液0.5ml间断正压冲洗动脉留置针，观察血袋、抽血管道及红色三通内有无血凝块来调节肝素浓度	4		
	监测血糖，每换100ml血测一次，维持正常，观察百特袋内重量有无持续增加	4		
	换血至总量的1/2时复查血气、血常规、电解质及血清胆红素，记录抽血量。两袋血间以0.9% NaCl冲洗换血输血器及输血通路	5		
	换血结束后，抽血复查血气、血常规、电解质、血糖、凝血全套及血清胆红素，监测血压、心率、SpO_2及体温	5		
	百特袋秤重以计算换出血量，并详细记录每次出量、入量、累积出入量及用药情况等	4		
	整理床单元，帮助婴儿取舒适卧位继续光疗，密切观察病情变化	2		
	整理用物，消毒措施正确，垃圾分类处理	2		
	洗手，再次核对、签名、记录	2		

续表

<table>
<tr><td colspan="2">考核时间：20 ____年____月____日____时</td><td rowspan="2">分
值</td><td>科室</td><td></td></tr>
<tr><td colspan="2">考核教师：</td><td>姓名</td><td></td></tr>
<tr><td rowspan="2">项目</td><td rowspan="2">技术操作要求</td><td rowspan="2">100</td><td>操作时间</td><td></td></tr>
<tr><td>扣分</td><td>扣分原因</td></tr>
<tr><td rowspan="4">终末质量标准(20分)</td><td>操作熟练，操作者具有良好的临床知识、观察和判断能力及技术</td><td>5</td><td></td><td></td></tr>
<tr><td>严格执行无菌技术原则</td><td>5</td><td></td><td></td></tr>
<tr><td>病情观察到位，确保患儿安全</td><td>5</td><td></td><td></td></tr>
<tr><td>尊重患儿，体现人文关怀，加强疼痛管理</td><td>5</td><td></td><td></td></tr>
<tr><td>合计</td><td></td><td>100</td><td colspan="2"></td></tr>
</table>

≪第十一章

新生儿喂养管理和营养干预

新生儿营养管理是NICU工作中的一个重要组成部分，对提高危重新生儿和早产儿的存活率、生存质量及预后有着深远的影响。新生儿营养管理旨在满足患儿营养需求，促进生长发育，预防营养缺乏和营养过剩。

第一节　新生儿营养需求评估

新生儿营养评估对新生儿的生长发育有着重要作用，通过营养的评估，动态掌握新生儿的营养状态，及时发现营养缺乏、生长迟缓、喂养困难或不适当的营养状态，从而调整优化营养治疗方案，保证新生儿尤其是早产儿最佳的生长和发育需求。

一、新生儿营养评估

营养评估主要包括生长评估、每日摄入量评估、生化指标评估和临床评估。

（一）生长评估

生长是营养充足的重要指标，标准的生长测量指标包括体重、身长和头围。

1. 体重　是各器官、系统、体液的总重量，是最容易准确测量和反映婴儿生长与营养状态的关键指标，临床中多用于计算药量和静脉输液量。新生儿出生后可出现暂时性的体重下降，不超过出生体重 10%，称为生理性体重下降。早产儿体重下降最低可达出生体重的 15% ~20%，10 ~14 天恢复至出生体重，之后体重的增长速度为 15 ~20g/d，足月儿的增长速度为 20 ~30g/d。

2. 身长　是指头部、脊柱与下肢长度的总和。身长比体重更能反映生长的情况。早产儿的理想身长增加速率是 0.8 ~1.1cm/周。身长的测量应采用专用的测量标尺，每周测量一次。

3. 头围　新生儿理想头围的增长速率为 0.5 ~1cm/周。除某些特殊的疾病外，适当增加头围的测量频率，一般每周测量一次。

（二）每日摄入量评估

每日摄入量评估包括对每日摄入液量和摄入奶量的评估。通过对实际的营养摄入与推荐的营养摄入的对比，可及时发现营养不足或缺乏，从而调整治疗方案。

（三）实验室评估

生化指标为判断新生儿的营养状态提供有价值的信息，是营养评估的重要组成部分。常规的实验室检查包括代谢状态、蛋白质状态、电解质平衡及骨矿物化等的检测。

（四）临床评估

临床评估主要包括喂养耐受性、影响营养治疗的疾病和营养缺乏症状的评估。

二、新生儿肠内营养需求

1. 能量　新生儿期的能量需要主要包括能量消耗、储存和丢失。肠内营养时摄入能量推荐：早产儿摄入 130 ~135kcal/（kg·d），足月儿摄入 85 ~100kcal/（kg·d）能量即可满足其生长需要；配方奶喂养的足月儿，脂肪的消化吸收率较低，需要的能量为 100 ~110kcal/（kg·d）。

2. 蛋白质　是身体所有细胞主要的功能和结构组成部分，对机体的生长和发育起着重要作用。母乳喂养的足月儿每日摄入1.5g/（kg·d）的蛋白质即可满足机体需要；配方奶喂养的足月儿每日需要摄入的蛋白质量为2～3g/（kg·d）；接受肠内营养的早产儿每日需要摄入的蛋白质量为3.5～4.5g/（kg·d）；出生体重<1kg的新生儿每日需要摄入的蛋白质量为4～4.5g/（kg·d），出生体重1～1.8kg的新生儿每日需要摄入的蛋白质量为3.5～4.0g/（kg·d）。

3. 脂肪　脂肪的主要功能是经代谢产生能量。脂肪的每日需要量根据新生儿的能量需求、蛋白质和糖类的摄入、输送方式（肠内或是肠外）及喂养制剂（母乳或配方乳）的不同而有所差异。一般推荐量为5～7g/（kg·d）。

4. 糖类　糖类的每日最低营养需要量为11.5g/（kg·d）。推荐早产儿每日糖类摄入量为11.6～13.2g/（kg·d）。

5. 维生素　包括脂溶性维生素和水溶性维生素。

（1）脂溶性维生素：包括维生素A、D、E和K。维生素A对于保持视力、促进生长发育、康复治疗、生育能力、细胞分化和加强免疫能力有着重要作用；维生素D的主要作用是增加肠道对钙和磷的吸收，足月儿推荐剂量为400IU/d，早产儿800～1000IU/d；新生儿出生时接受维生素K 0.5～1mg肌内注射治疗，可防止新生儿出血症的发生。

（2）水溶性维生素：包括维生素C、B_1、B_2、B_3、B_6、B_{12}，以及生物素、泛酸和叶酸。缺乏维生素B_6可引发皮肤炎、神经功能障碍（包括癫痫）及生长发育迟缓；维生素B_{12}缺乏时可引发巨幼红细胞性贫血和神经性病变；叶酸参与细胞的DNA复制和分裂，对孕妇有着重要作用，可预防胎儿神经管畸形。

6. 矿物质和微量元素　早产儿对矿物质的需求量比足月儿高。足月儿钠的需要量为1～3mmol/（kg·d），早产儿则为2～

4mmol/（kg·d）；足月儿钾的需要量为1～2mmol/（kg·d），早产儿则为2～4mmol/（kg·d）；钙和磷是骨骼的主要组成成分，早产儿肠内钙的需要量为120～230mg/（kg·d），肠内磷的需要量为60～140mg/（kg·d）；对于足月儿来说，铁的储存是充足的，基本能满足其生长发育的需求，而早产儿常因频繁的采血而导致血液丢失，产生负铁平衡，住院早产儿肠内铁的需要量为2～4mg/（kg·d）。

第二节　新生儿肠内营养支持

肠内营养（enteral nutrition，EN）是指通过胃肠道提供营养，以达到宫内营养生长的速度。新生儿出生后，从依赖胎盘提供营养的被动方式转变为依赖自身胃肠道吸收营养的主动方式，目前一致认为，肠内营养在营养效果、经济性、安全性和可行性等方面都优于肠外营养，尽早开始肠内营养对于促进新生儿（尤其是早产儿、低出生体重儿）消化道功能的成熟有积极作用，更有利于生长。

一、母乳

母乳是婴儿成长过程中最自然、最安全、最适宜的天然食品，它为婴儿出生后最初几个月提供了所需的全部营养素和能量。WHO推荐：新生儿应接受纯母乳喂养至6个月后，开始添加辅食，持续母乳喂养至2岁或以上。因此，应该大力提倡和推广母乳喂养。

（一）母乳喂养的好处

1. 营养丰富　母乳含有婴儿生长发育所需的所有营养成分，比配方奶更适合新生儿胃肠道特点，更容易被消化吸收。

2. 增强免疫　母乳中含有大量免疫活性物质和多种免疫球

蛋白。在婴儿免疫系统尚未发育完善时，母乳可以帮助婴儿抵御疾病及抗过敏。研究表明，母乳喂养的婴儿在出生半年之内更不易患病。

3. 促进智力发育　母乳中含有氨基酸、不饱和脂肪酸及牛磺酸等，有益于婴儿大脑神经系统发育，使新生儿更聪明。

4. 促进母亲产后康复　母亲通过哺喂，婴儿吸吮乳头刺激垂体泌乳素的分泌而促进泌乳和子宫收缩，可避孕和预防产后出血。母乳喂养的妇女，患乳腺癌及卵巢癌的概率更低。

5. 方便卫生　母乳因其获得的方便性，可直接哺喂，且温度适宜，无污染，长期看来更安全、经济。

6. 增进母婴感情　通过哺喂，婴儿频繁与母亲皮肤接触，在哺喂过程中新生儿能熟悉母亲的气味、声音，建立信任，增进母子之间的感情，同时能促进婴儿心理和社会适应性的发育。

（二）母乳喂养的健康宣教

1. 早接触、早吸吮、早开奶　研究表明，新生儿可在顺产出生后 30 分钟内或剖宫产术后 2 小时后开始皮肤接触，有利于婴儿的生命体征更平稳，提升婴儿的血糖和体温，促进母亲泌乳、子宫收缩和恢复。婴儿出生后尽早开奶，尽早开始乳房的吸吮，可降低婴儿生理性黄疸、生理性体重下降的发生率，同时减少低血糖现象的发生。

2. 促进乳汁分泌　母亲应建立母乳喂养的正确观念，保持精神愉快，心情放松；掌握正确的喂奶姿势，按需哺乳，科学喂养；母亲在喂奶期间应保持足够的营养摄入，但应注意合理平衡的膳食搭配，多吃富含蛋白质、维生素、矿物质及充足能量的食物。

3. 每次哺乳时间不宜过长　通常在开始哺乳的 2 ~ 3 分钟内，乳汁分泌极快，4 分钟时吸乳量占全部乳量的 80% ~ 90%，之后乳汁分泌逐渐减少，因此每次哺乳时间应在 15 分钟左右为宜。

4. 掌握正确的哺喂技巧　无论母亲选择坐式、卧式还是环抱式给新生儿喂奶，都应是放松和舒适的。喂奶时，母亲的衣着应以易于穿脱为佳，尽量避免套头式的衣服或紧身衣。哺喂前，母亲应做好双手及乳房的清洁。哺乳时，母亲一手抱起婴儿使其胸腹部紧贴自己的胸腹部，婴儿的下巴紧贴自己的乳房，但要注意不要遮掩婴儿口鼻，以免发生窒息；另一手辅助婴儿含住乳头，进行吸吮。哺喂过程中，母亲应关注婴儿的面色、呼吸、反应等，如有异常应及时终止哺喂，观察婴儿恢复后可继续哺喂。哺喂完成后即拔出乳头，再次进行清洁，避免婴儿养成不良吸吮习惯。

5. 不宜母乳喂养的情况

（1）母乳喂养的禁忌证

①婴儿患有半乳糖血症。

②母亲患活动性结核病或人类 T－细胞淋巴病毒Ⅰ型或Ⅱ型阳性。

③母亲接受放射性同位素诊断检查或治疗，生活环境中可能存有残留放射性物质。

④母亲接受抗代谢药物、化疗药物或一些特别的药物治疗期间。

⑤吸毒或滥用药物的母亲。

⑥母亲的乳房患有单纯疱疹病毒感染。

⑦母亲患有 HIV 感染。

（2）母乳喂养的相对禁忌证：有以下情况的母亲，请向医生咨询，部分具体情况的母亲可在医生的指导下继续母乳喂养婴儿，部分则不可以，要依具体情况而异。

①母亲乙型肝炎表面抗原阳性。

②母亲患有丙型肝炎（血液丙型肝炎病毒，或病毒 DNA 阳

性）。

③母亲存在发热。

④母亲工作或生活环境中含少量化学物质。

⑤母亲为巨细胞病毒（CMV）血清阳性携带者，喂养前母乳须冷冻或加热消毒，以降低母乳中 CMV 病毒载量。

⑥抽烟的母亲可以进行母乳喂养，但不能在婴儿房间内吸烟，还应尽快戒烟。

⑦母乳喂养的母亲避免饮用含酒精饮料。若偶尔饮用少量酒精饮料，必须 2 小时后才能给予母乳喂养。

⑧绝大多数患黄疸和高胆红素血症的新生儿不建议因此中断母乳喂养。极少数严重高胆红素血症的婴儿，可短期终止母乳喂养，待病情好转后可继续母乳喂养。

（三）母乳的采集、储存及运送

1. 母乳的采集

（1）母乳采集应在产后 6 小时进行，白天 2～3 小时一次，每天至少 8 次，夜间至少 1 次，每次 10～15 分钟。

（2）采集前，母亲应洗净双手（剪指甲），用清水清洁乳房；清洗吸奶器，彻底冲净后，煮沸或用奶瓶消毒锅进行消毒。

（3）采集时，用吸乳器负压吸引母乳，每次持续 10～15 分钟，不宜过长。吸乳结束后立即将母乳倒入无菌容器内。

（4）每次母乳采集应尽量排空乳房，采集完成后做好母乳标识（包括姓名、患儿住院号、母乳采集的时间）。

2. 母乳的储存

（1）容器：母乳储存应采用清洁、干燥、可密封、食品级的容器，推荐玻璃、聚丙烯塑料材料，不推荐钢制、聚乙烯材料。每次吸出的乳汁应单独存放。

（2）消毒方法：将奶瓶的所有关节部位打开，清洗干净后放入沸水中煮沸消毒（水沸后 10～15 分钟），晾干备用。奶具应储存在干净、有盖的容器内置于阴凉处，保持干燥清洁。

（3）储存温度及保质时间：新鲜母乳在 -18℃不经常开启的冰箱可以保存3个月，2~4℃可以保存24小时。条件允许时可使用单独储存母乳的冰箱；无法做到单独储存时，应尽量将母乳与冰箱内其他物品分开放置。

3. 母乳的运送　选择牢固的运送容器或保温桶，周围放上冰块，保持母乳的冷藏状态，尽快送到医院。

（四）医院对母乳的接收、储存及处理

1. 母乳的接收

（1）医护人员接到母乳后，应认真核对患儿姓名、母乳采集时间、母乳量，检查母乳的质量。

（2）按吸乳时间顺序将冰冻母乳放入冷冻室中依次摆放；若为新鲜采集母乳，则放入冰箱冷藏室中，并于母乳采集后24小时内尽快使用。

2. 母乳的储存

（1）存放处：单独的母乳储存冰箱。

（2）人员：应设专人负责母乳冰箱的监测和清洁等日常维护。

（3）储存要点：冰箱内不同母亲的母乳应分开放置；不要频繁打开冰箱，以免影响冰箱温度。

（4）储存温度及时间：见表11-2-1。

表11-2-1　母乳储存条件

保存温度	储存时间
-18℃	保存3个月
-15℃	保存2周
2~4℃	保存24小时
16~19℃	保存4~6小时

3. 母乳的处理　遵循无菌原则，在母乳采集24小时内尽快处理。母乳的处理及使用顺序为：新鲜母乳优先使用，其次使用冷藏母乳，再次使用冰冻母乳。

（1）母乳的解冻

方法：可在冰箱冷藏室、冷水下解冻母乳，不建议微波炉、室温解冻母乳。

保存：2～4℃条件下可以保存24小时，注意解冻后的母乳不可再冰冻。

（2）母乳的加热

方法：可在温奶器、37～40℃温水中加热，不超过15分钟；不推荐微波炉加热母乳；加热后摇匀母乳。

（五）母乳库

母乳库（milk banking）是为满足特殊医疗需要而招募母乳捐献者、收集捐赠母乳，并负责母乳的筛查、加工、储存和分配的专业机构。

1. 母乳库的基本设施与人员　母乳库的建立应包括母乳采集室、母乳处理室、母乳检测室、母乳存储室、资料档案室、办公室等。基本设备应包括医用级的吸乳器、母乳储存容器、巴氏消毒设备、2～8℃专用普通冰箱、－20℃以下专用低温存储冰箱、超净工作台、计算机等，有条件的情况下应配置母乳成分分析仪。母乳库工作人员应由有资质的儿科或产科医生、儿科或产科护士组成，其他人员包括实验室、仪器设备维护以及保洁人员等，这些人员必须接受专业培训，确保母乳库操作安全。

2. 母乳捐献者筛查　母乳捐献者应当是健康的、可信任的哺乳期女性，并且在有充足的母乳满足自己婴儿的需要下，自愿捐赠多余的母乳。

3. 捐赠母乳的采集　母乳捐赠者可在现场进行采集或在捐赠者家里采集，在采集与储存过程中应严格注意卫生。

4. 捐赠母乳的储存　母乳采集后应立即放入4℃冰箱冷藏，第一时间进行消毒，并储存在-20℃以下的医用冰箱。

5. 捐赠母乳的消毒　目前母乳的消毒主要是采取巴氏消毒法：62.5℃，消毒30分钟。

二、母乳强化剂

母乳强化剂是针对早产儿母乳的一种营养强化，用以满足早产儿的营养需求。当早产儿能耐受纯母乳喂养100ml/（kg·d）时即可添加母乳强化剂。

1. 方法　在温热的母乳中根据医嘱加入正确剂量的强化剂，加入后应轻微摇晃奶瓶以促进溶解。母乳强化剂应现配现用，摇匀后立即喂养。

2. 保存　未打开的母乳强化剂可在室温阴凉处保存；开封后的母乳强化剂置于阴凉处，保质期为1个月。强化母乳可在2~4℃条件下保存24小时。

三、配方奶的选择

1. 足月儿配方奶　适用于胃肠道功能发育正常的足月新生儿；或是胎龄>34周且出生体重>2kg、无营养不良、吃奶顺利的早产儿；通常也可作为有母乳喂养禁忌证、母乳不足、婴儿生长发育不佳或母亲患有特殊疾病，不能母乳喂养婴儿的替代品。

2. 早产儿配方奶　适用于胎龄<34周或出生体重<2kg的早产儿。早产儿配方奶不仅保留了母乳的许多优点，同时提高了热量，补充了母乳在早产儿营养需求上的不足，其作用类似于母乳加强化剂的配方。

3. 水解蛋白配方奶和游离氨基酸配方奶　对于出生时有高度过敏风险的新生儿，首选适度水解蛋白配方奶；对于出生后已经发生牛奶蛋白过敏的新生儿，推荐使用深度水解蛋白配方奶或游离氨基酸配方奶。游离氨基酸配方奶因其渗透压较高，不适用于早产儿。对于不耐受整蛋白配方奶喂养，肠道功能不全（如短肠、小肠造瘘等）的患儿，可选择不同蛋白水解程度的配方奶。

4. 无（低）乳糖配方奶　适用于原发性或继发性乳糖不耐受的新生儿或肠道功能不全（如短肠和小肠造瘘）患儿。

5. 特殊配方奶　适用于患有代谢性疾病的患儿，如苯丙酮尿症、糖尿病等。

四、肠内营养的方式

1. 经口喂养　适用于胎龄 32～34 周以上，吸吮、吞咽和呼吸功能协调的新生儿。

2. 管饲喂养

（1）适应证：①胎龄 <32～34 周，无协调吸吮能力的早产儿；②吸吮和吞咽功能不全、不能经口喂养者；③因疾病本身或治疗的因素不能经口喂养者；④作为经口喂养不足的补充。

（2）途径：①口或鼻胃管喂养（是管饲喂养的首选方法）；②胃造瘘术/经皮穿刺胃造瘘术，适用于长期管饲、食管气管瘘和食管闭锁等先天性畸形、食管损伤和生长迟缓者；③经幽门/幽门后喂养，适用于上消化道畸形、胃动力不足、吸入高风险、严重胃食管反流者。

（3）喂养方法：间断喂养和持续喂养。

①间断喂养：每隔 2～3 小时喂养一次。

②持续喂养：常采用泵入的方式，能增加喂养耐受，但可能降低营养素的吸收，母乳可能出现分层现象，因此不建议用母乳进行持续喂养。

3. 喂养指征　无先天性消化道畸形或其他严重疾患，能耐受胃肠道喂养者应尽早开始喂养。

五、喂养进程

1. 微量喂养阶段　以 10～15ml/（kg·d）开始进行喂养，每天 10～20ml/kg 缓慢增加，持续 3～5 天，观察患儿的喂养耐受性。早期微量喂养应在出生后 24 小时内开始，出生体重 >1250g 的早产儿可每隔 3 小时喂养一次，出生体重 <1250g 的早产儿可每隔 2 小时喂养一次。

2. 营养性喂养阶段　出生体重 <1000g 的超低出生体重儿，以 15～20ml/（kg·d）开始营养性喂养，奶量的增加速度为 15～20ml/（kg·d）；出生体重 ≥1000g 的早产儿，以 30ml/（kg·d）开始喂养，奶量的增加速度为 30ml/（kg·d）。

六、肠内营养常见并发症及处理

1. 喂养不耐受　是指不能消化母乳或配方奶，而不是对配方奶中的糖类不耐受（如乳糖不耐受），是早产儿肠内营养中最常面临的问题。临床上常表现为腹胀、肠鸣音减弱或消失、胃潴留、呕吐和大便形态的改变等。

喂养不耐受的评估及干预措施：

（1）胃内容物即胃残留量：一般情况下，不需要常规检查胃内残余奶量。但是在微量喂养早期特别是管饲喂养阶段，需要在喂养前确认胃管的位置及评估患儿的消化情况。值得注意的是，当发生潴留时，应观察患儿的反应、腹部情况，听诊肠鸣音是否正常等。

（2）胃残留物的处理：潴留量 <摄入奶量的 25%，潴留物清亮或为半消化奶汁，腹软，可还入继续喂养；摄入奶量的 25% <潴留量 <摄入奶量的 50%，潴留物性状较好，一般给予还入补足；潴留量 >摄入奶量的 50%，潴留物性状较好，为半消化奶，可弃去并暂停一顿；如潴留物性状为黄色、咖啡渣样液体、黄绿色、绿色等异常情况时，应及时通知医生，遵医嘱给予相应的处理，怀疑有肠梗阻或NEC时则需要禁食。

（3）体位：抬高床头30°～40°，喂奶后采取右侧卧位或俯卧位，对早产儿来说可以减少胃内潴留量，并能防止反流物吸入，减少喂养不耐受的发生，是较理想的体位。

（4）腹部按摩：可以促进食物吸收，减轻腹胀，减少喂养不耐受的发生。喂奶前后30分钟顺时针方向环形按摩早产儿腹部，每天3～4次，每次5～10分钟。

（5）刺激排便：有研究显示，早产儿出生后每天给予开塞露灌肠，通过机械性刺激，促使胎便早期排出，有利于胃的排空，增加早产儿食欲，增强喂养的耐受性。

（6）母乳喂养可以减少早产儿喂养不耐受的发生率。

2. 呕吐　新生儿胃具有容量小，解剖位置呈水平位，肠道调节功能差等特点，所以新生儿特别是早产儿容易发生呕吐；而当留置胃管或管饲喂养速度过快时，也容易导致反流呕吐。

干预措施：抬高床头30°～40°，喂完奶后取右侧卧位，防止胃食管反流；每次喂奶前评估患儿的腹部情况，有无腹胀，测量腹围，以防腹压增加引起呕吐、反流；留置胃管时应动作轻柔，防止呕吐发生。

3. 腹泻　发生腹泻时应注意观察大便的颜色、性状及气味等，通知医生留取标本送检；必要时更换奶粉，防止腹泻的继续进展；遵医嘱给予药物对症治疗，观察药物不良反应，防止便秘。

第三节　新生儿肠外营养支持

肠外营养（parenteral nutrition，PN）是指当新生儿不能耐受肠内营养时，需要辅以静脉注射营养液提供营养支持的方式。肠外营养的目的是减少丢失并维持现有的身体储备，逐渐过渡到提供营养并促进生长发育。肠外营养是肠内营养的补充。

一、新生儿期肠外营养的适应证和禁忌证

1. 适应证　包括肠内因素及肠外因素。肠内因素：肠道功能不成熟，如早产儿胎龄 <32 周或出生体重 <1.5kg；肠功能异常，如肠梗阻、短肠综合征；急性消化道疾病，如坏死性小肠结肠炎、肠穿孔；先天性消化道畸形，如腹裂、肠闭锁等。肠外因素：肾衰竭；严重的呼吸及心脏疾病等。

2. 禁忌证

（1）严重感染患儿慎用。

（2）严重缺氧诱发酸中毒及脱水时，必须先予纠正后方可应用。

（3）循环衰竭严重、肝肾功能不全、休克者慎用。

（4）新生儿黄疸、血小板计数减少、有严重出血倾向者慎用脂肪乳。

3. 肠外营养方式

（1）全肠外营养（total parenteral nutrition，TPN）：各种肠内、肠外因素导致需要较长时间禁食的新生儿，禁食期间完全依靠静脉提供热量及各种营养素。

（2）部分肠外营养（partial parenteral nutrition，PPN）：患儿可经肠内提供部分热量及营养，其不足部分则由静脉营养补充。

二、新生儿期肠外营养的途径及输注方式

（一）途径

肠外营养支持途径的选择主要取决于新生儿营养需求量和预期持续时间。肠外营养的输注途径包括经外周静脉和经中心静脉。

1. 经外周静脉输注　适用于预计短期进行（<2 周）或刚开始进行肠外营养的患儿，常选择四肢静脉和头皮静脉，渗透压不超过800～1000mOsm/L，葡萄糖浓度<12.5%。进行留置针穿刺时应注意无菌操作，防止感染，留置时间为72～96 小时。

2. 中心静脉输注　适用于液体渗透压高、糖浓度高、预计使用时间长的情况。①经外周中心静脉导管（PICC）；②中心静脉导管（CVC）；③脐静脉导管（仅适用于初生婴儿）。PICC 是目前 NICU 比较常用的输注途径，特别是能满足极低出生体重儿和超低出生体重儿的高营养需求，同时能安全地输注钙剂。

（二）输注方式

1. 全合一　在无菌条件下，将脂肪乳、氨基酸、葡萄糖、维生素、电解质和微量元素等各种营养素混合于一个容器中经静脉途径输注。营养液的配制应由静脉配制中心专业人员在层流室或配制室超净台内，严格按照无菌操作技术配制。

配制方案：

（1）将电解质、微量元素加入葡萄糖或氨基酸中。

（2）将磷酸盐加入另一瓶氨基酸中。

（3）将水溶性维生素和脂溶性维生素混合加入脂肪乳中。

（4）将上述氨基酸、磷酸盐混合液加入脂肪乳中即可。

营养液应避光，2～8℃保存；无脂肪乳剂的混合营养液应注意避光，现配现用。需要特别注意的是：全合一溶液配制完毕后，应常规留样，保存至患儿输注完毕后 24 小时；电解质不宜直接加入脂肪乳剂液中，且要注意：全合一溶液中一价阳离子电解质浓度不高于 150mmol/L；二价阳离子电解质浓度不高5mmol/L；避免在肠外营养液中加入液体或其他药物。建议：全合一溶液理化性质的稳定性须由临床药剂师审核。

2. 多瓶输液　氨基酸、葡萄糖、电解质溶液和脂肪乳剂，采用输液瓶串联或并联的方式输注，适用于不具备无菌配制条件的单位。

三、新生儿肠外营养需求（静脉营养需求）

1. 肠外营养液的组成及每日需要量　基本组分：氨基酸、脂肪乳剂、糖类、维生素、电解质、微量元素和水等。

（1）液体量：见表11－3－1。

表11－3－1　新生儿不同日龄每日液体需要量（ml/kg）

出生体重（g）	第1天	第2天	第3～6天	>7天
<750	100～140	120～160	140～200	140～160
750～1000	100～120	100～140	130～180	140～160
1000～1500	80～100	100～120	120～160	150
>1500	60～80	80～120	120～160	150

（2）热量：足月儿热量需求为70～90kcal/（kg·d），早产儿热量需求为80～100kcal/（kg·d）。

（3）氨基酸：首选小儿专用氨基酸，从1.5～2g/（kg·d）开始，逐渐达到3～4g/（kg·d）。

（4）脂肪乳剂：推荐使用浓度为20%的中/长链脂肪乳，推荐剂量从1.0g/（kg·d）开始，然后按照0.5～1.0g/(kg·d)开始递增，直至3.0～3.5g/（kg·d），最大量不超过4.0g/（kg·d）。

（5）葡萄糖：初始剂量4～7mg/（kg·min），出生后2～7天,可按1～2mg/（kg·min）速度逐渐增加，最大量不超过11～14mg/（kg·min）。不推荐早期使用胰岛素预防高血糖的发生，如有高血糖（血糖值：8.33～10mmol/L），葡萄糖输注速度按 1～2mg/（kg·min）递减，若降至 4mg/（kg·min）仍不能控制高血糖，可采用胰岛素 0.05IU/（kg·d）进行干预。

（6）电解质：见表 11－3－2。

表 11－3－2　肠外营养期间新生儿每日所需电解质推荐量（mmol/kg）

电解质	早产儿	足月儿
钠	2.0～3.0	2.0～3.0
钾	1.0～2.0	1.0～2.0
钙	0.6～0.8	0.5～0.6
磷	1.0～1.2	1.2～1.3
镁	0.3～0.4	0.4～0.5

注：＊生后 3 天内除有低钾证据外，原则上不予补钾

（7）维生素：见表 11－3－3。

表 11－3－3　肠外营养期间新生儿每日所需维生素推荐量（ml/kg）

水溶性维生素		脂溶性维生素	
维生素 C（mg）	15～25	维生素 A（μg）	150～300
维生素 B_1（mg）	0.35～0.5	维生素 D（μg）	0.8
维生素 B_2（mg）	0.15～0.2	维生素 E（mg）	2.8～3.5
维生素 B_6（mg）	0.15～0.2	维生素 K（μg）	10.0
维生素 B_{12}（μg）	0.3		
叶酸（μg）	56		
泛酸（mg）	1.0～2.0		
生物素（μg）	5.0～8.0		

四、肠外营养相关并发症及护理

1. 导管相关性血流感染　是最危险的并发症，不但会延长住院时间，增加住院费用，甚至会威胁患儿生命。最常见细菌为表皮葡萄球菌和金黄色葡萄球菌，真菌为白色念珠菌。

护理措施：

（1）置管前评估患儿情况，置管时严格无菌操作，采用最大化的无菌屏障。

（2）置管后的维护应严格按照规范进行，严格执行无菌操作原则。

（3）每日评估穿刺点有无红、肿、热、痛、渗血渗液等炎性表现。

（4）定期更换敷料，当敷料潮湿、松动、卷边、污染时应立即更换。

（5）常规冲管，预防导管内血栓形成。

（6）严格保证输注液体的无菌性。

（7）每日评估保留导管的必要性。

2. 医源性代谢紊乱　如高血糖、低血糖、高三酰甘油血症、代谢性骨病等。

护理措施：输入的液体应使用输液泵匀速输注，监测血糖使其维持在正常水平。

3. 胆汁淤积　并不是新生儿肠外营养的主要并发症，但严重可致患儿死亡。

护理措施：尽早开始肠内营养；动态监测患儿肝功能、肾功能、电解质、胆红素、血红蛋白、血气分析结果等；严格执行无菌操作原则，做好保护性隔离，减少侵入性操作。

五、肠内联合肠外营养支持

新生儿出生后第一天即可开始肠内喂养，不足的部分由肠外营养补充供给。肠外营养补充热卡计算公式：PN = （1 - EN/110）×70，PN、EN 的单位均为 kcal/（kg·d），其中 110kcal/（kg·d）为完全经肠道喂养时推荐的热量摄入值，70kcal/（kg·d）为完全经肠外营养支持时推荐的热量摄入值。

≪第十二章

新生儿发育支持护理

新生儿发育支持护理是一种新型、科学、有效、个体化、人性化的护理模式，这种发育支持护理模式是建立在早产儿护理基础之上。大量的医学研究发现，在早产儿的护理当中应用发育支持护理，能显著提高早产儿的存活率，促进早产儿的生长发育，提高早产儿的生存质量。

随着时代的进步和医学的发展，新生儿重症监护治疗病房（NICU）的功能不断健全和完善，在 NICU 内可完成越来越多的治疗和护理。将新生儿发育支持护理广泛应用在 NICU 护理中，可以促进新生儿疾病的康复、健康的生长发育。

第一节　NICU 环境管理

子宫具有幽暗、温暖、舒适、羊水弹性包裹使胎儿有安全感等特点，胎儿在母亲的子宫内生长，其生长发育得到了最优的支持。胎儿离开母体后将完成从胎儿向新生儿的巨大转变，这种转变是决定新生儿生命质量的重要过程。为了使新生儿能更好地适应新环境，应注重新生儿所处的环境的设置，尽量模拟母亲子宫内的环境，避免噪声、强光刺激，并强调个性化的护理。新生儿发育支持护理就是强调护理过程中新生儿的个性化，重视环境及行为改变对其生长发育的影响。

一、NICU 病室的基础设施

1. *整体外观* 理想的 NICU 病区外观从装修、家具、颜色搭配和灯光等均应有家庭的感觉，以满足新生儿个性化的需求。病区可适当张贴或悬挂卡通图，以动物或卡通形象做床头卡标识。病房用于制作窗帘及被服的布料，可选用图案活泼、颜色鲜艳的元素。

2. *区域的设置* 理想的 NICU 病区除了婴儿照护区域，还应设有父母参与照护的单独区域，这些区域应与工作区域分开。每个病区有单独的支持服务，如营养室等。

3. *床单元的设置* NICU 病区无陪护抢救单元每床净使用面积不少于 $6m^2$，间距不小于 1m；其他床位每床净使用面积不少于 $3m^2$，间距不小于 0.8m。有陪护的每床净使用面积不少于 $12m^2$。

4. *环境温湿度* 病室的温度应控制在 22 ~ 26℃，湿度在 55% ~65%。

二、NICU 病室的物理环境

1. *床上用物和被服* 为新生儿提供个性化的用物和被服，如柔软合适的尿裤、合身柔软的衣服和包被等，避免让新生儿裸露着躺在平坦的床面上，或者穿着大小不合适的尿裤等。

2. *光线* 持续的强烈光照可造成新生儿的生理和行为学的改变，因此在新生儿睡眠时应调暗光照环境，最好采用柔和、非直接的光线。病室的灯光应根据不同操作要求对灯光的明暗度进行调节，减少光线对新生儿造成的不良刺激。

3. *声音* 新生儿病室有条件的应尽量选择能够减轻声音或吸收噪声材质的墙面与地板，以减少环境中的噪声；监护仪等仪器设备报警的音量不宜过大、铃声应柔和；开关箱门时动作要轻，尽量集中操作；移动各种设备时要安静；工作人员应做到操作轻、走路轻、说话轻、出入门轻；避免产生不必要的噪声。

4. 适当有益的刺激　新生儿早期就会有视觉体验，比较喜欢看父母或照护者的脸，视觉的变化应循序渐进，当退出患儿的视野时应缓慢移动。尽量为新生儿创造熟悉的嗅觉环境，避免不愉快的嗅觉体验，如橡胶用物、乙醇、清洁剂等。提倡母乳喂养，让新生儿熟悉来自母亲的味道，带来“甜”的体验，避免咸、苦、酸等不良的味觉体验。

第二节　体位管理

新生儿早期缺乏肌张力控制身体运动，特别是早产儿肌张力低下，身体倾向于四肢伸直的状态。若新生儿长时间处于四肢伸直体位可导致其肌肉骨骼系统发育障碍，严重时可导致畸形。合理的体位可促进新生儿身体的伸展和屈曲的平衡，促进身体的对称性，从而提高患儿的舒适度和安全感。

一、“鸟巢式”体位

合理使用包被等用物帮助新生儿摆放“鸟巢式”体位。用包被包裹成“鸟巢式”，让新生儿睡在其中，双手居中，肩部轻微环绕，并保持颈部中立位或者轻微屈曲（鼻吸气位），保持臀部朝着中线轻微弯曲，四肢可自由活动。“鸟巢式”体位是模拟胎儿在母亲宫内的屈曲体位，提供肢体活动的边界，利于保暖又能使新生儿体验到在宫内安全舒适的感觉。“鸟巢式”体位可提高新生儿自我调节能力，减少应激，从而促进新生儿疾病康复和生理、运动的发育。

二、俯卧位

研究表明，新生儿的不同体位对呼吸功能有一定的影响，将新生儿（特别是患病的早产儿）放置于俯卧位可增加氧合、改善通气、降低呼吸频率、增加胸部运动的同步性、减少呼吸暂停的发生。也有研究显示，俯卧位可促进新生儿的胃排空，降低胃食管反流的发生率，减少能量的消耗，增加睡眠时间，减少不良的疼痛刺激，增加新生儿的舒适度，促进其生理和心理的健康发展。

虽然俯卧位有诸多优势，但新生儿长期处于俯卧位也会导致其肌肉骨骼系统发育障碍。俯卧位只作为暂时的、以治疗为目的的体位。在使用过程中应注意俯卧位可对新生儿运动功能发育产生近期有利的影响和远期不良的影响，应结合实际情况权衡利弊后作出选择。

第三节　非营养性吸吮

非营养性吸吮是指对无法经口喂养的新生儿采用管饲喂养时，在不摄入母乳和配方奶的情况下，给予吸吮空的安慰奶嘴，促进其吸吮功能的协调及发展成熟的有效辅助喂养方式。

一、非营养性吸吮对新生儿生长发育的促进作用

只有新生儿吸吮吞咽动作协调才能完成经口喂养。新生儿由管饲喂养成功过渡到经口喂养，需要依靠成熟的吸吮吞咽功能。与呼吸相协调的吸吮吞咽动作必须通过学习和锻炼才能获得。在新生儿管饲喂养期间给予非营养性吸吮，可促进吸吮、吞咽反射以及消化功能的成熟，从而缩短管饲的时间，加快从管饲喂养向经口喂养的过渡进程。在新生儿禁食期间给予非营养性吸吮可使

其具有满足感，可达到安抚患儿使其保持安静的效果，减少不必要的能量消耗，从而加速身体的生长发育。

二、非营养性吸吮对新生儿消化功能的影响

新生儿特别是早产儿在疾病状态下，由于胃肠功能不成熟及神经调节功能失调，较易发生喂养不耐受的情况，主要表现为喂养困难、胃潴留、呕吐、腹胀、消化道出血等。非营养性吸吮可刺激患儿吸吮反射，增强吸吮力和吞咽功能。患儿非营养性吸吮时，胃泌素分泌增加。胃泌素具有促进胃蠕动作用，可加速胃排空，以减少患儿喂养不耐受的发生。

三、非营养性吸吮在新生儿相关疾病治疗中的辅助作用

非营养性吸吮在新生儿疾病治疗的过程中，利于新生儿建立协调的吸吮吞咽功能，有助于促进新生儿胃肠道的发育与成熟、刺激胃肠的蠕动、加快排便，从而减少胃食管反流的发生；降低血清胆红素值，减轻新生儿的黄疸程度，缩短黄疸的持续时间，对新生儿的黄疸有辅助治疗作用。

四、非营养性吸吮对新生儿血氧饱和度的影响

由于早产儿存在呼吸中枢功能发育不成熟的情况，易出现间歇性呼吸暂停、血氧饱和度下降等。在对早产儿进行非营养性吸吮的护理时，可使早产儿安静，增加其睡眠时间，觉醒和哭吵烦躁时间减少，进而增加其氧合，利于呼吸、心率、血氧饱和度的平稳，促进疾病的恢复，缩短住院时间。每次在喂奶前 30 分钟可以在新生儿口中放置安抚奶嘴，吸吮 5 分钟，根据新生儿的情况决定每天练习的次数，以达到锻炼吸吮动作、促进吸吮吞咽功能协调发展和胃肠功能成熟的目的。

第四节　营养管理

新生儿的营养管理主要是保证能量和各种营养素的摄入以满足其生理代谢需要和生长发育需求。新生儿最理想的营养支持方式是通过母亲直接哺喂来完成的肠内营养。而新生儿尽早开始肠内营养有助于其胃肠道的发育及成熟。

一、新生儿胃肠道生理功能评估

1. 新生儿的消化道功能发育尚不成熟，胃容量小。在疾病状态下，新生儿的吸吮、吞咽、食管及胃肠道的反应均会受到抑制，使新生儿胃肠道的能动性降低。胃肠能动性降低是新生儿肠内营养的主要障碍，应根据新生儿具体的胃肠道生理功能情况选择合适的营养供给方式。

2. 新生儿由于消化道生理的特殊性，营养素的吸收会受诸多因素的影响。新生儿消化系统缺乏胰淀粉酶，母乳中含有较多淀粉酶且在新生儿肠道内较稳定，所以母乳喂养可补充新生儿消化功能所需淀粉酶，有利于糖类的吸收。母乳喂养还可刺激新生儿胃肠道产生足量的人乳脂酶，促进脂肪的消化。母乳喂养也有益于新生儿对蛋白质的吸收。

二、新生儿的营养需求

在新生儿的各种新陈代谢过程中，葡萄糖、脂肪、蛋白质、维生素、矿物质、微量元素等均有参与，并在维持机体细胞和组织器官的正常功能与生长发育过程中起着不可或缺的作用。

三、新生儿肠内营养支持

1. 根据新生儿的病情选择合适的奶源——母乳、强化母乳、配方奶或特殊配方奶。母乳中含有免疫球蛋白及免疫调节因子，具备新生儿生长发育所需最理想的热量分布，具有使新生儿的胃肠道更容易耐受、好吸收、易消化且能满足新生儿生长发育所需的全部营养等优点，是婴儿成长所需最自然、最安全、最完整的天然食物，所以母乳应是新生儿营养的首选食物。

2. 大多数研究者认为，无特殊禁忌证情况下应尽早开始肠内营养。正常新生儿在出生后 1 小时内即可开始经口喂养；在 NICU 中治疗的患儿，无特殊禁忌证时，出生后 24 小时内可开始喂养。肠内喂养时应遵循“循序渐进”的原则，选择合适的肠内营养的方式，注意喂养并发症的发生。发生喂养不耐受时积极采取干预措施。

3. 做好肠内营养效果的评估，关注新生儿生长发育整体情况，适时调整营养方案。

四、新生儿肠外营养支持

1. 新生儿肠外营养支持应遵循足量供给的原则。新生儿在出生后机体继续生长发育的过程，新陈代谢较快，营养需求较大，对于不能经口摄入或经口摄入不足的新生儿，可结合肠外营养的方式来满足新生儿的营养需求。虽然肠内营养支持是新生儿最佳的营养方式，但在病情不允许的情况下，新生儿体内储存少，加之出生后的持续消耗，若不及时给予营养会导致营养失衡，进而可能威胁生命的安全。

2. 新生儿肠外营养支持应充分掌握适应证和禁忌证。

3. 新生儿肠外营养方式根据承担营养供给占比的不同，分为全肠外营养和部分肠外营养。全肠外营养是指新生儿无法经胃肠道摄入营养，每日所需所有营养均由肠外营养提供。常用于严重消化系统疾病或缺陷的患儿、早产儿或低出生体重患儿、肌张力低患儿等情况。部分肠外营养是指新生儿可经胃肠道摄入部分营养，但摄入量不足，不足的部分由肠外营养方式进行补充的形式。常用于患儿开始进行肠内营养的初期、患有消化系统疾病导致消化功能不足的患儿等。实际工作中应结合患儿病情选择合适的肠外营养方式。

4. 肠外营养支持的途径有经外周静脉通道和经中心静脉通道。外周静脉通道一般适用于静脉输注营养液时间不长，血管条件尚可，营养液渗透压不超过600mOsm/L的情况，应警惕外周静脉炎及输液渗漏等不良反应的发生。中心静脉通道适用于需要长时间使用静脉营养液及营养液渗透压高的情况，应做好中心静脉置管后的维护，以防感染、断管、爆管等严重并发症的发生。

第五节　抚　触

目前，新生儿抚触被全世界广泛认可和使用，使新生儿接受来自皮肤的触觉刺激被认为是对新生儿神经发育有益的。新生儿抚触通过操作者皮肤与新生儿皮肤直接接触的方式，可以弥补新生儿因疾病住院而产生的触觉刺激的缺失。若接受来自母亲的抚触，还可以促进母亲与新生儿感情的建立。新生儿抚触可由接受过相关培训的父母和医护人员提供。

一、新生儿抚触的好处

大量研究发现，新生儿抚触既能促进新生儿胃肠的蠕动能力，加快食物消化，促进排便，减少黄疸及喂养不耐受等情况的发生，又能促进新生儿血液循环，减轻四肢硬肿和水肿；还能增加新生儿睡眠时间，缩短哭闹时间，促进神经系统的发育，促进体重、身长、头围、臂围及腿围的增长，提高免疫力。目前我国广泛使用的新生儿抚触方法为强生法。强生法抚触是在新生儿不饥不饱且清醒的状态下实施，如沐浴后，确保环境温暖。严禁在新生儿急性疾病状态下或免疫接种后实施抚触。

二、新生儿抚触的注意事项

1. 严格掌握新生儿抚触的禁忌证。

2. 抚触的持续时间以患儿能耐受为宜，初次时间可稍微短一些，待患儿适应后可适当延长时间，但不宜超过 15 分钟。

3. 不同的新生儿抚触方法都有标准的操作流程及详细的操作方法。根据患儿病情需要，可以单独进行部分的操作，如腹部稍胀、排便不畅的新生儿可重点选择腹部抚触，促进排气、排便等。

4. 新生儿抚触时动作要轻柔缓慢，过重可能损伤皮肤、引起疼痛等不适；过轻则未达到皮肤触觉刺激、按摩的作用。进行抚触时应根据新生儿的耐受情况把握抚触的力度，由轻入手，循序渐进。注意婴儿体位的舒适性，尤其是脊柱、头部，应做好支撑。

5. 新生儿抚触需要操作者和新生儿共同参与，抚触过程中操作者应与新生儿进行眼神交流，语言沟通，使新生儿感受满满的爱意。

6. 在抚触过程中要注意观察新生儿生命体征、皮肤颜色、配合情况等，若出现异常应立即停止并给予相应的处理。

第六节　疼痛管理

过去人们普遍认为新生儿的神经系统发育不成熟，也没有语言行为的表达能力，因此不会感受痛苦，认为新生儿在后期无法回忆出生后的早期情绪体验，不会对今后的生长发育和性格形成产生任何影响。目前越来越多的研究表明，新生儿在出生后早期即可感受不良刺激，尤其当新生儿在出生后早期感受到的痛苦体验，会产生一系列近期或远期的效应，所以对住院新生儿进行疼痛管理是很有必要的。我国 NICU 绝大多数诊疗护理操作均未采取无痛措施，住院新生儿普遍体验过来自治疗、护理、检查等操作产生的疼痛感受。

一、概述

1. 疼痛是一种不愉快的主观感受，伴有实际或潜在组织损伤的情绪体验。新生儿对疼痛刺激会产生急性应激反应，常表现为心率加快、血压升高、呼吸改变、耗氧量增加，影响睡眠甚至造成喂养困难等。新生儿期持续长期地感受疼痛刺激，会改变新生儿中枢神经系统结构和疼痛传导路径结构，使新生儿对疼痛的反应发生改变，影响新生儿大脑的发育，对其认知、记忆、运动的发育产生远期不良影响。

2. NICU 日常诊疗护理过程中有很多可造成新生儿疼痛的操作，如静脉穿刺或置管、足跟针刺、肌内注射、皮下注射、皮内注射、动脉穿刺或置管、脐血管置管、气管插管、气道内吸痰、腰椎穿刺等侵入性操作，因诊查需要而发生的新生儿突然的体位变动、查体时的触碰、撕或贴胶布等非侵入性操作，均可以引起新生儿的疼痛体验。

二、新生儿最常用的疼痛评估工具

早产儿疼痛量表、新生儿疼痛量表、新生儿急性疼痛量表、新生儿疼痛不安与镇静量表、新生儿面部编码系统、哭闹、血氧饱和度、生命体征、表情、失眠评分等（详细内容参见本书第六章）。

三、新生儿疼痛的表现

1. 生理表现 ①呼吸、心率、血压、颅内压的升高；②血氧饱和度、氧分压及二氧化碳分压下降，外周血流减少，掌心出汗；③自主神经功能改变，如肤色改变、恶心呕吐、干咳、瞳孔放大等。

2. 行为表现　主要包括面部表情、哭声和身体运动。①面部表情：痛苦面容、蹙眉、挤眼或紧闭双眼、鼻唇沟加深、张口、下颌颤动等；②哭声：呻吟、突然尖叫、哭声频率的改变等；③身体运动：行为状态（如睡觉和喂养方式）改变、肢体的活动增加、手指展开或握拳、四肢屈曲等。

3. 生化反应　主要包括代谢和激素的改变。

四、减轻新生儿疼痛的干预措施

1. 非药物干预措施：包括提供舒适的环境、尽量减少光和声的不良刺激、实施计划性和集中性操作、口服葡萄糖、母乳喂养、非营养性吸吮、袋鼠式护理等。

2. 药物干预措施：①阿片类药物，如芬太尼和吗啡在 NICU 使用最多，尤其对持续性疼痛效果更好。②苯二氮草类药物：NICU 镇静最常用的是咪达唑仑，但要注意此类药物与阿片类药物合用能增加呼吸抑制和低血压的风险。③非甾体抗炎药：口服或静脉使用对乙酰氨基酚可有效控制术后疼痛，减少控制术后疼痛对吗啡的需要量。④局部麻醉药：局部麻醉可以减轻侵入性操作疼痛。新生儿最常用的局部麻醉药为盐酸丁卡因凝胶、2.5%利多卡因和2.5%丙胺卡因组成的共晶混合物。

3. 依据各种操作对新生儿造成的疼痛程度不同，减少新生儿的疼痛体验，促进生长发育，应做好新生儿的疼痛评估，选择合适的镇痛方式，重视新生儿的疼痛管理。

≪第十三章

新生儿健康宣教及随访

随着医疗水平的不断提高，新生儿护理取得了很大的发展，高质量的新生儿护理应遵循以家庭为中心的护理（family centered care，FCC）模式。健康宣教是临床护理工作中的重要内容，也是新生儿护理的重要措施。实施新生儿健康宣教，通过多种教育方式相结合，根据新生儿的不同情况，制定个性化的健康宣教内容，使父母掌握适当的育儿技巧并以一个完整的家庭单元的形式出院，以提高新生儿父母对病后康复知识的掌握程度，进一步提高新生儿的生存质量。

第一节　新生儿家庭评估

新生儿的家庭评估包括家庭结构评估和家庭功能评估。患儿与家庭成员之间的关系直接影响其身心健康的发展。

一、家庭结构评估

1. 家庭组成　应包括整个家庭支持系统。评估中应涉及父母目前的婚姻状况，是否有分居、离异及死亡情况等。

2. 家庭成员的职业及受教育情况　父母的职业包括目前所从事的工作、工作强度、工作地离居住地的距离、工作满意度及是否暴露于危险环境等，还应涉及家庭的经济情况、医疗保险情况等。父母的受教育情况是指教育经历、所掌握的技能等。

3. 文化及宗教特色　此方面的评估应注重家庭育儿观念、保健态度、饮食习惯等。

4. 家庭及社会环境　家庭环境包括房屋类型、住房面积、房间布局、安全性等。社会环境包括邻里关系、空间场所、社会潜在危险因素等。

二、家庭功能评估

1. 家庭成员的关系及角色　成员之间是否亲近、互相关心，有无冲突及紧张关系。

2. 家庭中的权威及决策方式　评估父母的权力分工对家庭的影响。

3. 家庭的沟通交流　家庭是否具有促进患儿生理、心理和社会性成熟的条件。

4. 家庭卫生保健功能　评估家庭成员有无科学育儿的一般知识、家庭用药情况、对患儿疾病的认识、提供合理照顾的能力。同时，了解家庭其他成员的健康状况。

5. 注意事项　护士应注意沟通技巧，采用语言和非语言的沟通方式与患儿家属建立信任关系，安抚家属情绪，提供心理支持。当涉及私密问题时应注意保护，对患儿家属进行解释，以取得家属的理解和支持。

第二节　新生儿常规宣教及随访

新生儿期是婴儿生理功能进行调整以逐渐适应外界环境的阶段。在其脱离母体独立生存，体内外环境发生了根本的变化，由于其生理调节和适应能力尚不完善，不仅发病率高，死亡率也高。及时向家属传授日常护理、喂养、预防感染和病情观察等护理相关知识，可为新生儿出院后的家庭护理打下基础。

一、出院新生儿常规宣教内容

1. 合理喂养 新生儿出生后最好的食物是母乳，坚持纯母乳喂养可以减少新生儿感染性疾病发生的风险，促进胃肠道成熟和改善神经发育。对于无法实现母乳喂养的新生儿，可根据其生长发育的情况，在营养师的指导下选择合适的配方乳。按需哺乳，以患儿没有腹胀、呕吐等喂养不耐受表现为宜。喂哺时母亲采取坐位，喂完奶之后将婴儿竖起轻轻拍背以排出胃内空气。拍完后取右侧卧位，勤翻身更换体位，经常观察其面色等。

2. 注意保暖 新生儿对外界温度比较敏感，家庭护理操作中应注意保暖。常规每天测体温至少 2 次。条件允许的情况下，室内温度维持在 22 ~ 24℃，室内相对湿度 55% ~ 65%。保持室内空气新鲜，每日通风 2 ~ 3 次，每次 30 分钟。

3. 日常护理

（1）沐浴：每日为新生儿沐浴 1 次（体重 <2500g 的早产儿可选择擦浴）。沐浴时先预热浴室，用干净的毛巾从上到下擦拭婴儿的双眼、面部、耳后皮肤褶皱处，用棉签清洁鼻孔和口腔。按顺序清洗颈下、胸、腹、腋下、上肢、手、会阴、下肢，注意动作轻柔，沐浴时间控制在 10 分钟以内。沐浴应在两顿奶之间，或喂奶后 1 小时进行。

（2）皮肤护理：保持全身皮肤清洁干燥，特别是皮肤褶皱处和臀部。及时更换尿裤，大小便后用温水清洗臀部，涂抹护臀霜，避免因大小便刺激引起红臀或尿裤性皮炎。尿裤以白色为宜，便于观察大小便的颜色。

（3）脐部护理：每天 2 次脐部护理，不可强行扯掉脐带残端，待其自然脱落；沿脐带根部由内向外做环形消毒，包括脐带残端、脐根及周围皮肤；脐带残端脱落后仍须每天消毒 1 ~ 2 次脐窝，至完全愈合；如早产儿尿裤过大时，可将尿裤前端向外反折，即可暴露肚脐。脐部完全愈合前，应尽量避免脐窝进水。如不慎浸到水，应立即消毒处理并保持脐部干燥。

（4）衣着：新生儿衣着应简单，宽松而少接缝，避免摩擦皮肤，便于穿脱及四肢活动。注意按季节增减衣服和被褥，尤其是冬季不宜穿得过多、过厚，以免影响四肢循环和活动。

4. 预防感染　新生儿免疫功能低下，极易发生感染。哺乳前洗净双手，用干净的毛巾擦干净乳房。人工喂养的新生儿，奶具使用后要消毒。保持衣物、被褥清洁干燥。照护者应注意自身清洁卫生，护理新生儿前后勤洗手。尽量少去公共场所，远离传染源，减少过多、过频的亲友探视，避免交叉感染。

5. 合理用药　对于出院后仍须口服药物的新生儿，家长应该严格按照医生开具的药物剂量和频次喂药。观察有无不良反应，发现异常及时就医。不可自行将药物加入奶液中。

6. 早期教养　新生儿的视、听、触觉已初步发展，在此基础上，可通过反复的训练，建立各种条件反射，培养新生儿对周围环境的定向力及反应能力。父母在教养中起着重要的作用，父母与新生儿进行眼神交流、皮肤接触，可促进与新生儿情感连接及其感知觉发育。父母对新生儿说话、唱歌等可促进新生儿的智力发育。

二、出院新生儿常规随访内容

1. 新生儿出院后须按医嘱及时复查视力、听力、心肺功能、消化功能等。

2. 定期进行体格检查，了解患儿生长发育和健康状况。

3. 按时上网查询新生儿疾病筛查的结果。

4. 按时到保健中心进行预防接种，预防接种前需要体检，一定要咨询医生并告知既往住院史和用药情况。

第三节　新生儿呼吸系统疾病的健康宣教及随访

新生儿在出生的瞬间，肺功能发生了巨大的变化。出生时的肺不是成人肺的微型版，生后其将继续发育、成熟。呼吸系统疾病是新生儿期的常见病，由于新生儿呼吸系统解剖、生理特点的不同，使疾病的发生、发展各具特点。

一、概念及表现

新生儿呼吸系统疾病主要有以下几种：

1. 新生儿肺透明膜病　又称为新生儿呼吸窘迫综合征，是由于缺乏肺泡表面活性物质所致，主要表现为新生儿生后6小时内（严重者生后即刻）出现呼吸急促（>60次/分）、青紫、鼻翕、呻吟、节律不规则、肌张力低，症状进行性加重，甚至出现呼吸暂停，严重者呼吸衰竭。

2. 新生儿窒息　是由于产前、产时或产后的各种原因，致使新生儿在生后1分钟内无自主呼吸或在数分钟后未能建立规律呼吸，而导致多器官缺氧缺血性损伤。临床表现为胎儿娩出后无呼吸或微弱呼吸、全身皮肤青紫或苍白、口唇发绀。

3. 新生儿肺炎　是一种临床常见病，是新生儿死亡的重要原因之一，可分为吸入性肺炎和感染性肺炎两种。吸入性肺炎根据吸入物的不同又分为羊水吸入性肺炎、胎粪吸入性肺炎和乳汁或分泌物吸入性肺炎。感染性肺炎分为产前感染和产时感染、产后感染。

4. 新生儿胎粪吸入综合征　是指胎儿在宫内或娩出过程中吸入被胎粪污染的羊水，发生气管阻塞、肺内炎症和一系列全身症状，极易导致肺气肿、气胸和肺不张。本病多见于足月儿和过期产儿。

5. 新生儿湿肺　又称为暂时性呼吸增快症，是一种由肺内液体吸收障碍引起的自限性疾病。通常在生后2~6小时出现呼吸窘迫的表现，包括气促、轻微的吸气性“三凹征”、呻吟、鼻翼翕动、发绀等症状，大多数在24~72小时内自行缓解。

6. 支气管肺发育不良　又称为新生儿慢性肺疾病，是指早产儿（尤其是极低出生体重儿及超低出生体重儿）在遗传易感性的基础上，加之各种不良刺激对发育不成熟的肺造成损伤，损伤后的肺组织异常修复。本病主要见于胎龄<28周、出生体重<1000g的早产儿，胎龄越小，体重越低，发病率越高。

二、出院后健康宣教内容

除常规宣教内容外，还应注意以下几点：

1. 保持呼吸道通畅，新生儿安静睡眠时，可以头稍向后仰，使气道伸直。及时清理口、鼻腔分泌物，若新生儿鼻腔内分泌物较干，可以用棉签蘸取温开水湿润后轻轻拭除，注意动作应轻柔，以免损伤鼻腔黏膜。气道分泌物多的新生儿要定时翻身、叩背，促进分泌物排出，必要时湿化气道。

2. 出院后仍需要家庭氧疗的新生儿，氧疗方式、氧浓度、氧疗时间和疗程必须按照医嘱严格控制，不能盲目调节。为避免新生儿对氧气产生依赖，可采取低流量间断吸氧法，逐渐过渡到停止吸氧。

3. 吸吮吞咽慢的新生儿，喂养时母亲可用手指轻轻夹住乳晕后部，减缓乳汁流速，以免发生呛奶。如使用奶瓶应注意奶嘴的流速不宜过快，使用后的奶具严格消毒。喂养时应有耐心，少量多餐，可选用吸吮－休息换气－继续吸吮的方式喂哺。

三、出院后居家观察要点

有下列情况时，应及时和医生联系或到医院就诊：

1. 新生儿呛奶后无法哭出声音，只能发出喘息声时。

2. 新生儿出现呻吟、鼻阻、口吐泡沫、面色青紫、呼吸急促 >60 次/分。

3. 新生儿吃奶减少，吃奶反应差，哭声弱时。

4. 体温下降至 <35℃或升高至 >38℃，采取相应措施后仍没有明显好转时。

四、随访

除常规随访内容外，还需要注意以下内容：

1. 有呼吸机辅助通气史的新生儿出院后须按医嘱做视网膜疾病（ROP）筛查和视力检查、听力筛查、胸片及必要的辅助检查。

2. 有窒息史的新生儿出院后须按医嘱随访，完善核磁共振或颅脑 CT。

第四节　新生儿消化系统疾病的健康宣教及随访

消化系统由消化管和消化腺组成，包括食管到肛门的整个管腔和肝脏、胰腺，承担人体的营养吸收、消化、转运的功能。新生儿生长发育快，代谢旺盛，对营养物质的需求多，而消化功能不成熟，容易发生消化紊乱和营养缺乏。

一、概念及表现

新生儿消化系统疾病主要有以下几种：

1. 新生儿咽下综合征　主要特点为生后即出现呕吐，进食后呕吐加重，呕吐物为羊水（也可带血），持续1～2天后大多可自愈。

2. 新生儿坏死性小肠结肠炎　是围生期的多种致病因素引起的肠道疾病，多在出生后2周内发病，严重威胁新生儿的生命。本病以腹胀、呕吐、便血等为主要表现。

二、出院后健康宣教内容

除常规宣教内容外，还应注意以下几点：

1. 为缓解新生儿吐奶，家长可在每次喂哺后，以45°角斜坐在椅子上，让新生儿趴在胸前，呈“心贴心”的姿势，头部高过家长的肩膀，保持此姿势15分钟左右，帮助新生儿自行打嗝，将胃内空气排出。

2. 新生儿刚出生时胃容量小，哺喂量应由少到多，逐步增加，并以少量多次喂养为原则；此外，新生儿可能因吞咽功能不完善，出现吐奶或呛咳等情况，家长要耐心引导新生儿正确地含乳，给他们足够的时间学习和适应。必要时，可用浅口小汤匙进行喂养。

3. 母乳不足时可选择混合喂养，根据营养师的建议选择合适的配方乳。仔细阅读配方乳包装上的说明，冲调时严格按照说明书上的比例冲调，切勿自行调整奶液的浓度。单次母乳量不够时，不要立即喂新生儿配方乳，母乳和配方乳浓度不一样，可能会影响新生儿的消化吸收。可以将下一顿喂奶的时间提前，保证营养摄入。

4. 做好新生儿的口腔护理，每次喂奶后可再喂少量温开水清洁口腔。密切观察新生儿喂养耐受的情况，观察新生儿大便的次数、性质、颜色及量，了解大便变化的过程。有腹泻情况的新生儿，应及时更换尿裤，加强臀部皮肤的护理，保持局部皮肤完整性。

三、出院后居家观察要点

有下列情况时，应及时和医生联系或到医院就诊：

1. 新生儿频繁且大量地吐奶，呈喷射状，呕吐物为咖啡渣样或黄绿色时。

2. 新生儿拒食、精神反应差、哭声弱时。

3. 新生儿面色苍白、全身花斑、四肢发凉时。

4. 新生儿腹胀明显、停止排便、出现果酱样或柏油样便时。

四、随访

除常规随访内容外，还需要注意以下内容：

1. 出院后定期由新生儿科医生评估其生长发育，康复科医生评估神经系统发育。

2. 接受手术治疗的 NEC 新生儿，出院后应进行长期的随访，以便及时发现问题，尽早干预治疗。

第五节　新生儿血液系统疾病的健康宣教及随访

血液系统疾病是指原发于造血系统的疾病或影响造血系统伴发血液异常改变的疾病，主要表现为机体免疫力下降，凝血功能紊乱、造血器官和组织结构功能异常及外周血成分异常。

一、概念及表现

1. 新生儿黄疸（neonatal jaundice）　是胆红素（大部分为未结合胆红素）在体内积聚而引起皮肤或其他器官黄染。如果新生儿出生 24 小时后即出现黄疸，且延续 2～3 周仍不消退，甚至有加重的迹象，或者是消退后再次出现，重者可致中枢神经系统受损，产生胆红素脑病，引起死亡或严重后遗症。

2. 新生儿溶血病（hemolytic disease of newborn，HDN）　是指母婴血型不合，母血中血型抗体通过胎盘进入胎儿循环，发生同种免疫反应导致胎儿、新生儿红细胞破坏而引起溶血。大多数新生儿在出生 24 小时内出现黄疸并迅速加重，随之贫血加重。

3. 贫血（anemia）　是指外周血中单位容积内的红细胞数或血红蛋白量低于正常。一般新生儿静脉血红蛋白 $<145g/L$ 可诊断为贫血。红细胞主要功能是携带和运输氧气，故贫血时组织、器官可出现缺氧的相关症状。

4. 弥散性血管内凝血　是由多种病因引起的、发生于许多疾病过程中的一种获得性出血综合征。其主要表现为广泛性出血、循环障碍、栓塞和溶血等一系列症状。

二、出院后健康宣教内容

除常规宣教内容外，还应注意以下几点：

1. 黄疸的新生儿需要在医生的指导下使用治疗黄疸和保肝药物、维生素、益生菌等，严密观察药物的疗效及有无不良反应。大便次数多时要勤换尿裤，涂抹护臀膏，保护臀部皮肤。

2. 红细胞 G－6－PD 缺乏的新生儿，应忌食蚕豆及其制品。新生儿衣物保管时禁放樟脑丸，以免诱发溶血。

3. 有贫血情况的新生儿，需要在医生的指导下正确服用铁剂、维生素 E、维生素 C 等多种维生素及微量元素。口服铁剂对胃肠道黏膜有刺激，应在餐后或两餐之间服用，切忌将铁剂加入奶液中。

4. 经常检查患儿的全身皮肤、口腔黏膜等是否有出血点或瘀斑。洗澡时选用质软的毛巾轻轻擦拭，避免擦伤新生儿的皮肤，加重出血点或瘀斑。

三、出院后居家观察要点

有下列情况时，应及时和医生联系或到医院就诊：

1. 新生儿颈部过度后伸、足后跟向后弯曲、肌张力高时。
2. 巩膜及全身皮肤黄染加重时。
3. 出现嗜睡、肌张力低、全身皮肤苍白或蜡黄色时。
4. 全身皮肤散在出血点，出现花斑时。
5. 全身出现水肿、四肢凉时。
6. 突然发生抽搐、双眼凝视时。

四、随访

除常规随访内容外，还需要注意以下内容：

1. 入院血清胆红素 >342μmol/L（20mg/dl）的新生儿出院后须按医嘱定期复查黄疸消退的情况，完善核磁共振或颅脑 CT。

2. 血液系统疾病新生儿出院后根据医生的建议定期复查血常规、肝肾功能、凝血功能及其他辅助检查。

第六节　新生儿神经系统疾病的健康宣教及随访

神经系统包括中枢神经系统、周围神经系统和自主神经系统，其相互协调完成对躯体、智力和情绪活动的控制。新生儿神经系统的发育是一个动态连续的过程，逐渐发育成熟并复杂化。

一、概念及表现

1. 新生儿颅内出血（intracranial hemorrhage of newborn，ICH）　是新生儿时期因缺氧或产伤引起的脑损伤，临床上以中枢神经系统兴奋和（或）抑制症状及呼吸困难为主要特征。本病是新生儿早期的重要疾病，病死率高，预后较差。

2. 新生儿缺血缺氧性脑病　是由于各种围生期因素引起的部分或完全缺氧、脑血流减少或暂停而导致胎儿和新生儿的脑损伤，是引起新生儿急性死亡和慢性神经系统损伤的主要原因之一。

二、出院后健康宣教内容

除常规宣教内容外，还应注意以下几点：

1. 新生儿应该有单独的睡眠空间，提倡与家长“同房不同床”，既给新生儿安全感，又杜绝家长与新生儿同床带来的安全隐患。

2. 新生儿的护理操作要集中进行，动作轻柔，减少不良刺激，减少不必要的搬动。不要在熟睡时突然叫醒新生儿，避免引起新生儿惊厥。

3. 尽量少搬动新生儿的头部，避免引起新生儿烦躁，避免剧烈哭吵。

4. 不可高抛新生儿，因下落的惯性可能会损伤尚未发育成熟的骨骼。

5. 不要抱着新生儿转圈，也不要用力拍打或者摇晃新生儿，剧烈摇晃可能导致大脑损伤。

6. 家长定期给患儿测量头围，做好记录，随访时有据可依。

7. 对疑似有功能障碍的新生儿，日常护理时要将其肢体固定于功能位。早期予以动作锻炼和感知刺激的干预措施，促进脑功能恢复。

三、出院后居家观察要点

有下列情况时，应及时和医生联系或到医院就诊：

1. 出现进行性的意识改变，精神萎靡、嗜睡、刺激后仍叫不醒时。

2. 呼吸不规则、两侧瞳孔不等大、对光反射减弱或消失时。

3. 面色青紫或苍白、肌张力减弱或惊厥时。

4. 突然意识丧失、全身肌肉异常僵硬时。

四、随访

除常规随访内容外，还需要注意以下内容：

1. 根据医嘱复查头颅 B 超、核磁共振或颅脑 CT，以及其他辅助检查。

2. 有远期神经系统后遗症的新生儿，在病情稳定后，根据医生的建议到有资质的康复机构尽早进行行为和认知的干预，坚持治疗和随访。

第七节　新生儿感染性疾病的健康宣教及随访

新生儿身体各项功能发育尚未成熟，自身免疫力低下，易受各种不良因素的刺激，导致感染的发生，危及新生儿的生命。

一、概念及表现

1. 新生儿败血症　是指新生儿期细菌进入机体血液循环，并在其中生长繁殖，产生毒素而造成全身性感染。其主要表现为早期精神不好、反应不佳、哭声减弱、体温异常等。

2. 新生儿脓疱疹　是一种新生儿期常见的化脓性皮肤病，传染性很强，容易发生自身接触感染和互相传播。新生儿表皮的防御功能低下，当皮肤有轻度损伤时容易致病。

二、出院后健康宣教内容

除常规宣教内容外，还应注意以下几点：

1. 有发热情况的新生儿维持体温在36.5～37.5℃，保持环境安静，减少刺激。出汗较多时避免受凉，适当补充水分，及时换下潮湿衣物。每小时测量体温1次，家长可自行记录，以便观察新生儿体温变化。

2. 患脓疱疹的新生儿应在医生的指导下，使用具有消炎抗感染的外用药膏进行局部涂擦，涂抹时一根棉签涂抹一个部位，避免反复涂擦或反复使用一根棉签。动作轻柔，避免加重患儿皮肤损伤，操作前后认真洗手。

3. 定期修剪新生儿的指甲，必要时戴手套，以免抓伤皮肤。保持全身皮肤清洁干燥，床单元清洁平整，衣物污染及时更换。选用宽松、质软的衣物包被，避免摩擦新生儿皮肤引起不适。经常检查其全身皮肤，是否有破损、破溃，观察脓疱疹是否好转。

4. 加强新生儿基础护理，认真做好眼、耳、口、脐、臀的护理，严格执行手卫生。

三、出院后居家观察要点

有下列情况时，应及时和医生联系或到医院就诊：

1. 新生儿脐周皮肤红肿发烫、脐窝出现脓性黄色或红色分泌物，散发刺鼻的臭味时。

2. 新生儿持续高热、吃奶差、反应差、不哭不动时。

3. 面色苍白或青灰、四肢凉、四肢张力低时。

4. 大量疱疹分布广泛或联合成片、局部皮肤温度较高。

四、随访

除常规随访内容外，还需要注意出院后及时复查血常规和其他辅助检查。

第八节　新生儿代谢性疾病的健康宣教及随访

一、概念及表现

1. 新生儿低钙血症（neonatal hypocalcemia）　新生儿低钙血症是指新生儿的血清钙低于1.8mmol/L（7.0mg/dl）或游离钙低于0.9mmol/L（3.5mg/dl），是新生儿惊厥的常见原因之一，主要与暂时的生理性甲状旁腺功能不足有关。

2. 新生儿低血糖（neonatal hypoglycemia）　是指新生儿血糖低于正常血糖的最低值。全血血糖＜2.2mmol/L，血浆＜2.2~2.5mmol/L即可诊断为低血糖，血糖＜2.6mmol/L为临床干预的界限值。当新生儿血糖＜1.7mmol/L，发生脑损伤的可能性很大。

3. 新生儿先天性甲状腺功能减低症　是因先天性或者遗传因素引起甲状腺发育异常、激素合成障碍、分泌减少导致患儿生长发育缓慢、智能发育障碍的疾病。

二、出院后健康宣教内容

除常规宣教内容外，还应注意以下几点：

1. 低血钙新生儿应在医生的指导下补充钙剂、维生素D等。口服补钙时，应在两次喂奶间隔给药，不可将钙剂混入奶液中，会降低钙的吸收。可以让新生儿适当晒太阳，注意保护新生儿眼睛及会阴，不可隔着玻璃晒。晒的时间不宜太久，以免发生晒伤，可以逐次延长晒太阳的时间。

2. 甲状腺功能不足的新生儿应在医生的指导下使用治疗甲状腺功能不足的药物、维生素和益生菌等，严格控制药物的剂量，不可擅自停药。服药后要密切观察患儿的食欲、精神状态及排便的情况。

三、出院后居家观察要点

有下列情况时，应及时和医生联系或到医院就诊：

1. 新生儿出现精神差、嗜睡、多汗、四肢抖动时。
2. 新生儿面色苍白或青紫、花斑、四肢发凉时。
3. 嗜睡、少食、少哭、吸吮无力时。

四、随访

除常规随访内容外，还需要注意以下几点：

1. 低血钙新生儿出院后，须按医嘱定期复查血清电解质、心电图、脑功能等检查。

2. 低血糖新生儿出院后，按医嘱监测血糖的情况，完善核磁共振或颅脑 CT 或其他辅助检查。

3. 甲状腺功能不足的新生儿出院后需按医嘱定期复查甲状腺功能，并进行生长发育评估；对有神经系统损害高风险因素的新生儿，要及早进行行为和认知的干预。

第九节　新生儿先天性心脏病的健康宣教及随访

一、概念及表现

先天性心脏病是胎儿期心脏及大血管发育异常而致的先天畸形。其病因与遗传、母体和环境因素有关。本病可分为左向右分流型（潜伏青紫型）、右向左分流型（青紫型）和无分流型（无青紫型）3 类。

二、出院后健康宣教内容

除常规宣教内容外，还应注意以下几点：

1. 心脏手术后需要服药的新生儿，必须在医生的指导下按时按量喂药，切勿自行停药或擅自更改药物的剂量。

2. 服用强心药的新生儿，家长必须学会如何测量心率、观察并发症。

3. 服用利尿药的新生儿，家长应观察尿量的变化。

4. 服用抗凝药的新生儿常见的不良反应为出血，如发现新生儿皮肤黏膜有出血点或出现黑便，应立即就医。

5. 家长需要了解新生儿的睡眠规律，配合睡眠规律进行日常护理操作，减少刺激，保证足够的休息。

三、出院后居家观察要点

有下列情况时，应及时和医生联系或到医院就诊：

1. 呼吸急促、过度出汗、嗜睡。

2. 连续 3 次以上奶量不能完成、拒食。

3. 眼睑及脸部水肿，皮肤苍白或青紫。

4. 过度易激惹、体温 >38℃采取措施仍无好转。

四、随访

除常规随访内容外，还需要注意以下内容：

1. 出院后必须按照医嘱接受规律的心脏专科随访，监测心脏功能及生长发育情况，以利于制订适宜的治疗方案。

2. 定期复查心肺功能及其他生化指标，早期发现并发症，可尽早干预和治疗。

第十节　早产儿的健康宣教及随访

新生儿出生之前，一般会在母体内生长约 37 周。若胎龄不足 37 周就出生的，则为早产儿。与足月儿相比，早产儿的器官功能和适应能力更弱，因此需要特别的照护。

早产儿体重大多在 2500g 以下，皮肤绛红、水肿、毳毛多，头发细而绒，耳廓软，乳腺无结节或结节小于 4mm，男婴睾丸未降或未全降入阴囊，女婴大阴唇不能遮盖小阴唇，指（趾）甲未达指（趾）端，足底纹理少。

一、分类

1. 低危早产儿　胎龄≥34 周且出生体重≥2000g，无早期严重并发症，出生后早期体重增加良好的早产儿。

2. 高危早产儿　胎龄 < 34 周或出生体重 < 2000g，存在早期严重并发症，生后早期喂养困难，体重增长缓慢等任何一种异常情况的早产儿。

二、出院后健康宣教内容

除常规宣教内容外，还应注意以下几点：

1. 早产儿易发生缺氧、呼吸暂停等症状。早产儿取仰卧位时可以在肩下垫 1 ~ 2cm 厚的软枕，使气道开放，利于呼吸。若发现早产儿出现呼吸暂停的症状，如面色或口周青紫伴未见呼吸起伏数秒，应立即轻弹足底、托背刺激使其恢复自主呼吸。

2. 早产儿的体温调节中枢发育不完善，棕色脂肪较少，体温容易随环境的变化而变化，易因寒冷而发生硬肿症。家长应营造温暖、稳定的环境温度，外出时适当增添包被，戴上帽子、穿上袜子等。体重不足 2000g 的早产儿无须每日洗澡，保持皮肤清洁即可。

3. 早产儿的吸吮－呼吸－吞咽功能尚不协调，喂养时常易出现口唇发绀，此时应暂停喂奶，让其休息片刻，待新生儿面色转红后再继续喂养。喂奶时与喂奶后可采取斜坡卧位和右侧卧位，以免发生误吸和溢奶。注意观察新生儿有无频繁吐奶、奶量不增或减少、腹胀等喂养不耐受的情况。

4. 给予早产儿发育支持护理，可以调暗室内灯光，保持早产儿睡眠环境的绝对安静。

三、出院后居家观察要点

有下列情况时，应及时和医生联系或到医院就诊：

1. 早产儿出现呼吸急促、鼻翼翕动、呻吟、青紫时。

2. 呼吸暂停频繁发作 >2～3 次/h 时。

3. 拒食、腹胀呕吐、呕吐物为咖啡渣样或黄绿色时。

4. 体温不升、四肢凉、会阴部及双下肢出现硬肿时。

四、随访

除常规随访内容外，还需要注意以下几点：

1. 矫正胎龄 1 个月内，每 2 周随访一次。矫正胎龄 1～6 个月，每月随访一次。之后每 3 个月随访一次。

2. 早产患儿出院后须按医嘱做早产儿视网膜疾病（ROP）筛查及必要的辅助检查。

3. 听力筛查未通过的早产儿必须及时复查或做脑干诱发电位检查，做到早发现、早治疗。

4. 极低/超低出生体重儿体内矿物质储存不足，必须定期评估血清钙、磷的水平变化趋势，积极采取必要措施，配合治疗。

5. 高危早产儿应根据医生的建议到有资质的康复机构或专科门诊随访，有精神发育迟缓，视、听觉障碍，轻微神经功能障碍的早产儿必须尽早治疗干预，以提高生存质量。

≪第十四章

新生儿康复指导与管理

新生儿具有免疫功能低下，皮肤黏膜及各种屏障功能差，易发生感染，生长发育快而消化功能差等生理特点，故而是患病的高发期。新生儿的脑组织与成人的脑组织相同，但脑功能的发展尚不完善。新生儿出生后就具有综合学习能力，能直接感受外界环境的刺激，能自主维持机体各种生理活动，并逐步适应外界环境。除了注重保暖、营养，防止感染等，还应给予适度的外界刺激，以利于生理和心理的发展。加强新生儿的康复指导与管理，能针对新生儿生理特点实施具有指导意义的康复护理措施，还能为家长提供更实用的健康指导，对促进新生儿的健康成长意义重大。

第一节　新生儿常规康复指导与管理

1. 合理喂养　婴儿出生后 2 小时可按需喂养，应鼓励和支持母乳喂养。进食后为新生儿取右侧卧位，床头略抬高，避免溢奶引起误吸。

2. 保暖　新生儿室内温度保持在 22～24℃，湿度 55%～65%；早产儿室内温度保持在 24～26℃。每日通风 2～3 次，避免对流风直吹婴儿。新生儿应避免使用热水袋等存在安全隐患的取暖设备。保暖适宜时患儿的表现：脸色红润、手足温暖、不出汗，饮食、睡眠正常，腋下体温 36.5～37.4℃。在没有疾病的前提下，体温超过 37.5℃或低于 36℃，都说明保暖不当。若体温持续过高超过 38℃，且排除保暖不当原因引起的，应及时到医院就诊。

3. *日常护理*　指导家长观察新生儿精神状态、反应、面色、呼吸、体温和大小便等情况。新生儿脐带未脱落前要注意保持清洁干燥，每天进行脐部护理 2 次，用 75% 乙醇棉签擦拭脐带根部及脐周，直至脐带脱落无分泌物。用柔软、浅色、吸水性强的棉布衣服、被褥和尿布，避免使用合成制品或羊毛织物以防过敏，注意保持臀部皮肤清洁干燥，以防臀部皮疹发生。新生儿应每天进行沐浴，室温在 26 ~ 28℃，关闭门窗，水温 38 ~ 41℃。沐浴时防止水溅入婴儿耳、鼻、口、眼内。

4. *预防疾病及感染*　新生儿食具专用，用后要消毒（可采取煮沸法消毒 30 分钟）；照护者在哺乳和护理前应洗手。凡患有皮肤病、呼吸道和消化道感染及其他传染病者不能接触新生儿。按时接种卡介苗和乙肝疫苗，按照《国家预防接种工作规范》相关要求进行预防接种。早产儿体重增至 2000g 以上时可以接种乙肝疫苗，体重增至 2500g 及以上时可以接种卡介苗。出生两周后应口服维生素 D（推荐从出生到 12 月龄的所有婴儿补充维生素 D 400IU/d），预防佝偻病的发生。

5. *功能训练*　待患儿病情稳定后，便开展视觉、听觉及触觉等方面的功能训练。

6. *定期随访*　定期到社区或者医院进行预防保健和体检。

第二节　新生儿出院随访指导与管理

新生儿期是一个特殊时期，既是神经系统的易损伤期，又是神经系统代偿与可塑性较强的时期。通过随访，及时进行积极的早期干预，可以改善患儿脑功能，促进脑发育，减轻伤残程度，降低人群的残障率。

一、随访团队

设立新生儿随访中心，建立以新生儿专科医生为中心的神经内科、眼科、耳鼻喉科、内分泌科、药剂科、营养科、儿童保健、康复、社区护理等多科协作随访团队，可接纳社会工作者的参与和初级卫生保健人员的持续加入，在不同的随访阶段为新生儿家庭提供相应的支持，为以家庭为单位的照顾系统提供帮助，提高高危儿的生存质量。

二、随访内容

1. 询问既往信息

（1）首次随访时应详尽了解家庭基本信息、母亲孕产期情况、家族史、新生儿出生情况、患病情况及治疗经过、住院天数、出院时体重及出院时喂养情况等。

（2）每次随访时询问两次随访期间新生儿的喂养与饮食、体格生长和行为发育、睡眠、大小便、健康状况及日常生活安排等情况。如新生儿患病，应询问并记录诊治情况。

2. 体格检查

（1）首次随访：重点观察早产儿哭声、反应、皮肤、呼吸、吸吮、吞咽、腹部、四肢活动及对称性等。每个患儿基础疾病不同，随访的内容各有侧重，干预的措施亦不同，应结合患儿及家庭的具体情况在规范随访的基础上制订个性化的随访方案。

（2）体格发育

①体重：新生儿体重低于标准体重时应分析差值是否处于合理范围，若是营养不良或疾病所致，应对症治疗。若新生儿身长显著异常可能与先天性骨骼发育异常（如软骨发育不全）或内分泌疾病（如垂体侏儒症、先天性甲状腺病）有关。

②头围：新生儿头围过大常见于脑积水，过小常见于小头畸形、大脑发育不全等情况。新生儿出生时头围增长缓慢或后期缺乏追赶性生长均可能提示存在脑损伤或预示神经发育预后不良。50%小于胎龄的极低出生体重儿出生时头围低于正常，20%适于胎龄的极低出生体重儿在新生儿期头围生长迟缓。

③胸围：新生儿胸围与小儿营养状况有密切关系。营养不良的新生儿，胸围超过头围的时间往往延迟，需考虑营养不良的程度或是否存在胸廓、肺发育不良等。

3. 眼科随访　在视网膜脱离的情况下，患有严重 ROP 的婴儿出现严重视力丧失或失明的风险增加。严重的 ROP 风险在超低出生体重儿人群中最高，其中失明的发生率为 2% ~9%。随访者应密切注意早期经激光治疗的 ROP 婴儿，确保视网膜完全血管化。ROP 第 1 次筛查时间为出生后第 4 周或校正胎龄 32 周，随访频次应根据第 1 次检查的结果而定，由眼科医生决定随访方案，坚持随访直至校正胎龄 44 周。

4. 听觉随访　2000 年美国婴幼儿听力联合委员会推荐将耳声发射（otoacoustic emissions，OAE）与听性脑干反应（auditory brainstem response，ABR），即 OAE + ABR 作为新生儿听力筛查的方案。其基本流程包括：①生后住院期间 OAE 初次筛查（初筛）；②出生后 42 天进行 OAE 第 2 次筛查（复筛）；③出生后 3 个月 ABR 诊断检查及其后随访、干预。早产儿的听力筛查应从胎龄 34 周开始，对第一次筛查未通过者应在 1 个月后复查，仍不通过者 3 个月后再复查，若仍不通过则应同时行脑干诱发电位检查，未通过者须接受全面的听力学评估，以确定听力损伤的性质和程度。确诊为听力障碍者应即刻进行干预治疗。研究表明，在新生儿出生 6 个月内接受治疗，效果明显优于 6 个月后。

5. 脑发育随访　磁共振成像的优点是分辨率高、无放射线、不被骨质所阻挡，对颅后窝病变、中线结构病变、脊髓病变等都能显示清晰，能够清楚地分辨灰质、白质。不足之处是成像速度慢，对钙化不敏感等。MRI 能显示大多数病变及其组织学特征，但仍有部分病变互相重叠或不能确定，需要做增强扫描。此外，颅内磁共振血管造影（MRA）对血管病变有较大的诊断价值。

第三节　新生儿神经系统疾病康复指导与管理

新生儿神经生理功能特点主要体现在感觉系统和运动系统的发育上，同时新生儿可具有一定的神经行为能力。反应正常的足月新生儿已具备了对声、光的反应能力，觉醒状态下，有定向力，可以注视人脸。对新生儿进行神经系统评估时，应注意排除新生儿是否处于正常的清醒状态，有无饥饿、寒冷、全身疾病等因素的干扰。

一、新生儿神经功能特点

1. 感觉系统

（1）视觉：新生儿出生后即具有完整的视觉传导通路，但处于初级的形成阶段，随机体的发育不断完善。视神经功能常可通过光刺激后的眨眼反射体现。生理研究发现，正常新生儿在清醒状态能够做到长约几分钟的注视，而且注视人脸的时间长于注视一张白纸的时间。

（2）听觉：新生儿的听觉反应体现了位听神经功能。胎龄 28 周的早产儿，仅对噪声有眨眼和惊跳反应。足月儿对声音的反应较为敏感及明确，如声音刺激后，新生儿会中止进行中的动作、停止啼哭等。新生儿觉醒状态下，在其耳旁柔声呼唤，头会慢慢转向发声方向，眼睛寻找声源，这是新生儿对声音的定向反应。

（3）嗅觉与味觉：新生儿出生后即存在嗅觉与味觉，表现为将新生儿抱在怀中，其可自动地寻找母乳。有试验发现，出生后5天的新生儿可正确地识别出自己母亲的奶垫和其他乳母奶垫的气味；喂糖水时新生儿即刻出现吸吮动作。有观察指出，出生后1天的新生儿对不同浓度的糖水表现出不同的吸吮强度和吸吮量。当新生儿的舌尝到苦味或酸味时，新生儿出现皱眉、闭眼、张口等不悦动作，还会出现不吸吮、不吞咽，甚至有将异味物吐出的动作。

（4）触觉：从一些原始反射可以证实新生儿出生后即有触觉存在，如口周的皮肤接触东西后新生儿可出现寻找动作（寻觅反射）；检查者触及新生儿手心和足心时，新生儿会出现指（趾）屈曲动作；突然暴露于冷环境，会大哭或战栗；轻柔地抚摸新生儿的皮肤，其会出现明显的安静或舒适感。

2. 运动系统　新生儿的运动功能是神经发育成熟度的重要检查指标。新生儿出生后即有自发运动，如髋、膝均有动作，主动伸展、屈曲，交替性动作等。上、下肢均有主动与被动张力。颈肌有一定的张力，俯卧位时下颌可稍离开台面，头自主地转向一侧，这也可以认为是一种“自我保护”动作。从仰卧到被拉向坐位，新生儿的头可短暂竖立1～2秒。检查者扶持新生儿为站位时，可感觉到其下肢及躯干刹那间的直立姿势。

3. 行为能力　新生儿出生时因已具有上述视、听及运动功能，所以具备了相应的行为能力。这是新生儿对周围环境适应能力、与人交往能力及情感变化的体现。

4. 睡眠与觉醒　胎龄28周前的早产儿，难以确定觉醒期，持续刺激后可睁眼，并有数秒觉醒状态。胎龄28周后的新生儿已有觉醒－睡眠交替，可自发睁眼，并有眼球转动。胎龄37周的新生儿醒来会哭，觉醒时间延长。正常的足月新生儿已具备正常睡眠周期。

二、康复指导

（一）视听结合训练

新生儿已经具备了一定的行为能力，他们通过听、看、模仿来认识和了解这个世界。在新生儿期给予新生儿有效的视觉、听觉方面的良性刺激和锻炼，可以促进新生儿认知的发展，从而促进其大脑的发育。

1. *训练方法* 将新生儿置于一个安全柔软的平台上，由父亲或母亲双手托住新生儿的头部，在距离新生儿眼睛约20cm处，一边呼唤新生儿（例如说："宝宝，看看我哦"），一边移动自己的头部，引诱新生儿的视线跟随移动，从中线开始，两侧各达90°。每日根据新生儿的觉醒情况，可多次进行，每次2～3分钟。

2. *训练要求* 声音要亲切温柔且持续，面部表情丰富，体现出真挚的爱。注意新生儿的状态，每次时间不宜过长。

3. *注意事项* 这个看似简单的活动，符合新生儿的发育规律，注重的是新生儿基本能力的培养，对新生儿是十分有益的。可能有些新生儿暂时还不能完成，家长无需担忧，新生儿的发育是存在个体差异的，每个新生儿都有自己的特点。只要创造条件、坚持训练，就会看到新生儿的不断进步。

（二）嗅觉和味觉

为新生儿提供熟悉、安全的环境气味，如具有妈妈气味的物品：衣物、毛巾等。非营养性吸吮（安抚奶嘴），若新生儿吸吮吞咽动作不协调，可进行肌力和口部感觉练习，用棉签对新生儿两侧面颊、舌尖及唇周刺激，加强咀嚼肌肌力与口唇感觉，每天2次，每次5分钟。

（三）全身按摩

皮肤是人体最大的感觉器官，皮肤与皮肤的接触一直被认为是对新生儿的一种良性刺激，是增进母亲与新生儿感情的最直接方法，按摩可以刺激皮肤上的末梢神经，促进大脑发育。

1. 按摩的益处

（1）按摩能刺激神经系统，促进大脑的发育。

（2）腹部按摩可促进肠蠕动，增进消化功能。

（3）可以使新生儿体重增加，免疫力增强，增进亲子感情。

2. 按摩的步骤

（1）操作者两手自新生儿眉弓处起，由内向外至太阳穴进行按摩，8 次为一组，每次 2 组。操作者双手从新生儿眉根部沿鼻翼向下进行按摩，8 次为一组，每次 2 组。

（2）胸部按摩：操作者双手从新生儿胸前中间开始，避开乳头，由内向上向外呈环形按摩。4 次为一组，每次 2 组。

（3）操作者双手沿新生儿脐周顺时针方向对腹部进行按摩，两手交替。4 次为一组，每次 2 组。

（4）操作者顺时针为新生儿按摩手掌、足底。8 次为一组，每次 2 组。

（5）操作者再对新生儿每个指（趾）搓动，每一个部位 4 下，每次 4 组。

3. 按摩的注意事项

（1）室内温度适宜，26～28℃。

（2）将新生儿置于铺着垫子或毛巾的床面或台面上。

（3）操作者洗手后涂上润滑的护肤油，按摩力度要适中。

（4）最好在两次喂奶中间进行。

（5）每日 2 次。

（四）被动俯卧抬头

主动运动的发育规律是从头开始，加强主动运动训练可促进大脑发育。在新生儿会主动俯卧抬头之前，也就是新生儿 0 ~ 1 个月时，可以训练新生儿的被动俯卧抬头。

1. 俯卧抬头训练的益处

（1）能锻炼颈部、胸背部的肌肉。

（2）可以增大肺活量。

（3）促进血液循环。

（4）有效地预防呼吸道疾病。

（5）扩大新生儿的视野范围，从不同角度观察新的事物，有利于智力的发育。

2. 俯卧抬头训练的方法　将新生儿俯卧置于稍有硬度的床上，注意防止物品堵住新生儿口鼻，将新生儿双手臂朝前放，注意不要压在身下。

（1）练习俯卧抬头时，操作者要用双手托住新生儿双侧腋下，并用手指托住新生儿的下颌。

（2）操作者缓慢地帮助新生儿抬头。

（3）操作者应根据新生儿自身的力量，逐步减轻托的力量。

3. 训练注意事项

（1）应在喂奶前半小时到 1 小时进行，切忌在喂奶后马上进行。

（2）俯卧时台面不要太软，以免堵住新生儿呼吸道，影响呼吸。

（3）每次训练 1 ~ 2 分钟，每日 1 ~ 3 次。

（五）肢体被动活动

为新生儿进行肢体被动活动能增强其肌肉力量和关节活动度，使新生儿体格强壮，同时可起到促进大脑发育的作用。

1. 训练方法　将新生儿置于一个安全、平整、铺垫适中的平台上，由操作者握住新生儿腕部，使新生儿手腕先平伸，再屈曲，4 次为一组，每次 2 组。操作者双手握住新生儿脚踝，使新生儿脚踝先屈曲，再伸展，8 次为一组，每次 2 组。根据新生儿的觉醒情况，每日进行 2 次训练。

2. 训练要求 操作者动作要轻柔，注意对新生儿关节的保护，不可过度拉伸或屈曲。

≪第十五章

新生儿安宁照护

一、新生儿安宁照护的概念和发展现状

安宁照护（hospice care）又称为临终关怀、缓和医疗，是指针对患有严重威胁生命且不可治愈疾病的患儿的临终全过程所开展的一系列整体性、积极性的护理措施，旨在减轻患儿临终前痛苦，提升患儿临终前的身心舒适度，提高患儿及家长在患儿临终时期的生活质量。

实施新生儿安宁照护的对象是患有不可治愈疾病的新生儿及其家长。

随着近几年来安宁照护在我国的不断发展，新生儿作为一个特殊的医疗群体，临终患儿的生命质量已成为国际关注的热点问题，新生儿安宁照护也被纳入新生儿学。目前，美国、英国等发达国家的安宁照护已经形成了涵盖家庭支持需要、家属的身心需要、家属的个人成长需要等方面的专业团队，专门从事患者安宁照护、姑息护理、家属的心理安慰等工作。PICU 和 NICU 也相继开展了安宁照护。美国也有了关于安宁照护儿科护士的专业认证，用于培养专业的儿科安宁照护人员。我国在老年临终关怀和护理得到长足进步的大背景下，新生儿安宁照护也开始逐渐发展，但国内 NICU 实施安宁照护的医院仍是少数，我国新生儿安宁照护的发展仍处于初级阶段。

二、新生儿安宁照护的原则

1. 保证安宁照护的合法性。在医生与患儿家长充分沟通患儿病情后，患儿家长充分认同现有医疗护理措施只能延缓患儿死亡进程的客观事实，患儿家长须签署相关同意书之后方可实施。

2. 充分尊重患儿及家长的宗教、文化背景下的死亡观，体现人文关怀。对于患儿及家属所信仰的宗教、所处文化背景，医务人员应采取充分尊重、严肃对待的态度，并在尽量满足患儿及家属宗教和文化需求的情况下协助患儿及家属做好应对患儿死亡的准备。

3. 以减轻患儿身心痛苦为目的。以明确患儿疾病在现有医疗条件下无法治愈的客观事实为前提，安宁照护的目的不再是治愈疾病，延长生命，而是采取有效措施减轻患儿死亡进程中的痛苦，让患儿安宁、平静地离世。

4. 提供全过程护理。安宁照护是贯穿患儿临终至死亡全过程的连续性、整体性的护理措施；应全程体现“以患儿为中心”的主旨。尽量为患儿及家属提供安宁缓和、合理有效的医疗护理服务。

5. 保护家庭隐私并维护患儿死亡尊严。在安宁照护全程秉持尊重患儿方隐私的原则，尊重患儿方要求保密的权利，尊重患儿家庭做出的选择并维护临终患儿的尊严。

三、新生儿安宁照护的内容

新生儿的安宁照护主要涵盖三个方面的内容：

1. 为患儿提供疼痛管理和舒适护理。

2. 为患儿家长提供指导和帮助。

3. 提供家庭支持。

四、新生儿安宁照护的护理措施

（一）为新生儿提供的护理措施

1. *疼痛管理* 安宁照护中的关键性措施是镇痛。

（1）为患儿提供舒适、安静的环境。

（2）尽量减少有创性操作及其他可能引起患儿不适或疼痛的医疗护理操作，如动脉采血、支气管镜检查、内镜检查等；拔除不必要的管道，如动脉置管、中心静脉置管、留置胃管或尿管等。

（3）正确评估患儿疼痛情况，并采取相应的镇痛措施：可根据新生儿疼痛防治的推荐措施使用镇痛药进行干预；结合采用非药物的措施，包括新生儿抚触、音乐疗法、口服甜味剂、非营养性吸吮、感觉刺激、袋鼠式护理等。

2. *为患儿做好基础护理，增加患儿舒适度* 尽量去除患儿身上的胶布和不必要的导线，及时清理患儿分泌物、呕吐物、排泄物等。遵医嘱使用抗胆碱能药物，减少腺体分泌，减轻呼吸道不适；为患儿穿上干净舒适的衣物，保持皮肤清洁干燥。不强迫患儿喝奶，根据患儿需求进行喂养。为患儿取舒适的体位，注意保暖，减少声、光等对患儿的刺激。

3. *为患儿提供情感支持* 条件允许情况下适当增加家长与患儿交流的机会，允许家长安抚、触摸、抱患儿。护理人员操作时应与患儿进行语言及非语言的交流，让患儿感受到关爱。

4. *密切观察病情变化，做好护理记录* 采用非干涉性方式检查和评估患儿，从高技术生命支持治疗到临终关怀，详实记录所做的护理工作内容和工作人员对患儿的支持。护理记录要能反映患儿的危重性和观察的情况，保障患儿接受持续性的安宁照护。

5. *维护患儿尊严* 尊重并尽量满足患儿家庭的合理需求。

（1）为死亡患儿穿戴整齐，避免拍摄新生儿裸体或其他会体现患儿痛苦的照片。

（2）可结合家长需求为死亡患儿提供尸体护理，如穿戴对家庭有特殊意义的衣物或饰品。

（二）为患儿家庭提供指导和帮助的护理措施

为不同家庭提供个性化的人文关怀，旨在帮助患儿家庭更好地接受患儿死亡的事实，协助家庭尽快走出丧亲的悲伤，尽早恢复正常的生活和工作。

1. 充分尊重并尽量满足患儿家长在患儿终末期的心理需求，如对隐私的考虑，关于治丧的安排，与患儿之间最后相处时光的渴望，对患儿遗物的需求等；医务人员应注意沟通时的语气，神态温柔、自然而严肃，尽量使用委婉的词汇，避免使用“死亡”“濒死”等直白词汇刺激家长情绪。

2. 鼓励家长参与到患儿临终护理过程中，尽力为患儿及家长提供满意周到的服务，如为患儿及家长提供其所需的私密空间；允许患儿家属留下有意义的照片或物件；提供患儿手印、脚印给家长留作纪念；允许家长为死亡患儿进行沐浴、更衣等家长希望为患儿做的最后的事。

3. 部分国家及地区有需要神职人员参与死亡过程的宗教信仰，应充分地尊重并尽力满足。

4. 鼓励患儿家长说出关于患儿死亡的感受，让其充分宣泄自责、愧疚、悲伤等不良情绪，适时进行适当的劝解与安慰。

5. 为患儿家长办理患儿死亡相关手续提供便利，让家长不再为烦琐手续而心烦，更有利于家长身心健康的恢复。

（三）家庭支持的护理措施

结合目前国际和国内发展的形势，社区应逐步配备专业的安宁照护团队，方便安宁照护的具体实施和广泛覆盖，更好地为社会提供安宁照护，满足社会需求。

1. 尊重家庭的决定。若患儿家属选择将患儿带回家等待死亡，医务人员应在出院前向家庭提供照护知识和心理－社会支持，评估家庭照顾和处理婴儿的应对能力，帮助家庭做好出院准备，必要时为患儿家庭联系所在社区的安宁照护团队。

2. 可充分利用社区中的安宁照护系统，社区医务人员可上门提供安宁照护服务，安宁照护团体与家庭沟通旨在提供支持和帮助，让患儿家属平静接受患儿逝去的事实，帮助家庭走出悲伤，尽快恢复日常生活和工作。可结合家庭具体情况和需求，采取具体措施。

3. 安宁照护团队可组织为逝去患儿举行家庭告别式，让家长能有机会和空间尽情宣泄悲伤的负面情绪，尽早走出阴霾。

4. 安宁照护团队可邀请社区内曾有相似经历的家庭，举行面对面交流，让有经验的家庭以自身经历为例，帮助患儿家庭树立重建新生活的信心，尽早恢复正常生活和工作。

5. 安宁照护团队可协助患儿家庭完成家庭曾经期待与患儿一同完成的事情，如一同看某些曾为患儿安排的有意义的电影；曾想一同完成的亲子手工活动或游戏，这样的过程能使患儿家庭逐步接受事实。

6. 安宁照护团队可根据家庭的需求，帮助整理曾为患儿准备的儿童房，避免家庭睹物思人而无法尽快走出悲伤情绪。

7. 安宁照护团队应制定具体的回访计划，提供家庭回访或电话回访，动态关注家庭的恢复情况，让家庭感受到来自社会的关心。

8. 可结合家庭具体情况，安排专业人员提供在线咨询服务。

9. 关注患儿母亲的产褥期护理，提供回奶的方法，协助安排复诊，促进产妇身体在 6 ~8 周内逐步调整至完全恢复。

（四）对医务人员提供支持

研究表明，在面对新出生的婴儿即将死亡这一事实带来的压力中，与患儿家庭沟通是一项非常困难的工作，并且这是一项需要提供个性化人文关怀的工作，医务人员常面临很多随之而来的难题：需要应对不同患儿家庭的负面情绪和具体问题；需要直面新生儿的死亡带来的冲击等，医务人员会承受非常大的心理压力，所以对参与新生儿安宁照护的医务人员提供心理支持是很有必要的。鼓励他们正确地宣泄工作中积累的负面情绪，有利于他们更积极乐观、更优质地完成新生儿安宁照护工作。

≪第十六章

新生儿病区护理安全管理

新生儿病区作为医院管理中的重点科室，对患儿负有全面照护的责任。在对新生儿诊疗护理的过程中，影响新生儿病区护理安全的因素多种多样，如护理人员因素、管理因素、设施设备、物品、药品因素、社会因素等。如果存在系统管理问题，如没有建立安全意识或安全环境，没有制定完善的规章制度、岗位职责或规范的流程等，就容易导致不良事件、增加纠纷和事故的发生概率。

所以，如何维持并改进新生儿病区护理质量，确保病区人员安全尤为重要。根据患者安全目标，结合新生儿病区的护理服务特点，全面评估新生儿病区的护理风险环节，对风险的及时识别和干预，采取积极有效的防范措施非常必要。临床管理包括以下7项核心内容：①临床有效性和研究，主要包括循证医学（适当的实践改变）和实施指南；②审查；③风险管理，主要包括诊疗方案执行的依从性和从危机事件或警讯事件中进行学习，事后反馈、危机事件上报；④教育和培训；⑤患者和公众参与；⑥信息化和信息技术；⑦员工管理。

因新生儿护理对象的特殊性、护理活动的复杂性，导致新生儿护理工作难度高、强度大，护理风险也明显升高。因此，新生儿病区应当依据《医疗机构新生儿安全管理制度（试行）》制定工作细则，防范和杜绝新生儿安全事故的发生。护理管理者应该加强新生儿护理风险管理，减少护理差错事故的发生。保证患儿安全管理的核心是加强护理人员的风防范意识和风险识别能力。护理评估作为护理程序的第一步，也是防范风险最重要的一步。通过护理风险评估可提高护士对风险的预见性，避免护理风险的发生。

1. 环境管理　新儿病区环境应满足诊疗需要，各区域设置应安全合理，符合使用规范，具体参见本书第二章第四节内容。

2. 健全管理制度　新生儿病区应结合实际工作中的具体情况，定期更新护理管理制度、护理常规、服务规范和标准等。落实分级护理制度、交接班制度、查对制度、输血制度等，以及护士的知晓情况。

3. 人力资源管理　新生儿病区人员配备应符合相关要求，各岗位人员应熟悉本岗位工作内容和相关规章制度。病区管理者定期组织对病区各岗位人员的相关专业培训，督促病区工作人员夯实业务能力。

4. 仪器设备管理　新生儿病区所使用的的各类医疗设备应安排专人负责日常清点、维护、故障报修、老旧报废等内容，保证仪器设备的正常运行。抢救使用的仪器设备应专人专管，时刻处于完好备用状态。病区医务人员应熟悉各仪器的使用方法及常见报警的处理，若遇新型医疗设备引入，则应组织病区工作人员进行学习。

5. 医院感染管理　病区应按医院感染管理的要求配备手卫生设备。护理人员掌握手卫生时机及方法，有定期开展院感知识与技能的培训，并有记录。对患有传播可能的感染性疾病、多重耐药菌感染的新生儿应当采取隔离措施并作标识；有医院感染的监控分析及改进措施记录等。

第一节 护理质量与安全管理小组工作计划

完善病区管理组织架构，制定护理质量与安全管理工作计划。

一、护理质量与安全管理小组成员

组长1名，副组长1～2名，组员5～10名。

二、护理质量与安全管理小组工作职责

1. 各质控小组成员应履行职责，做好检查、咨询、指导、协调等工作。

2. 每月定期检查科室内护士岗位职责及工作质量的完成情况，检查护理规章制度、护理操作规程的执行情况，负责护理技术操作的培训和指导。

3. 每月进行1～2次科室护理质量分析会，分析存在的问题，制定整改措施，重大护理质量问题及时上报。

4. 落实“三基培训”计划，熟悉掌握新生儿专科基本理论和技能，持续改进并提高护理质量，保证医疗安全。

5. 认真记录科室质量管理小组活动情况。

6. 护理质量检查结果与护理人员聘后管理挂钩。

7. 严格执行护理安全管理制度，确保护理安全。

8. 加强实习护生及进修人员的管理。

9. 落实患儿身份识别制度、查对制度。

10. 查找护理工作中薄弱环节及安全隐患，提出整改措施。

三、护理质量与安全管理小组责任分工

见表16－1－1。

表 16－1－1 护理质量与安全管理小组责任分工

职务	工作内容
组 长	统筹安排，全面负责科室护理质量与安全。定期组织护理质量与安全管理分析反馈会议，提出改进措施；督促副组长和组员完成所分配工作
副组长	监管科室护理质量与安全管理，督促各项安全管理措施的落实；协助组长完成组内工作，督促组员完成分管工作
组员	专科理论及护理技术操作培训及考核
	护理安全及风险管理
	医院感染管理
	基础护理、专科护理
	护理文书
	仪器、设备管理
	急救物品管理
	药品及给药安全管理
	满意度调查、随访
	教学管理
	护理科研

第二节 新生儿病区安全管理制度

1. 制定新生儿病室护理安全网络。建立新生儿病区安全管理小组，负责护理安全监管。各级护理人员职责明确，按岗位管理要求，认真履行岗位职责、工作标准和工作流程。

2. 贯彻预防为主的管理原则。由病区安全管理小组定期组织科内安全管理培训（如相关法律、法规、规范、护理操作常规），强化安全意识，规范职业行为。及时反馈，按期评估，记录。

3. 严格执行查对制度。保证患儿身份识别准确性，治疗、用药安全性。

4. 加强安全意识教育。掌握突发事件应急预案处理程序，定期培训。病区工作人员必须人人掌握科室应急预案，熟悉突发事件应急处理流程和风险防范措施。

5. 严格执行《护理不良事件报告制度》。发生不良事件后应按要求逐级上报，同时积极采取补救措施。事后组织科室讨论、分析并制定此类事件的防范措施，敦促改进。

6. 规范使用安全警示标识。病区内应规范安全标识的使用，标识应醒目、清晰、温馨。对悬挂标识的患儿或设备，医务人员应注意安全操作。

7. 各类抢救药品、器械做好“五定一及时”，即定品种数量、定点放置、定人管理、定时检查、定期消毒灭菌、及时维修补充。

8. 医疗仪器、设备按程序操作，定期维护检修，防止意外事故发生。确保急救仪器、设备符合使用要求，处于备用状态。

9. 消防设施功能完好、齐全，工作人员掌握使用方法。确保消防设备取用的便利性。安全通道畅通，不堆、堵杂物。病区走廊通畅，禁止堆放各种物品、仪器设备等。病区内禁止吸烟，禁止使用明火。

10. 按照《病历书写规范》要求，客观、真实、准确、及时、完整书写各项护理记录。

11. 严格执行消毒隔离制度，防止医院感染发生。落实各项操作规程，如无菌技术操作、保护性隔离措施、标准预防等。无菌物品存放符合要求。病区环境按规定定期消毒，定期进行室内空气消毒和监测，报告登记齐全。

12. 对易发生护理安全意外的患儿做好风险评估（压疮、坠床、烫伤等），并根据风险级别进行相应的预防措施。

13. 危重患儿严密观察病情，病情变化时，积极配合医生进行抢救。

14. 加强护理人员职业安全与职业暴露相关知识的学习，落实防护措施。

15. 严格履行告知义务。做好出院宣教，详细交代家属家庭护理相关知识及需要注意的事项，防止意外事件发生。

第三节　新生儿病区身份识别及管理

1. 接诊新入科患儿时，护士详细核对患儿身份。病区护士应与家属及转送护士共同查对患儿姓名、性别、年龄、住院号，安排床位。严禁未出院患儿病床重复收住其他患儿。

2. 接诊护士按要求规范填写“双腕带”。男婴：蓝色腕带；女婴：粉红色腕带（项目包括姓名、性别、住院号、诊断及责任人姓名等）。为患儿佩戴腕带，松紧适宜，避免脱落。

3. 患儿入病室后，由病室责任护士与填写腕带的护士共同核对患儿身份，核对无误后方可执行操作。

4. 每次交接班应查对腕带、胸牌确认患儿身份，发现疑问、缺漏时，须经双人核查解决。

5. 患儿离开或返回床位前均要查对腕带、胸牌和床位是否相符。

6. 执行医嘱时应严格“三查八对”。

7. 患儿出院时，须由患儿父亲或母亲持身份证办理。护士详细核对家属身份，如父、母亲双方均不能到场办理出院手续，代办家属必须持患儿父、母亲委托书（有签名及左手拇指指印）、身份证及代办人身份证方可办理。病区护士应主动邀请患儿家属参与身份查对，双方核对患儿腕带、胸牌无误后方可取下。

第四节 风险管理

一、新生儿皮肤异常及压疮风险管理

1. 准确评估患儿发生皮肤异常及压疮的风险，根据风险级别制定安全防范措施。必要时可使用新型敷料进行预防性干预。

2. 诊疗护理工作中，对可能引起患儿皮肤损伤的治疗，如使用呼吸机、双面蓝光箱、输液泵、注射泵、腕带、头罩、各种监护探头等，应提高警惕，必要时采取措施提前预防。

3. 防止医源性皮肤损伤的发生。新生儿尤其是早产儿皮肤生理较脆弱，日常操作过程中更应加倍小心，动作轻柔，杜绝因医务人员操作不当而产生的皮肤损伤。如剃头发时应轻柔，防止损伤头皮；撕胶布、敷贴时使用石蜡油润滑；静脉输液时防止渗漏；采血后充分按压止血，防出血或血肿形成；及时更换心电监护仪探头位置，防止压伤。

4. 落实基础护理。如修剪患儿过长的指甲，防止患儿自行抓破皮肤；加强耳后、颈部、腋下、脐部、腹股沟、臀部等处的皮肤清洁护理；每隔 2 小时为患儿变换体位；及时为患儿更换尿裤；保持床单元的整洁，无异物等。

5. 记录异常的皮肤情况，每班认真交接。对实施保护性约束的患儿，应定时查看约束肢体及局部皮肤；对存在皮肤损伤的患儿，应准确记录并每班交接，动态观察皮肤愈合情况。

6. 发生不良事件时应逐级上报，同时积极救治患儿。护士长组织科室工作人员认真讨论，提出防范措施，提高认识，不断改进工作。

二、新生儿烫伤风险管理

1. 准确评估患儿发生烫伤的风险，并根据风险级别制定相应防范措施。对高风险患儿使用安全警示标识。

2. 确保患儿使用中的发热设备安全运行，如辐射取暖台、婴儿培养箱、心电监护、取暖器等。当发现使用中的仪器出现故障时应立即停止使用并换下，及时报告故障并联系专业检修。

3. 诊疗护理过程中，建立预防患儿烫伤的安全意识，如进行新生儿沐浴前，应确定水温适宜；喂奶前，确保奶液温度适宜。

4. 加强对病室环境及用物的管理，去除会导致新生儿烫伤发生的因素。病房内严禁使用热水袋等不安全的取暖设备。

5. 发生不良事件时应逐级上报，同时积极救治患儿。护士长组织科室工作人员认真讨论，提出防范措施，提高认识，不断改进工作。

三、新生儿坠床风险管理

1. 准确评估患儿发生坠床的风险，并根据风险级别制定相应防范措施。对高风险患儿使用床栏、安全警示标识等。

2. 诊疗护理过程中，建立防范患儿坠床的安全意识。尽量减少打开箱门或采取集中操作的方式；不得单独置患儿于无安全防护的操作台；为新生儿进行擦浴、沐浴时，防范患儿滑落；床栏保持拉起、暖箱门保持关闭、辐射取暖台挡板保持紧扣。

3. 对哭吵、烦躁的患儿酌情采取保护性约束措施。注意约束带松紧适宜，定时查看约束肢体及局部皮肤。

4. 仪器设备设施，定期检查维修。使用前再次检查仪器安全状况、设置情况。故障仪器不得使用。

5. 发生不良事件时应逐级上报，同时积极救治患儿。护士长组织科室工作人员认真讨论，提出防范措施，提高认识，不断改进工作。

四、新生儿窒息风险管理

1. 准确评估患儿发生窒息的风险，根据风险级别制定安全防范措施。

2. 诊疗护理过程中建立防范患儿窒息的安全意识，如喂奶后予右侧卧位；有溢奶、呕吐窒息表现的患儿还可取头高足低位；进行洗胃、管饲、胃管注药、心脏彩超等检查时应注意观察患儿面色、呼吸等情况，如有异常立即终止操作并积极处理。

3. 密切观察患儿病情变化，准确记录。对危重患儿、早产儿、喂养不耐受、呕吐、哭吵的患儿认真交接。视具体情况，采取必要的防范措施，防止胃食管反流、呕吐导致误吸、窒息。

4. 对呼吸机等生命支持仪器设备设施，定期检查维修。使用前检查确认仪器性能安全、设置情况，及时、规范处理报警事件。故障仪器不得使用。

5. 发生不良事件时逐级上报，同时积极救治患儿。护士长组织科室工作人员认真讨论，提出防范措施，提高认识，不断改进工作。

五、新生儿外出检查及转运风险管理

新生儿因病情的特殊性，外出检查或转运时风险较高，在转运途中应确保患儿的安全，做好应对可能出现的各种突发事件的准备，备好用物、药物等，保证患儿发生病情变化时能及时给予必要的救护措施。

1. 转运前，仔细核对患儿腕带、胸牌，转送医院或检查等内容。

2. 评估患儿病情，确定运送方式及陪同转运人员。

3. 根据检查申请单按预约时间合理安排检查次序。

4. 外出期间注意为患儿保暖。

5. 备齐用物：转运车、转运药箱（内含新生儿常用急救药物、输液用物、负压可控式吸痰管、注射器等）、便携式吸氧装置、简易呼吸气囊，必要时配备心电监护仪、微量注射泵等。

6. 运送前，提前与相关科室或转往医院电话联系，保证转运及检查工作的顺利衔接。

7. 转运人员必须熟练掌握抢救技术，熟悉药品及物品摆放位置。转运时，至少由本科室一名以上的医护人员陪同前往。

8. 运送及检查过程中严密观察病情变化，发生突发情况应先行救治。

9. 运送及检查过程中尽可能关注感染监控细节，并因地制宜采用相应的控感技术。

10. 详细记录外出检查往、返时间或转院登记本。

（新生儿外出检查及转运应急预案详见第十九章）

第五节 新生儿搬动及转运工作制度

为落实患者安全目标，结合新生儿病区的服务特点，全面评估新生儿病区护理风险环节，如新生儿由 NICU 转运至普通病室、由普通病室转入隔离室、外出检查返回病室等情况，均应充分识别护理安全风险，做好交接核查，特制定《新生儿搬动及转运工作制度》。

1. 搬动及转运患儿前，应注意患儿保暖，执行环境安全评估。转运设备、心电监护仪、微量注射泵仪器运行良好。各种线路均应放置整齐、规范，避免仪器设备意外坠落。地面潮湿时，尽可能减少患儿搬动，以免发生意外。

2. 搬动患儿时，应用棉包被包裹患儿，防止患儿跌落。

3. 婴儿培养箱转运前、中、后，均应检查培养箱正门、操作窗门扣、管道进出孔及箱轮运行情况，确保箱门及门扣关闭紧密，仪器使用安全。

4. 婴儿辐射保暖台转运时，应确保周围物品放置妥善、床栏拉起、挡板完好扣紧。

5. 婴儿床转运时，应确保床单元周围环境安全，防范仪器、设备、设施、物品坠落，伤及患儿。

6. 搬动患儿时应动作轻柔；避免体位突然变化的动作，以免造成患儿脑供血不足或颅内压增高，引起患儿晕厥、颅内出血等，发生危险。

7. 搬运前、后按《新生儿病区交接班查检记录表》逐项落实交接安全核查，内容包括：

（1）患儿身份核查。

（2）管路核查。

（3）输注药物及余量核查。

（4）患儿皮肤及穿刺部位核查。

（5）输液泵/注射泵泵速设置及运行核查。

（6）心电监护仪报警参数设置及运行核查。

（7）婴儿培养箱（包括婴儿保暖台）参数设置及运行核查；重点核查箱门、操作窗/孔、锁扣、挡板、设备轮子等，确保规范使用。

8. 对哭吵、烦躁的患儿报告医生，必要时，酌情采取保护性约束措施。注意约束带松紧适宜，定时查看局部皮肤及约束肢体循环状况。

9. 仪器设备设施，定期检查维修。使用前再次检查仪器安全状况、设置情况。故障仪器不得使用。

10. 在《新生儿病区交接班查检记录表》“特殊事项交接”一栏中，详细记录转运患儿床号、姓名。

11. 转院患儿在《新生儿病区转接登记本》中详细记录。

≪第十七章

新生儿病区护理人力资源管理

第一节　新生儿病区值班交接班管理

1. 值班人员应严格遵照医嘱和护士长安排，合理安排患儿的治疗和护理。

2. 交接班前，须对病房内的患儿总数，病危、病重人数，急救药品、物品、仪器设备进行清点、登记。接班者认真清点，详细记录。责任护士宣读交班报告，交接特殊患儿的病情变化情况、危急值报告情况及转归、不良事件等。对病区安全护理工作进行交接，如防压疮、防坠床、防管路滑脱、防烫伤等内容。危重患儿、病情变化患儿还应认真床旁交接班。

3. 逐项交接新患儿的诊断、孕周、体重、生命体征、病情变化、管道情况、治疗护理情况，各种检查、化验情况；接班者如有疑问应当场提出，交班者予以解答，交接清楚后方可离开。

4. 交班者应为接班者做好所需的物品准备，保证病区有序运行。

5. 护士长查看危重患儿和新入院患儿治疗护理情况，抽查医嘱执行情况和危重患儿记录，对重点进行指导和安排。

临床护理交接班过程中，交接内容较多。为保障各班交接准确、流畅、重点突出，需要根据病区情况细化交接班内容及交接流程（图 17 – 1 – 1、表 17 – 1 – 1）。

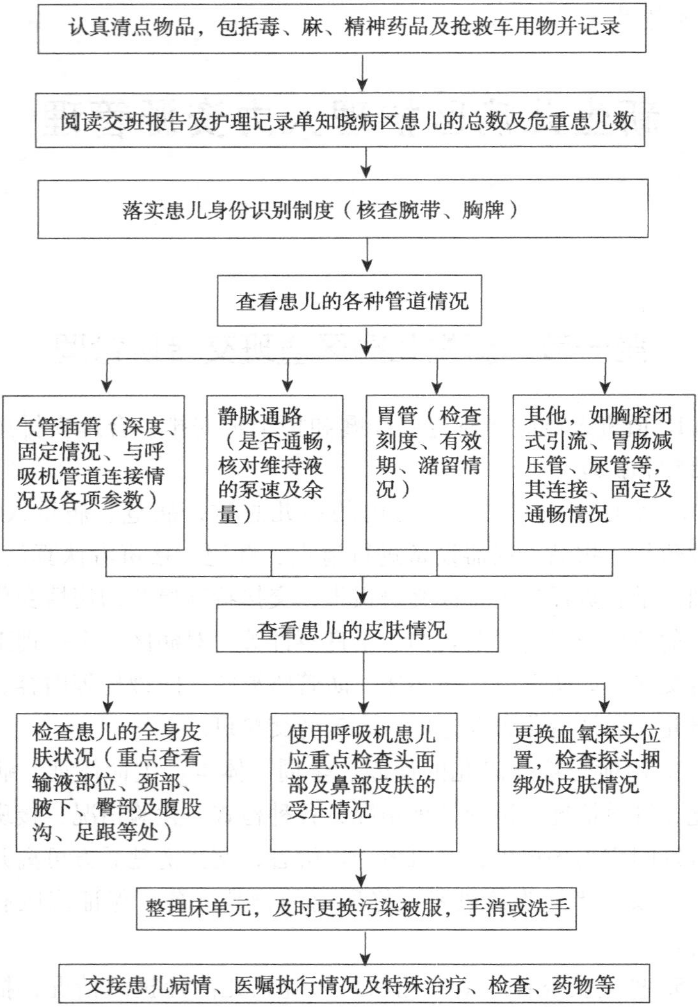

认真清点物品，包括毒、麻、精神药品及抢救车用物并记录
阅读交班报告及护理记录单知晓病区患儿的总数及危重患儿数
落实患儿身份识别制度（核查腕带、胸牌）
查看患儿的各种管道情况
气管插管（深度、固定情况、与呼吸机管道连接情况及各项参数）
静脉通路（是否通畅，核对维持液的泵速及余量）
胃管（检查刻度、有效期、潴留情况）
其他，如胸腔闭式引流、胃肠减压管、尿管等，其连接、固定及通畅情况
查看患儿的皮肤情况
检查患儿的全身皮肤状况（重点查看输液部位、颈部、腋下、臀部及腹股沟、足跟等处）
使用呼吸机患儿应重点检查头面部及鼻部皮肤的受压情况
更换血氧探头位置，检查探头捆绑处皮肤情况
整理床单元，及时更换污染被服，手消或洗手
交接患儿病情、医嘱执行情况及特殊治疗、检查、药物等

图 17－1－1　新生儿病区交接班流程

表 17-1-1　新生儿病区交接班查检记录表

日期及班次 项目															
		白	夜	白	夜	白	夜	白	夜	白	夜	白	夜	白	夜
急救设备核查															
患儿身份核查															
管路核查															
输注药物及余量核查															
患儿皮肤及穿刺部位核查															
输液泵/注射泵泵速设置及运行核查															
心电监护仪报警参数设置及运行核查															
婴儿培养箱参数设置及运行核查															
婴儿培养箱（包括婴儿保暖台）门及操作窗/孔锁扣、挡板关闭完好，规范使用															
床单元手消液、听诊器齐全															
口腔护理															
清洁婴儿培养箱															
通风 30 分钟															
特殊事项交接															
责任护士	交班者														
	接班者														
备注	1. 按要求逐项执行交接查检，符合规范以“√”表示。 2. 新生儿病区生命支持设备多，必须按要求落实核查，确保仪器设备使用安全。 3. 病室通风每次至少 30 分钟及以上，应详细记录执行通风的时间及时长（如 8：00—8：30）。 4. 患儿搬动（如转出 NICU 病室）或更换责任护士等，须按要求逐项落实交接核查，并在“特殊事项交接”栏内详细记录。														

第二节　新生儿病区护理人力资源调配预案

新生儿病区危急重症患儿多，病区救护工作繁重，因病区的特殊性，对护理人员专科业务素质要求高。为使新生儿病区护理工作高效、安全、有序地开展，加强对护理人力资源的管理，科学、合理进行护理人力资源调配，落实弹性排班，须制定详尽的新生儿病区护理人力资源调配预案。

1. 护士长根据病区情况，如在院患儿人数、危重患儿人数、护理难度、技术要求、其他突发情况等，进行护理人力资源管理及临时调配，视情况增减护理人力，实施弹性排班。

2. 调配预案

（1）人力调配时，首先取消节休、公休、补休及事假安排，以满足调配需要。

（2）紧急调配时，由白班人员先行排备班。休息日，备白班。

（3）如白班备班仍不能满足工作需要，夜班组进入备班程序。下夜班休息日，备夜班。正常休息日，备白班。

（4）医院接应急任务，科室机动护士已被抽调时，科室备班自动进入备班程序。

（5）如护士长在科室层面调配后仍不能满足工作需要时，上报科护士长、护理部，由科护士长、护理部进行系统层面及院级层面的调配。

3. 病区护理人员应服从工作安排，保持电话通畅，积极配合，服从调配，不得以任何理由推诿、拒绝，确保紧急状态下的护理质量与护理安全。

4. 备班人员必须保证24小时通信通畅，接到应急通知，1小时内必须到岗参与应急工作。因故未接应急通知或接到应急通知未能及时到岗者，纳入绩效考核。情节严重者，根据医院规章制度及相关法律法规处置，追究个人责任。

5. 备班人员因故不能参与备班，必须提前报告请示，经护士长同意，调配替代人员。

6. 在岗人员因突发情况不能工作时，必须报告护士长，护士长未安排好替代人员前不得离岗。

7. 为鼓励护理人员积极配合人力资源调配，科室进行加班时间统计，合理安排绩效，并提出绩效激励方案，给予绩效奖励。

第三节　新生儿病区护士规范化培训方案

一、新入职护士

为贯彻落实《全国护理事业发展规划纲要》及《医院新入职聘用护士规范化培训方案》精神，结合推进优质护理服务工作要求，提高新护士的综合素质，使其能尽快适应临床护理工作，缩短胜任临床各种护理活动所需的时间，确保新入职护士的护理服务的质量，须制订新生儿病区新入职护士规范化培训方案。

（一）培训目标

通过培训，使新入科护士具备良好的职业道德素养、沟通交流能力、应急处理能力和落实责任制整体护理所需的专业护理服务能力；使新入科护士熟练掌握基础理论、技能及专科知识、病情观察，配合医生抢救患儿、规范化使用各种仪器，有较强的责任意识，能够独立规范地为患儿提供优质护理服务。

（二）培训对象

新入职聘用护士。

（三）培训方式、方法

1. *培训方式* 培训采取理论知识培训和临床实践能力培训相结合的方式，安排高年资临床老师授课、考核，进入各部门操作采取一对一带教。

2. *培训方法* 采用课堂讲授、临床查房、操作示教、实践指导、情景模拟、个案护理等培训方法。

（四）培训时间

培训分两个阶段进行。第一阶段时长1年，第二阶段时长1年，总时长共2年。在2年期间，按计划完成规范化培训（包括院级层面培训、新生儿科及院内其他科室的轮转培训）。

1. *基础培训* 包括专科基本理论知识及常见临床护理操作技术培训。培训时长为2周。

2. *专业培训* 在儿科各病区。儿科门诊培训时长为3个月；儿科病房、新生儿病区培训时长为6个月/病区。

3. *轮转培训* 据《新入职聘用护士规范化培训方案》在院内选择四个科室进行轮转培训，根据儿科专科特点选择轮转科室，如心外ICU、急诊医学科、呼吸科、产科、神经外科。培训时长为3个月/病区。

（五）培训内容

1. 全面熟悉各部门工作环境和岗位职责，掌握各科室护理工作性质及工作流程。

（1）介绍环境（科室的布局、配置，清洁区、半污染区的区域）。

（2）介绍科室护理工作流程。

（3）规章制度和各班职责。

（4）治疗室、换药室、库房物品放置要求（物品定位、定量放置、规范要求）。

（5）学习交接班规范。

（6）熟练掌握各班次的工作程序。

（7）跟班学习各班次工作流程。

2. 熟练掌握病情观察、文件书写、基础及危重护理、常用药物及抢救仪器设备的使用。

（1）掌握病情观察及记录方法。

（2）认识专科常用药的名称、剂型及剂量。

（3）掌握各种抢救设备的使用。

（4）熟悉专科常用实验室检查结果的临床意义。

（5）熟悉急救车内药品、物品的放置位置，各种抢救药品的作用，专科常见急危重症患儿的急救配合要点。

3. 基础理论及专科知识培训与操作技能培训：包括以下几方面。

（1）巩固基础理论，掌握儿科专科护理常规。

（2）熟练、规范基础操作程序，如洗手方法、无菌技术、生命体征测量技术、标本采集法、血糖监测及异常值的处理、口腔护理技术、药物剂量换算、心肺复苏术（CPR）、口服给药法、静脉输液技术、静脉采血技术、静脉注射法、肌内注射技术、雾化吸入、物理降温、环境监测、留置胃管（新生儿喂奶、喂药、管饲）、机械及手法排痰、经口鼻（或气管插管）吸痰、铺床、床单元更换及终末消毒。

（3）掌握各种仪器如心电监测及参数的设置，注射泵和输液泵的使用及维护。

4. 掌握医嘱的处理与录入。

（1）掌握医嘱的正确处理与执行。

（2）掌握医嘱的电脑录入。

（3）掌握出院、专科患儿的医嘱处理。

（4）掌握护理电子病历的书写与录入。

5. 掌握疾病的健康宣教。熟悉儿科常见病的健康宣教和出院指导。

6. 掌握应急预案及流程。学习应急预案，现场模拟各种应急事件的处理及流程。

（1）根据轮转各科室培训内容组织考核，采用日常表现考评、笔试与实际操作考核相结合的考核方法。

（2）新入职护士在轮岗结束前，认真填写《新入职护士与护士规范化培训考核手册》，由科室导师按照培训要求对其进行医德医风、职业素养、人文关怀、沟通技巧、理论学习和临床实践能力的日常表现考评，根据笔试与实际操作考核成绩为其填写出科考核鉴定，护士长签字。

（3）在各科室导师督导下主持/参与科室“护理病例讨论、护理业务查房、科内小讲课和护理双语教学查房”。

（4）在所有轮转结束后，汇报轮转心得体会，并有 PPT 展示；结合临床工作完成文献综述。

（六）考核方式和内容

1. 根据各新聘用护士的表现，考核老师可采用现场考核、笔试及实际操作相结合的考核方法。

2. 新入职护士在培训期间，由科室培训老师按照培训要求对其进行医德医风、职业素养、人文关怀、沟通技巧、理论学习和临床实践能力的日常表现考评，根据笔试与实践操作考核成绩为其评出当日考核分数及培训完总评分。

3. 布置自学内容，为护理核心制度，由带教秘书抽查提问考核。

（七）其他补充说明

1. 培训期间当日考核老师协助总带教排班，严格执行“考勤与请假制度”。

2. 培训期间实行导师制，科室推荐经验丰富的 N2 级以上护士，经护理部审核后担任导师。

3. 未取得护士执业证书，未办理执业地点变更手续的新入职护理人员不允许单独执业，必须由导师实行一对一带教。取得护士执业证书（或执业地点已变更）的新入职护理人员，在科室集中培训时，也不得单独操作，一旦发生差错及事故，将追究带教老师及考核老师责任。

4. 各科室、部门不得擅自改变轮转计划。各轮转科室安排好排班，严格执行“考勤与请假制度”。

5. 新入职护理人员在轮转培训期间，每月按时返回参加科室培训 2 次。

6. 总带教秘书每月到轮转科室对轮转期间的护理人员完成访谈 1 次。关心轮转培训护理人员的学习生活及思想动态，协助各科室按计划落实培训方案。遇特殊情况，立即上报科室质量管理小组及护理部。

二、护理人员专业理论与技术培训方案

（一）培训目标

1. 掌握新生儿病房护理工作的范围、特点及发展趋势。

2. 掌握常见危重患儿的病因、病理、临床表现、治疗及护理。

3. 掌握监护室常见的监护技术和护理操作技术。

4. 掌握危重患儿的抢救配合技术。

5. 掌握新生儿病房常见仪器设备的应用及管理。

6. 掌握新生儿病房医院感染预防与控制的原则。

7. 掌握患儿家属的心理需求和沟通技巧。

8. 能够运用循证医学对重症患儿实施护理。

（二）时间安排

培训时间为 3 个月，可采取全脱产或者半脱产学习方式。其中 1 个月时间进行理论、业务知识的集中学习，2 个月时间在具

有示教能力和带教条件的三级医院新生儿病室进行临床实践技能学习。

1. 理论学习（参考学时：不少于160学时） 主要内容包括：新生儿监护室的专业技术：呼吸系统、心血管系统、神经系统等疾病的护理；新生儿病房的医院感染预防与控制；新生儿的疼痛管理；重症监护与心理护理；新生儿病房的护理管理等。

2. 临床实践学习（参考学时：不少于320学时） 新生儿重症监护病房（NICU）进行1个月临床实践技能学习。

（三）培训内容

1. 新生儿监护

（1）新生儿概述、工作范围、特征及其发展趋势。

（2）新生儿监护领域护士的专业素质、知识和技术能力要求。

（3）新生儿重症监护患儿心肺脑复苏的基本知识、基本程序和技术要点。

（4）循证医学在重症监护学中的应用。

2. 新生儿专业技术

（1）危重新生儿抢救配合技术。

（2）氧疗、气道管理和人工呼吸机监护技术。

（3）暖箱、心电监护仪、输液泵等各类仪器设备的使用与故障排除。

（4）新生儿监护患儿的营养支持技术。

（5）各类导管的护理。

（6）水、电解质及酸碱平衡监测技术。

（7）新生儿护理操作常规。

3. 新生儿各系统疾病的护理

（1）新生儿呼吸系统疾病的护理。

（2）新生儿心血管系统疾病的护理。

（3）新生儿神经系统疾病的护理。
（4）新生儿泌尿系统疾病的护理。
（5）新生儿消化系统疾病的护理。
（6）新生儿重症监护。
（7）新生儿多脏器衰竭患者的护理。

4. 新生儿病房的医院感染预防与控制

（1）新生儿病房医院感染的发生状况、危险因素。
（2）新生儿病房医院感染控制的基本原则和措施。
（3）导管相关感染的预防与控制。
（4）呼吸机相关肺炎的预防与控制。
（5）耐药菌及其他特殊病原体感染患儿的隔离与护理。
（6）新生儿病房医务人员的职业安全。

5. 新生儿病房的护理管理

（1）新生儿病房的物品、仪器设备、药品等物资管理。
（2）新生儿病房护理人力资源管理。
（3）新生儿病房的护理质量评价与持续改进。
（4）新生儿病房的风险管理。

（四）考核要点

1. 常见危重患儿的护理及监护知识。
2. 新生儿病房常见的临床监护技术和护理操作技能。
3. 危重症患儿的抢救配合技术。
4. 重症监护病房的医院感染预防与控制。
5. 与患儿家属的沟通技能及心理护理。

≪第十八章

新生儿病区仪器设备管理

仪器设备管理与医疗护理任务的完成有密切关系。管理得当，可保证供应及时，设备性能良好，所用物品齐全，既可减少工作忙乱，为治疗、抢救患儿提供物质保证，还可延长各种设备的使用寿命，减少仪器维修费用；管理不当，将导致不良事件及安全事故。因此，必须进行科学管理，建立、健全各项管理制度。

第一节　仪器设备管理程序

1. 科室应按照医院设备仪器招标管理程序进行医疗设备设施的购入申请。建立设备仪器购入讨论制度。分析需采购仪器设备的必要性、经济性和实用性。

2. 护士长或专管人员应全面负责各种仪器设备、器械的领取、保管和报损。应建立明细账目，分类保管，定期检查，做到账物相符。

3. 各类仪器设备、器械应指定专人分管。专管人员对管理的物品应做到每周定时清点检查，保持性能良好。每月清点，每半年与相关部门核对。账物如有不符，应及时查明解决。

4. 精密、贵重仪器必须指定专人负责保管。保持其性能良好和仪器清洁。各种仪器应按其性质妥善保管。每次使用后，须经保管者检查性能并签字。

5. 医院及科室应加强仪器操作者的管理及培训。使用者必须熟练掌握其性能、操作程序和保养方法。严格遵守操作规程，用后必须清洁处理，消毒灭菌后归还原处，以备再用。

6. 凡因责任心不强或违反操作规程而造成医疗设施设备损坏者，应根据医院赔偿制度按情节进行赔偿处理。

7. 有关部门人员必须掌握各类仪器设备、器械的性能和清洗、消毒流程；了解一般故障的排除方法；维修、分类保管，防止生锈、霉烂、虫蛀等现象发生。充分发挥各类物品、器械、仪器的效用，提高使用率。

8. 外借仪器设备必须履行登记手续，经手人签字。贵重物品外借须经护士长批准。抢救器械及生命支持设备原则上不外借。

9. 护士长调离时，必须办理移交手续，交接双方共同点清无误并签名。

第二节　新生儿病区仪器设备使用管理制度

1. 设备仪器应执行“四定”制度，即额定数量、定位放置、定人负责、定期检查。

2. 凡新购入仪器，应由设备科、病房负责人及厂方工程师一起进行开箱验收，安装调试，做好记录，建立仪器档案。

3. 仪器设备设专人管理，每日做好各类仪器设备的巡查清点、清洁消毒、维护保养及故障登记工作。出现故障的仪器，及时上报、送修。若仪器丢失，由当事人承担主要责任。

4. 参照仪器设备说明书，落实医院感染控制的相关措施。使用后的仪器设备，认真执行终末消毒程序。

5. 抢救仪器设备定期检测。性能完好，处于应急备用状态。使用后按规定进行终末消毒，定点放置。

6. 设备科工程师定期进行巡检、维护及保养，发现安全隐患，及时处理。

7. 失去效能的各种仪器，应及时填写设备、设施报废申请单，经设备科审核上报，经主管领导批准后报废。

8. 科室人员须按规范使用仪器设备，爱惜科室公共财产。

第三节　仪器设备使用风险管理制度

1. 仪器、设备在使用过程中，应加强巡视，遵守使用规程。出现意外情况，应立即核查，积极寻找并处理报警原因。

2. 不明原因的报警或遇故障报警护士不能处理解决，须立即停用仪器设备，更换使用备用仪器设备。如没有可供替换的仪器设备，积极寻找替代方法。故障仪器设备应注明故障原因，上报设备科修理，做好维修记录。

3. 在仪器设备使用过程中，如出现不良事件或遇意外突发事件，本着“患儿安全第一”的原则，迅速采取补救措施，将患儿的损害降到最低程度。视具体情况及时上报护士长、科主任，逐级上报护理部、医务科。将导致不良事件的仪器、设备立即封存，妥善保管，以备故障原因鉴定。

4. 如不按规定报告、隐瞒不良事件，视情节轻重，予以批评教育或处理。

第四节 新生儿病区常用仪器设备和抢救物品故障应急预案

一、输液泵、注射泵故障应急预案及流程

（一）应急预案

1. 带有蓄电池的输液泵、注射泵，平时定期充电使蓄电池处于饱和状态。

2. 定期检查输液泵、注射泵状况，确保设备性能良好，做好维修、维护登记。

3. 有故障的输液泵、注射泵挂“故障”牌，通知设备处维修。维修过程及维修结果应登记备案。

4. 护士应熟练掌握输液泵、注射泵的使用流程。

5. 护士应熟知本病房、本班使用的输液泵、注射泵参数及使用患儿的病情，严密观察患儿生命体征及病情变化。

6. 在使用过程中，随时观察输液泵、注射泵的运行状态，确保设备设置参数与实际运行参数相符合。如遇输液泵、注射泵出现紧急情况，如意外停电、空气报警、管路阻塞、速度失控等设备故障时，医护人员应采取补救措施，以保护患儿使用输液泵、注射泵的安全。

（二）应急流程

见图 18－4－1。

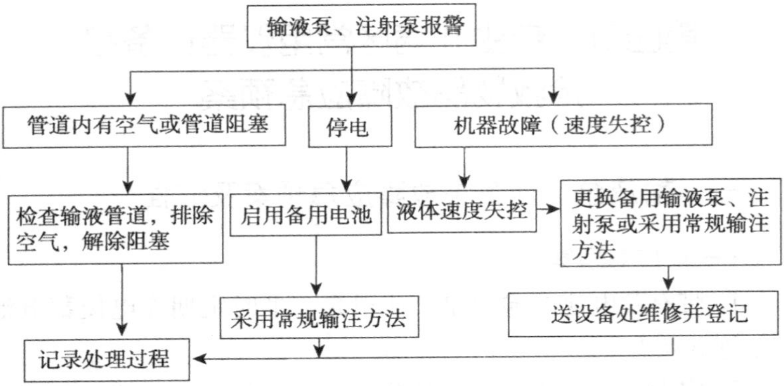

图 18－4－1　输液泵、注射泵故障应急流程

二、心电监护仪故障应急预案及流程

（一）应急预案

1. 备用监护仪应处于性能良好的状态。

2. 设备科应定期检查监护仪，确保设备性能良好，做好维修、维护登记。

3. 有故障的监护仪挂上“故障”牌，通知设备处维修。维修过程及维修结果应登记备案。

4. 护士应熟练掌握监护仪的使用方法。

5. 护士应熟知本病房、本班使用的监护仪参数及使用患儿的病情，严密观察患儿生命体征及病情变化。

6. 在使用监护仪的过程中，随时观察监护仪的运行状态，确保体征参数正常。如遇监护仪出现突发情况，如意外停电、参数报警、设备故障等时，医护人员应采取补救措施，以保护患儿使用监护仪的安全。

（二）应急流程

见图 18－4－2。

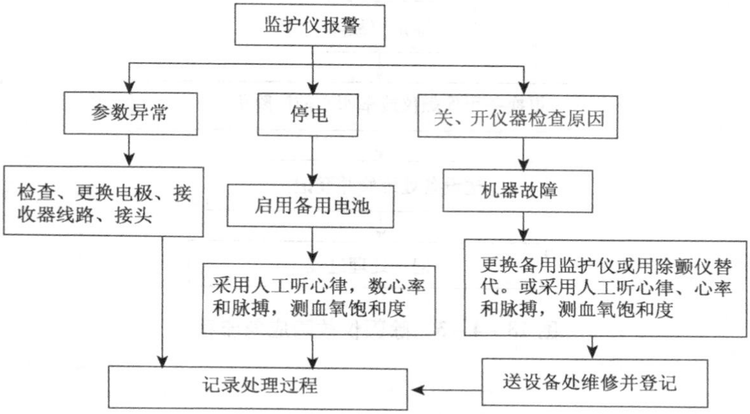

图 18－4－2　心电监护仪故障应急流程

三、除颤仪故障应急预案及流程

（一）应急预案

1. 带有蓄电池的除颤仪平时定期充电使蓄电池处于饱和状态。

2. 设备科应定期检查除颤仪性能，确保设备运转良好，做好维修、维护登记。

3. 有故障的除颤仪挂上“故障”牌，通知设备处维修。维修过程及维修结果应登记备案。

4. 医护人员应熟练掌握除颤仪的使用方法。

5. 严密观察患儿生命体征及病情变化，对有心律失常的患儿床旁备除颤仪。

6. 在使用过程中，如除颤仪发生故障时，医护人员应采取补救措施。

（二）应急流程

见图 18－4－3。

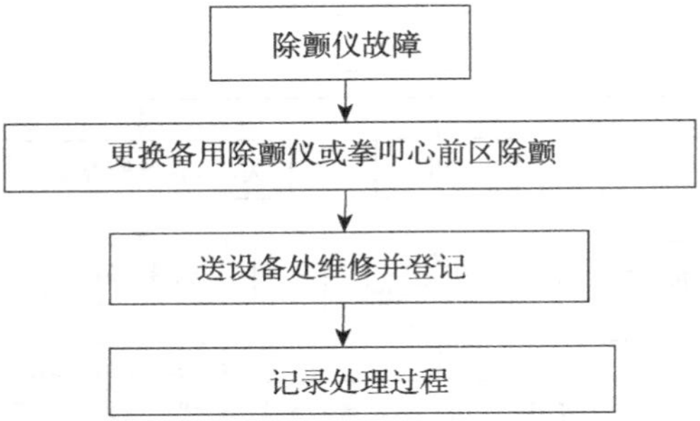

图 18－4－3　除颤仪故障应急流程

四、心电图机故障应急预案及流程

（一）应急预案

1. 带有蓄电池的心电图机平时定期充电使蓄电池处于良好状态。

2. 设备科应定期检查心电图机状况，确保设备性能良好，做好维修、维护登记。

3. 有故障的心电图机挂上“故障”牌，通知设备处维修。维修过程及维修结果应登记备案。

4. 医护人员应熟练掌握心电图机操作流程。

5. 严密观察患儿生命体征及病情变化。

6. 在使用过程中，如心电图机发生故障时，医护人员应采取补救措施。

（二）应急流程

见图 18－4－4。

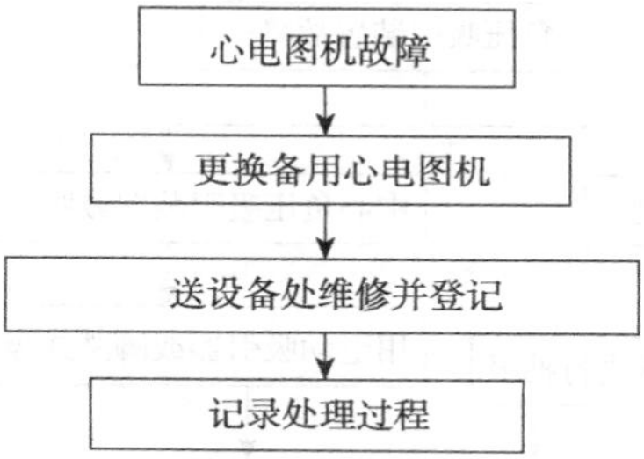

图 18－4－4　心电图机故障应急流程

五、负压吸引装置或吸引器故障应急预案及流程

（一）应急预案

1. 应定期检查中心负压吸引装置或吸引器状况，确保设备运转良好。

2. 医护人员应熟练掌握中心负压吸引装置或吸引器的使用方法。

3. 严密观察患儿生命体征及病情变化。

4. 在使用中心负压吸引装置或吸引器的过程中，如发生故障或停电时，医护人员应采取补救措施，使用脚踏式吸引器，或电动吸引器抽吸痰液。

（二）应急流程

见图 18－4－5。

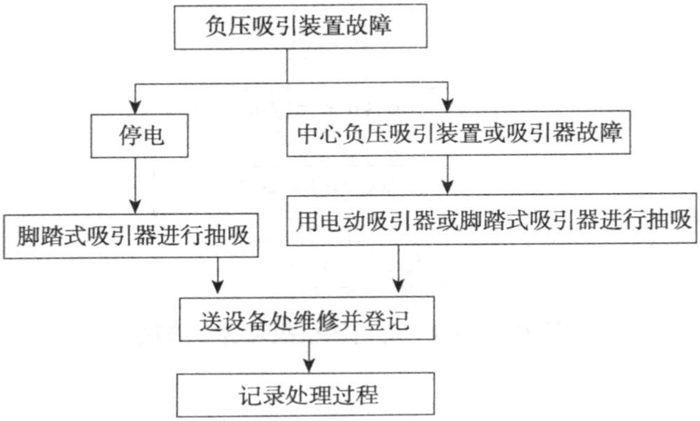

图 18-4-5　负压吸引装置故障应急流程

六、婴儿培养箱故障应急预案及流程

（一）应急预案

1. 应定期检查婴儿培养箱状况，确保设备运转良好，做好维修、维护登记。

2. 故障婴儿培养箱挂上仪器“故障”牌，通知设备处维修。维修过程及维修结果应登记备案。

3. 护士应熟练掌握婴儿培养箱的规范使用方法。

4. 护士应熟知所分管患儿的生命体征及病情。观察使用婴儿培养箱的患儿体温变化。

5. 在使用婴儿培养箱的过程中，如发生故障或停电时，医护人员应采取保暖措施并及时监测体温。

6. 婴儿培养箱在使用过程中如发生紧急情况，如温度失控导致患儿体温不升、高热，箱门故障导致患儿坠床等故障时，应立即采取补救措施，将对患儿的损害降至最低，并立即上报不良事件。

（二）应急流程

见图 18－4－6。

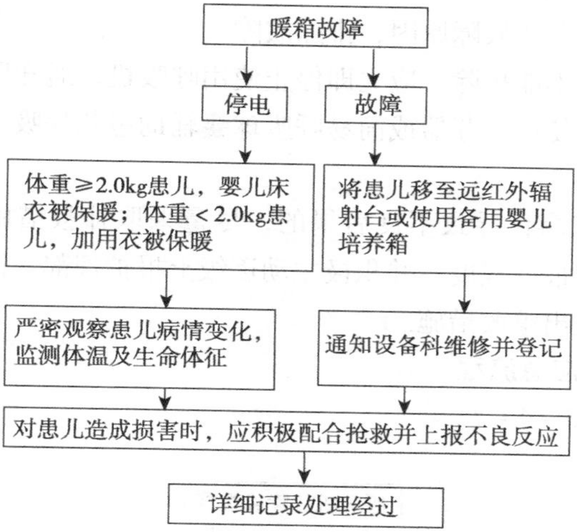

图 18－4－6　婴儿培养箱故障应急流程

七、新生儿呼吸机故障应急预案及流程

（一）应急预案

1. 设专人管理，备用呼吸机处于良好状态，每日进行维护保养并登记。设备科或计量测试技术研究院定期检测呼吸机性能，做好维护、维修并登记。

2. 带有蓄电功能的呼吸机电池应处于满电状态，确保危重患儿抢救时，设备可以正常使用。

3. 若有故障应挂上仪器“故障”牌，通知设备科维修。维修过程及维修结果应登记备案。

4. 在使用呼吸机过程中，护士应巡视呼吸机参数变化、运行状态，确保正常使用。

5. 医护人员应掌握呼吸机的规范使用方法，掌握呼吸机常见报警处理。

6. 呼吸机使用过程中，如遇突发情况，应首要保障患儿安全，查找报警或故障原因，排除故障。

若故障不能排除，应立即停止使用呼吸机，通知医生，更换呼吸机，或使用复苏器或简易呼吸球囊辅助患儿呼吸，确保患儿安全。

7. 突发事件导致不良后果的，尽量采取补救措施，将患儿的损害降到最低程度。并积极主动逐级上报护理部、医务科，积极讨论，提出整改措施。

（二）应急流程

见图 18－4－7。

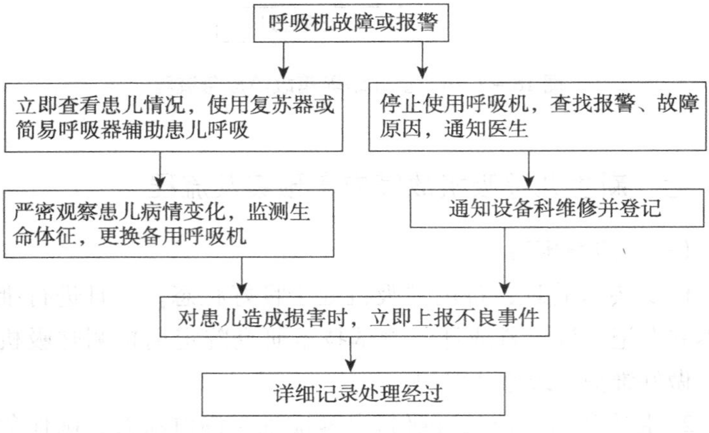

图 18－4－7　新生儿呼吸机故障应急流程

≪第十九章

新生儿病区专科护理应急预案

危重症患儿管理是护理工作中重要及关键的环节。认真落实危重症新生儿护理风险评估，熟练掌握护理常规和常用抢救技术，知晓应急预案，才能在危重症患儿的抢救过程中有条不紊、忙而不乱，体现专科护理人员的专业技术水平，提高危重症患儿的救治成功率。

一、危重新生儿抢救应急预案

危重症新生儿病情危急，须紧急处置，分秒必争抢救患儿。病区应建立完善的抢救应急预案，并加强管理，如遇特殊意外情况立即启动，保证抢救工作顺利进行，挽救患儿生命，降低死亡率及后遗症发生率。

1. 接诊危重患儿，严禁推诿。快速评估病情，通知医生，配合抢救。

2. 置患儿于远红外辐射台或婴儿培养箱保暖。摆正体位，快速清理呼吸道，保持呼吸道通畅。合理氧疗，协助气管插管，机械辅助通气及新生儿肺复苏。开通静脉通路（浅静脉置管），遵医嘱用药。

3. 连接心电监测设备，监测生命体征（体温、心率、呼吸、血压、血氧饱和度），观察肤色、反应、神志等。

4. 备好呼吸机，协助医生进行参数调节。

5. 留置胃管，予胃肠减压（或监测胃潴留情况）。

6. 监测尿量及排便情况，协助完善相关检查及实验室检查，完善抢救记录。

二、新生儿休克应急预案

新生儿休克是指机体受到各种急重症损害导致生命重要器官微循环灌流量不足，有效循环血量锐减及心输出量减少，致组织细胞缺氧，导致脏器功能不全。本病是新生儿期常见的急重症，是导致新生儿死亡的重要原因，一旦发生应立即采取抢救措施，挽救患儿生命。

1. 严密观察病情变化，及时发现休克症状。

2. 过敏性休克应立即脱离或清除过敏原，保持患儿安静，为患儿取休克卧位（中凹卧位），通知医生。

3. 保持呼吸道通畅，给氧，配合医生行气管插管、气管切开，使用呼吸机进行机械通气。

4. 迅速建立静脉通路，遵医嘱用药，过敏性休克者立即皮下注射盐酸肾上腺素，遵医嘱应用血管活性药物（如多巴胺等）和抗组胺药物（如异丙嗪等）。使用血管活性药物时应严防药液外渗。

5. 补液扩充血容量，遵循补液原则，合理安排输液顺序。

6. 观察生命体征，监测神志、瞳孔、血氧饱和度、动脉血气分析、末梢循环、尿量等。

7. 保证营养供给，准确记录出入量。

8. 做好基础护理，不随意搬动患儿，注意保暖。

9. 完善抢救记录。

三、新生儿突发猝死应急预案

1. 发现患儿突发猝死，应迅速评估判断，通知医生，同时立即进行心肺复苏抢救。

2. 立即通知家属，做好解释说明，安抚患儿家属情绪。

3. 抢救人员密切配合，严格查对，正确给药，密切观察患儿生命体征的变化。认真做好与家属的沟通。

4. 及时、准确书写抢救记录，来不及记录的于抢救结束后6小时内据实补记，并加以说明。

5. 患儿死亡后，进行尸体护理，予家属临终关怀。

6. 抢救结束后及时清理各种物品并进行终末处理。

四、新生儿胸腔闭式引流管滑脱应急预案

胸腔闭式引流术是通过胸腔内插入引流管，连接水封瓶，以排出气体或液体，重建胸膜腔负压，使肺复张的一种治疗措施。

（一）预防措施

1. 妥善固定胸腔闭式引流管，严格交接导管外露刻度及引流情况，保持引流通畅。

2. 烦躁患儿，必要时遵医嘱使用镇静药，保持患儿安静，防止导管意外脱落。

3. 严密观察患儿生命体征、血气、血氧饱和度情况，检查胸腔穿刺处伤口敷料情况，有无渗血、渗液及松动；胸腔闭式引流装置是否密闭，导管衔接处有无松动。

4. 翻身、移动患儿或更换引流瓶时，需用血管钳双重夹闭引流管，以防空气进入或引流管脱出。

5. 引流管连接处脱落或引流瓶损坏，应立即双钳夹闭胸壁引流导管，并更换引流装置。

（二）应急预案

1. 引流管发生滑脱，立即顺皮肤纹理方向捏闭伤口处皮肤（注意避免直接接触伤口），或用凡士林纱布封闭伤口，通知医生，进行换药或视病情需要再次安装胸腔闭式引流装置。

2. 密切观察病情变化，观察呼吸、面色、血氧饱和度情况，

引流口周围有无皮下气肿等。

3. 检查脱出的管道是否完整，有无残端留于患儿体内，必要时行彩超检查或外科手术取出残端。

4. 责任护士主动上报不良事件，包括事件的时间、经过、原因及对患儿造成的影响。科室组织讨论、分析，提出预防整改措施。

五、新生儿中心静脉导管滑脱应急预案

中心静脉导管能为新生儿提供中、长期的治疗提供方便，为危重新生儿进行血流动力学监测提供保障。

（一）预防措施

观察穿刺点情况：有无渗血、渗液，敷贴有无潮湿、松动、卷边，若有应及时更换敷料；记录导管外露刻度。患儿烦躁时应注意导管保护，严防导管脱出的风险。

（二）应急预案

1. 发现中心静脉导管脱出，应立即使用无菌纱布按压穿刺点进行止血。

2. 检查脱出管道的完整性，评估有无管道残端留于患儿体内，视具体情况配合医生行 B 超检查，确定断管位置，并联系外科进行手术。

3. 导管部分脱出，注意标记长度，通知医生。若影像学检查确认导管仍在血管内时，应重新固定，并做好记录严格交接班，完善检查，确定导管前端的位置。使用中严密观察，若有异常立即停止使用。

4. 观察穿刺点有无出血、血肿等情况发生，医生根据患儿病情评估是否需要再次置管。

5. 观察患儿生命体征和病情变化。

6. 向家属解释说明情况，安抚患儿及家属情绪。

7. 责任护士主动上报不良事件，包括事件的时间、经过、原因及对患儿造成的影响。科室组织讨论、分析，提出预防整改措施。

六、新生儿外出检查及转运应急预案

1. 转运前做好准备工作，确保外出检查及转运的安全。

2. 转运及外出检查过程中严密观察患儿病情变化，确保患儿安全。

3. 低出生体重儿尽量采用转运培养箱保暖。

4. 转运过程中应锁定婴儿培养箱的车轮，以减少途中颠簸对患儿脑部血流的影响。

5. 注意患儿的体位，防止颈部过伸或过曲，保持呼吸道通畅，防止呕吐和误吸。

6. 确保各种管道的通畅及妥善固定，防止管路滑脱。

7. 转运过程中，密切观察患儿面色、呼吸等情况，发现异常情况，立即给予妥善处理。

8. 必要时予心肺复苏、气管插管、机械辅助通气等救治措施，并完善记录。

9. 转运结束后，清点物品。按规范检查、消毒转运仪器设备，及时补充转运药品及物品。定点放置，以备下次使用。

七、新生儿病区医院感染应急预案

当发现特殊或不明原因感染患儿、怀疑或确定发生医院感染病例（如下列情况之一）应立即启动本项应急预案。

1. 短时间内发生 3 例及以上同种同源感染病例的现象。

2. 短时间内出现 3 例及以上临床症候群相似、怀疑有共同感染源的感染病例。

3. 短时间内出现 3 例及以上怀疑有共同感染源或感染途径

的感染病例现象。

应立即采取以下措施：

1. 控制感染源，切断传播途径。立即采取单间隔离、专人护理。及时采取有效隔离措施，使用各种防护器具，如口罩、手套、隔离衣、一次性围裙等。

2. 存在严重感染隐患时，应立即停止接收新患儿并及时分流在院患儿，必要时予转院。

3. 立即按照有关规定及时上报。逐级上报护士长、科主任、感染监控办公室等。如发生严重医院感染事件，应立即报告上级卫生行政部，不得迟报、瞒报。一级医院感染流行或暴发事件应于2小时内向所在地卫生行政部门报告，并同时向所在地疾控机构报告。二级、三级医院感染流行或暴发事件应于12小时内向所在地的卫生行政部门和疾控机构报告。

4. 加强医疗护理工作，积极救治感染患儿，密切观察病情变化。

5. 积极配合医院感染控制办公室及检验科开展流行病学调查，查找感染源、感染途径。采样后，立即加强环境卫生处理。对病区内所有物体表面、地面、床单元、医疗用品进行全面消毒，防止感染蔓延。

6. 医护人员严格执行消毒隔离制度，加强手卫生、空气、物品表面以及生活用品、医疗物品的消毒，用后的医疗用品按“消毒—清洗—再消毒”的原则进行。

7. 严密观察其他患儿有无感染流行趋势。采取有效保护性隔离措施，保护其他患儿，控制感染蔓延。

8. 医疗废物认真贯彻《医疗废物管理条例》《医疗废物管理办法》，加强医疗废物管理，防止医疗废物处置过程中发生流失、泄漏、扩散等所导致的环境污染和疾病传播。

9. 双层黄色垃圾袋，密闭包装，标识醒目，交接记录完整。

10. 总结经验，修订防范措施；加强医务人员的培训；做好微生物的监测。

八、新生儿输血反应处理应急预案

1. 立即停止输血，换下输血装置，予生理盐水维持静脉通道，并保留未输完的血袋，以备检查。

2. 报告医生。双人再次核查输血流程，查找发生输血反应的原因。

3. 准备好抢救药品及物品，配合医生进行紧急救治，并给予氧气吸入。

4. 若为一般性过敏反应，密切观察并做好记录。

5. 怀疑溶血等严重反应时，立即通知输血科。保留血袋，抽取患儿血样送血库再次检测。填写患儿输血不良反应回执单，交输血科保存备案。

6. 加强巡视及病情观察，准确及时记录。

7. 患儿家属有异议时，立即按有关程序对输血器具进行封存。

8. 报告科主任、护士长，上报输血不良反应。

九、新生儿烫伤应急预案

1. 新生儿发生烫伤事件后，护士应立即将患儿抱离热源，转移至安全环境并进行安抚，并同时通知主管医生或值班医生。

2. 立即对患儿进行全身情况和局部患处检查，并测量生命体征。若为热水烫伤，应立即脱去身上衣物；若患儿患处与衣物粘连，不可强行脱去。若为仪器故障，应立即将患儿抱出，置于安全环境。仔细检查患儿烫伤处皮肤情况如皮肤颜色、皮肤有无破损、局部渗出情况、局部有无水/血疱、水/血疱大小；判断患处皮肤血供情况；确定患儿烫伤皮肤损害等级。

3. 立即为患儿进行患处局部降温。可采用局部冷水浸泡，缓解局部症状。

4. 根据患儿烫伤皮肤不同损害等级，遵医嘱进行相应处理。对严重烫伤导致休克患儿应立即开通静脉通道，给予及时补液抗休克治疗；对疼痛烦躁患儿遵医嘱给予镇痛镇静等药物处置。

5. 对患儿烫伤患处进行局部处理。对小水疱应保护皮肤完整性，对较大水疱可遵循专科意见在消毒后进行抽水、剪破等处理；对渗液伤口可使用无菌凡士林纱布覆盖患处；必要时遵医嘱使用抗菌药物，预防感染。

6. 发生烫伤事件后应由当班护士及时上报科室护士长和科主任。

7. 应在事件发生24小时内主动上报护理不良事件报表。

十、新生儿坠床应急预案

1. 新生儿发生坠床事件后，护士应立即将患儿置于安全环境并注意保暖。

2. 立即对患儿进行检查，同时通知主管医生，检查患儿全身情况和局部受伤情况并测量生命体征。检查患儿外观有无异常，有无活动性出血等。

3. 配合医生对患儿进行积极处理。根据伤情遵医嘱采取积极的急救措施。对活动性出血及时进行止血和包扎。对需要进行影像学检查的应积极安排，并根据检查结果进行治疗。

4. 通知患儿家属，积极做好解释安抚工作。

5. 发生坠床事件后应由当班护士及时上报科室护士长和科主任。

6. 应在事件发生24小时内主动上报护理不良事件报表。

十一、新生儿误吸应急预案

1. 新生儿发生误吸事件后，护士应立即将患儿俯卧，予头低足高体位。

2. 轻拍患儿背部，尽量排出误吸物，同时通知医生。

3. 立即清理口、鼻腔内痰液和呕吐物，保持呼吸道通畅。

4. 监测患儿生命体征和血氧饱和度，若患儿出现呼吸窘迫、皮肤发绀等，应立即遵医嘱给予吸氧，及时吸痰，清理呼吸道；若出现心跳骤停，应立即给予心肺复苏、气囊加压给氧，必要时行气管插管，给予呼吸机辅助呼吸。

5. 密切观察患儿生命体征，做好病情记录。

6. 发生误吸事件后应由当班护士及时上报科室护士长和科主任。

7. 应在事件发生 24 小时内主动上报护理不良事件报表。

十二、新生儿输液渗漏应急预案

1. 当班护士发现患儿发生输液渗漏应立即停止输液，保留通道。

2. 连接注射器尽量抽吸漏于皮下的药物。

3. 观察输液渗漏局部有无发红、肿胀、硬结。若局部张力不高，轻轻拔针。若局部皮肤张力较高，先消毒减压，用适当的拮抗药如酚妥拉明等外敷（皮肤有破损禁止用酒精外敷），待张力减轻后再拔针。

4. 根据渗漏液体性质选择合适的解毒药、拮抗剂进行积极处理（表 19－1）。必要时，遵医嘱给予局部封闭。

5. 局部封闭方法：常规药物有透明质酸酶、0.25%～1% 普鲁卡因、0.1% 利多卡因等。从渗漏部位外周或红肿皮肤的边缘向中心呈点状环形、菱形或扇形缓缓皮下注射封闭。进针角度为

15°~20°，注射药物量以使患处皮肤明显突出为宜。进针长度以针尖最好在红肿的正中处，使药物均匀地向四周扩散。常用注射方法为扇形封闭或环形封闭。

6. 抬高受累部位（药液外渗48小时内），注意保暖。在其他部位重新选择血管，建立静脉通道继续用药。

7. 持续观察局部情况，一旦出现异常情况，及时报告医生或经验丰富的老师、护士长以便做出正确的判断及处理，必要时邀请相关专家会诊，采取最优的处理方案，避免或降低对患儿的伤害。

8. 及时与家属沟通，取得理解，解释处理方案及预后等。

9. 当班护士24小时内主动上报护理不良事件报表。

表19-1 常见引起输液渗漏药物分型和常见拮抗药物

常见引起输液渗漏药物分类
1. 血管活性药物：多巴胺、肾上腺素、去甲肾上腺素、垂体后叶素等
2. 高渗性溶液：20%甘露醇、白蛋白、高渗盐水等
3. 静脉营养液
4. 电解质制剂：钙剂、钾剂等
5. 影像造影剂
6. 化疗药物
常用拮抗药物
25%硫酸镁局部外敷：25%硫酸镁溶液浸润纱布敷于患处，4~6小时更换，适用于血管活性药物、高渗性溶液等药物渗漏
75%酒精外敷：适用于伴感染的药物外渗处理
酚妥拉明局部湿敷：取10mg酚妥拉明溶于5ml生理盐水后浸润纱布敷于患处30分钟，每日3次，应用3~7天。适用于1、2、4的药物外渗
山莨菪碱稀释液湿敷：适用于2、3、6的药物外渗
喜疗妥外敷：适用于大部分的药物外渗

十三、新生儿医源性皮肤损伤应急预案

医源性皮肤损伤是指由于不当医疗操作或仪器故障导致的与原发疾病无直接关系的皮肤损伤，主要包括头颅损伤、灼伤、化学性损伤、胶布粘贴伤、药物外渗伤、足跟损伤、鼻部皮肤损伤、摩擦伤等。对医源性皮肤损伤应采取预防为主和对症处理的策略。

1. 发生医源性损伤应在确保患儿安全的情况下立即通知主管医生。

2. 查验患儿损伤部位情况，对活动性出血应及时采取止血措施，同时观察患儿生命体征。对需要抢救的危急情况应积极配合医生进行抢救，确保患儿安全。

3. 对无法明确有无内部脏器损伤的情况，应遵医嘱立即安排相应检查，并尽快明确检查结果。对阳性检查结果给予积极处理和对症治疗。

4. 发生医源性损伤事件后应由当班护士及时上报科室护士长和科主任。

5. 及时与家属沟通，取得理解，解释处理方案及预后等。

6. 当班护士 24 小时内主动上报护理不良事件报表。

十四、新生儿病区停电应急预案

（一）预知停电

1. 接到停电通知后，立即做好停电准备。

2. 备好应急灯、手电筒等，为应急灯、便携式或充电式的各种仪器设备充好电。

3. 如有抢救患儿正在使用电动仪器时，寻找替代的方法。

4. 使用呼吸机的患儿备好简易呼吸气囊。

5. 停电后，立即开始使用备用照明及仪器，并密切观察患

儿病情及仪器的使用情况。

（二）突然停电

1. 突然停电时，立即将使用呼吸机的患儿脱开呼吸机，使用简易呼吸气囊维持。开启应急灯照明，将心电监护改为手工监测或更换便携式（蓄电式/充电式）监护仪。

2. 电话联系分管部门，如总务科、技工间等，查明停电原因，报告医院总值班，组织人力抢修。

3. 停电期间避免移动患儿，以免发生安全事件。加强巡视患儿，尤其注意危重患儿的病情观察，必要时报告护士长、科主任组织人力抢救。

4. 注意病区安全，做好防火、防盗。

5. 恢复供电后，立即巡视患儿；为患儿恢复使用呼吸机；使用手工监测或更换便携式（蓄电式/充电式）监护仪的患儿恢复使用电动心电监护仪。整理备用仪器，定点归位放置。

十五、新生儿病区停止中心供氧应急预案

（一）预知停止中心供氧

因维修等原因接到停氧通知后，按停氧时间做好准备。

1. 检查患儿，确定无法终止氧气治疗的患儿。

2. 准备充足的备用氧气瓶（袋）。

3. 停氧后，立即开始使用备用氧气，并密切观察患儿病情及备用氧气使用情况。

（二）突然停止中心供氧

1. 当发生突然停氧时，应立即为必须使用氧气的患儿更换备用氧气，使用呼吸机者可更换氧气瓶供氧，使用简易呼吸气囊，检查备用氧气使用情况。

2. 立即报告院总值班，通知维修人员检修。

3. 恢复中心供氧后，巡视病房，更换中心供氧，整理、补

充备用氧气，并放置于指定地点。

十六、新生儿病区停止中心供应负压应急预案

（一）预知停止中心供应负压

接到停止中心供应负压通知，立即做好准备：

1. 准备性能良好的电动吸引器或脚踏式吸引器在患儿床旁，随时进行人工吸痰。

2. 停止中心供应负压后，立即开始使用备用吸引装置，密切观察患儿病情及备用吸引装置使用情况。

（二）突然停止中心供应负压

1. 正在使用负压吸引中，负压停止时，应立即分离吸引管与中心吸引装置，改用电动吸引器或脚踏式吸引器吸引。

2. 立即通知维修人员和报告院总值班。

3. 恢复停止中心供应负压，巡视病房，更换中心供应负压，整理电动吸引器等用物，并放置于指定地点。

十七、新生儿病区火灾应急预案

1. 明确发生火灾的位置与范围，立即按下最近的火警警报器，并立即致电“119”及医院保卫科报警，报告火警位置、火势，报警人姓名、联系电话，被围困及伤亡人数，是否需要疏散患儿等情况。

2. 根据火灾的位置、火势大小，确定是否疏散患儿。

（1）如果不是发生在本病区的火灾，通知在场员工进入戒备状态，听从消防指挥中心调动。

（2）若火灾发生在本病区，立即切断电源，关闭氧源，组织在场员工疏散患儿。

3. 灭火

（1）确定火势较小可能被扑灭时，可尝试扑灭，如用灭火

器、棉被扑灭。

（2）确定火势大且不可被扑灭时，立即组织在场员工疏散患儿。

4. 疏散患儿

（1）从安全门经楼梯转移到安全区，切勿乘坐电梯。

（2）病情较轻的患儿，工作人员一人抱两个患儿撤离；病情危重，使用呼吸机的患儿，立即将呼吸机脱开，使用简易呼吸器维持呼吸，两名工作人员合作将患儿连床一起推走撤离到安全地带。

（3）遇有浓烟，用湿毛巾遮住患儿的口鼻及自己的口鼻，尽可能以最低的姿势匍匐抱住患儿转移。

（4）离开后，关好消防安全门，防止火势蔓延。

（5）清点患儿及员工人数，向现场指挥报告。

十八、新生儿病区地震应急预案

（一）快速判断地震

1. 较小地震时，医务人员应保持镇静、沉着，维护病区内秩序，立即报告总值班室，安抚病区患儿，严禁跳楼求生。

2. 发生强烈破坏性地震时，白天由科主任、护士长指挥，晚上由值班医生和责任组长负责指挥，分工协作。

3. 紧急情况下不能撤离时，医务人员双臂交叉、保护头颈部，脸朝下、闭上眼睛、用鼻呼吸，蹲坐于有支撑点的地方。

（二）安全疏散患儿

1. 利用地震间隙尽快组织人力，先将病情较轻的患儿护送到空旷、安全处。

2. 病情危重，使用呼吸机的患儿，立即将呼吸机脱开，使用简易呼吸器维持呼吸。使用心电监测的患儿，改为手工监测或更换便携式充电式监护仪。由两名工作人员协作将患儿护送到空旷、安全处。

（三）清点报告

1. 安置、照顾已疏散的患儿，清点患儿及员工人数。

2. 向现场指挥报告，听从指挥中心的调遣。

≪第二十章

以家庭为中心的护理模式

孩子的诞生给家庭带来喜悦，也伴随着压力。孩子的出生意味着新的家庭关系的开始。随着父母与孩子之间的亲密接触的不断发展，父母也不断对孩子的行为、啼哭及表情进行着探索与观察，逐渐理解孩子，并与孩子建立亲子关系。由于新生儿免疫力和抵抗力较低，容易发生各种疾病。为保障新生儿的健康，需要适当的医疗措施和个性化的护理措施，更为重要的是医务人员需要帮助家属建立起利于患儿健康与成长的家庭环境，使家庭了解到新生儿常见疾病与康复的相关知识，引导新生儿家庭选用恰当的育儿方法，树立新生儿家属科学的健康意识，促进新生儿健康成长。

第一节　以家庭为中心的护理模式的演变史

一、以家庭为中心的护理理念的萌芽

以家庭为中心的护理（family centered care，FCC）理念源于美国，并且在国外经历过多年的实践。1957 年，英国建立了第一家婴儿特殊照顾病房，新生儿的照顾工作开始由医生完成，人们就逐渐忽略父母在新生儿照护中的独特作用及亲子关系的建立对新生儿的重要性。随着医学专科护理的发展，20 世纪 70 年代新生儿重症监护病房开始出现，医疗技术和支持性治疗手段飞速

发展，超低、极低出生体重儿的存活率不断提高。但远期的研究表明，新生儿时期缺乏来自家庭的关爱会对孩子的成长和发育产生一些不良影响。

在新生儿重症监护治疗病房的治疗期间，父母与孩子被分离开，父母与孩子要经历长期身体和情感的隔阂，这对新生儿的远期影响会逐渐呈现出来，如孩子可能出现生长迟缓、性格改变等。20 世纪 80 年代，开始有一些公益团队倡导医疗环境的人性化，重点强调母乳喂养和家庭参与照护的重要性，父母与孩子长期隔阂的局面被家长的有效参与打破。

二、以家庭为中心的护理的发展现状

近年来越来越多的研究开始关注住院新生儿的心理和精神预后远期情况，并有大量研究指出，在孩子的大脑发育过程中，父母的爱和亲子关系的建立起着至关重要的作用。有专家指出，孩子在新生儿住院治疗期间受到的不良影响越少，成年后的社会适应能力可能就越强。

国外已对家庭参与新生儿的护理做了大量研究并逐步形成了以家庭为中心的护理模式，而国内目前还处于起步摸索阶段，经过近几年大量研究和探讨，家庭参与式护理和个性化照护对新生儿及其父母的积极作用已被国内学者广泛认同，但以家庭为中心的护理模式在国内新生儿科的应用深度和广度还是远远不够的，我们在以家庭为中心的护理临床实践中仍需努力。

第二节　以家庭为中心的护理模式的意义

以家庭为中心的护理是建立在医护人员、患儿及其家庭之间，以促进健康为共同目的，相互协作而采取的一系列连续性、整体性的护理措施。以家庭为中心的护理是旨在由医务人员提供

帮助，协助家庭解决所面临的健康问题和需求，提供健康指导等多层面的健康管理体系。

一、以家庭为中心的护理模式的内容

以家庭为中心的护理模式的核心内容包括尊重患儿及家庭的权利、患儿照顾者之间的相互合作、医护人员与家属共同参与及健康信息共享。四个核心概念之间存在着紧密的逻辑关系。在护理工作中，护士必须尊重患儿家庭成员的权利及价值观，并将其当成医护工作中医疗团队的合作对象，这样医护人员才可能与他们分享真实而全面的医疗信息，同时应引导和鼓励他们深度参与患儿的医疗护理工作。英国的 Nethercott（1993 年）在从事以家庭为中心的护理研究工作中得出经验，现将其概括为九个部分。

1. 患儿的整个护理过程中，家庭必须全程参与，且家庭的影响将贯穿于患儿的一生。

2. 应尊重不同家庭及文化背景、角色的改变及面对压力的不同表现和应对。

3. 家庭要意识到对于患儿的相关治疗护理，他们必须参与并做决定。

4. 认识到满足患儿和家庭共同发展是维护患儿健康的重要组成部分之一。

5. 患儿家庭的主要照顾者应参与到患儿照护计划的制订和评价中。

6. 患儿家庭应参与一些技术性的照顾工作。

7. 在条件允许的情况下，应鼓励家庭成员对患儿的日常照护在院内进行练习。

8. 在患儿出院后，医务人员应给予持续的健康评价、相关知识宣教及指导。

9. 给予患儿家庭医院内的、社区的医疗服务支持，并尽可能为家庭提供精神支持和经济支持。

二、以家庭为中心的护理模式在新生儿科中的意义

新生儿属于特殊的群体，新生儿脱离母体后经历着解剖、生理上的巨大变化，对外界环境变化的适应性和调节性差，抵抗力弱，加之器官在结构和功能上尚未完全成熟，所以此时期新生儿的发病率和死亡率极高。

1. 对新生儿的影响　对早产儿而言，由于其身体各大系统发育不完善，可能面临着呼吸、营养、感染、黄疸及神经系统发育受损等危险情况。

以家庭为中心的护理模式的开展，可有效改善早产儿在住院期间的治疗效果，降低患儿住院期间的痛苦感受。来自父母的安慰、抚触可在很大程度上缓解患儿因治疗产生的不良情绪，让患儿感受到爱与关怀。

（1）以家庭为中心的护理模式的开展，可以促进新生儿的康复，改善患儿的最终预后。

（2）以家庭为中心的护理模式的开展，可以缩短住院时间，利于社会医疗资源的合理分配。

（3）以家庭为中心的护理模式的开展，可以降低患儿再入院的概率，降低并发症的发生率。

（4）以家庭为中心的护理模式的开展，可以促进体格与智力的发育。

2. 对家庭的影响　目前大多数父母的文化水平有所增高，但对于育儿方面的知识还是缺乏科学性，大多数人仍沿用传统的育儿经验或照搬书本上的育儿方法，常会因喂养或护理不当而引起新生儿患病。以家庭为中心的护理模式对父母的育儿知识有较大的补充、促进作用，有助于提高对新生儿的照顾能力和信心，增进父母与新生儿的情感交流，促进父母和新生儿的身心健康。

（1）孩子出生后，父母的角色发生了巨大的变化。母子间的亲密关系从孕初期开始建立，在新生儿出生后得到增强。但是由于分娩后生理和心理的变化，母亲常会产生不良情绪体验，尤其在得知孩子需要入住新生儿病房进行治疗时，亲子关系突然中断，母亲的不良情绪如分离感、自责感、负罪感、悲伤焦虑等会更加强烈。

（2）和母亲相比，父亲的角色转变更具挑战性。在孩子出生之前父亲大多是“旁观者”，在孩子出生后父子关系得以增强，父亲照顾孩子过程中的抚摸、安慰、怀抱等交流，都会增进父亲的责任感、参与感。所以新生儿住院时父亲也会有害怕、压力、疏离感等不良情绪。

（3）目前关于新生儿父母的研究侧重点大部分仍是关于母亲，对父亲的情感体验研究甚少。研究表明，父母的共同参与对住院新生儿的诊疗护理更具积极影响。一个家庭就是一个系统，新生儿的照顾工作有父亲的积极参与后，会给母亲带来力量，可以协助母亲适应角色的转变，促进母亲身体健康的恢复，有助于家庭的和谐、稳定。而在母亲的支持下，夫妻双方互相交流与孩子分离产生的焦虑情绪，也有利于父亲适应角色的转变。

3. 对社会的影响　以家庭为中心的护理服务模式是以护士、新生儿和家庭之间彼此信任、和谐关系为基础。护患之间的信任是建立在彼此合作关系之上，我们应为患儿及其家庭提供最优质的护理服务，促进开放的交流方式，医护人员和患儿家庭都能够自由表达自己的感受和观点。

（1）以家庭为中心的优质护理服务的实施既满足了家长对新生儿健康与成长方面专业知识的需求，又为孩子的健康发展起到了良好的促进作用。

（2）家长参与到住院新生儿的整个诊疗护理过程中极大缓和了护患之间的矛盾，让家长在患儿治疗过程中更有参与感和主导权，对治疗过程更了解，有助于构建和谐的医疗关系。

（3）护患彼此之间的信任和合作有助于新生儿诊疗护理的顺利进行，从而促进新生儿的健康恢复，缩短住院时间，减少住院费用，减轻家庭经济负担，节约社会医疗保险的消耗，为整个社会做贡献。

（4）在以家庭为中心的护理服务模式下，家庭更和谐，医患关系更和谐，社会也更和谐，而这样的家庭培养出来的健康孩子在长大后也能更好地服务社会，为社会发展做贡献。

第三节　以家庭为中心的护理模式在新生儿科应用的问题

在新生儿科要顺利实施以家庭为中心的护理模式，医务人员应该意识到家庭是新生儿生活的永恒主体，新生儿和家庭相互影响。尽管以家庭为中心的护理模式在新生儿科应用的重要性已经得到肯定，但是理论与临床实践有着较大的差距，产生的很多问题会有碍于以家庭为中心的护理模式在新生儿科的开展，以家庭为中心的护理模式在新生儿临床实践中仍将面临诸多挑战。

一、社会背景方面

1. 目前，以家庭为中心的护理模式在国内的开展及实施还处于起步阶段，诸多的医疗机构尚不具备相应的硬件设施、人员配备和专业技术等条件。

2. 社会对以家庭为中心的护理模式的理念还未完全被知晓和认同。

3. 每个家庭有着不同的文化水平、信仰、价值观、语言习惯、行动能力等，这些不同之处形成了不同的家庭背景、不同地区的家庭可以得到的卫生保健也不同。

二、角色转变的压力

孩子的到来对一个家庭是新的开始，充满未知和挑战。如果父母成为照护患儿的主体，这意味着他们需要更多的育儿知识和技能的储备才能胜任为人父母的角色，这也给父母角色的转变带来一定的压力。角色的压力会给患儿的父母带来焦虑和恐惧，会影响他们参加患儿照护的积极性；特别是对孩子病情不了解的时候，父母对患儿的照护会产生消极态度，这会影响患儿的整个诊疗护理的顺利进行。

三、新生儿科病房的现状

1. 国内大多数新生儿科在开展以家庭为中心的护理模式的能力不足，缺乏相关专业知识、设备、人员和制度等。

2. 我国对于以家庭为中心的护理模式的概念还很模糊，国家重视度不够，国人知晓率低，更没有相关的支持系统促进这一模式的发展。

3. 现有的新生儿科大多是封闭的管理模式，即使少部分有探视制度，但也只能在严格控制的有效时间内隔着透明玻璃观看患儿，不能参与到直接照护患儿的过程中，本来属于孩子与父母的亲子时间所剩无几。

四、主导权的改变

以家庭为中心的护理模式的开展，需要护士在照护患儿的过程中与患儿及其父母共享与病情相关的医学专业知识、患儿现有的诊疗护理措施及治疗效果，从而帮助父母角色的成功转变。然而，在国内目前医疗环境下，医护人员在照护患儿的过程中掌握着最终的主导权，父母对患儿的照护完全置身事外。

第四节　以家庭为中心的护理模式在新生儿科应用的开展

以家庭为中心的护理模式是从传统的、以照护患儿为中心、完成住院期间的照护任务为最终目的的护理向整体化的、个性化的、建立医患和谐合作关系为基础的新型护理模式的转变。国内目前在新生儿科以家庭为中心的护理模式的开展受诸多因素的影响，这个模式的发展任重而道远。

一、以家庭为中心的护理模式相关制度的建立

在一个新模式的构建中，相关的制度建设是必不可少的一部分。有了完善的制度，新模式相关的护理工作才能有序地开展，才能保障相关护理工作效果的有效性。这些制度大致包括建立完善的医务人员排班及配备制度、标准化的培训、具有操作性的工作流程、职责分明的岗位职责、标准化的评价体系等。有了这些基本条件后，在新生儿科以家庭为中心的护理模式才有可能开始、继续和发展。

二、以家庭为中心的护理模式需要对新生儿家庭支持系统进行评估

1. 医护人员需要评估不同家庭的个性化需求。

2. 了解不同家庭各自的生理、心理、情感等变化。

3. 评估家庭成员受教育程度。不同程度教育水平下的成员对医务人员健康宣教的内容理解程度不尽相同，针对不同个体采用更高效的沟通方式也是医务人员在 FCC 工作中个性化内容的体现。

4. 评估家庭的经济支持系统。通过这样的评估，可以让医

务人员了解家庭可接受为患儿的疾病作出的经济支持的程度，也更利于制订经济适用的治疗方案和期待达到的治疗效果。

三、诊疗护理工作的开展

在新生儿科，以家庭为中心的护理模式的开展应从患儿入院的那一刻开始，贯穿于患儿的整个诊疗护理工作中。医务人员在新生儿入院时就要对新生儿的病情和家庭系统的评估情况进行全面的了解与确认。

1. 首先要明确新生儿家庭期待达到的健康目标内容。

2. 新生儿的护理问题及与疾病相关的医疗信息要及时告知父母，并共同探讨新生儿的健康目标内容，酌情采用父母的合理建议，协商制订治疗方案、护理计划和措施。

3. 在实施护理措施的过程中，选择性地向家长讲解和演示相关的内容。对家长进行培训，内容包括手卫生、母乳喂养、沐浴、更换尿布、穿衣、更换体位、喂药、大小便记录、体温测量、袋鼠式护理及抚触、症状体征的观察等。

4. 在诊疗护理实施阶段，采用 PDCA 模式对护理进行持续性的改进，对新出现的护理问题及时解决。适时评价是否取得预期的护理效果，并根据取得的效果继续合作调整诊疗护理计划。

5. 建立早产儿过渡病房。早产儿过渡病房的建立也是以家庭为中心的护理模式的一种具体可行的形式。

6. 结合早产儿随访，与社区联动，追踪早产儿再入院率及出院后生长发育情况，通过家长信息反馈以促进流程优化，提升护理质量。

以家庭为中心的护理模式的建立需要社区系统的支持，FCC 的工作并不是只局限于住院患儿，很多患儿出院后仍需要后续的诊疗护理服务。一个社会功能完备的 FCC 应该涵盖社区系统，社区系统在随访和跟进护理计划的落实与评价方面更具优势。所以，构建社区支持系统有利于促进以家庭为中心的护理模式的开展和落实，也是未来以家庭为中心的护理模式发展的一个必然方向。

参考文献

［1］ 邵肖梅，叶鸿瑁，丘小汕．实用新生儿学［M］．第5版．北京：人民卫生出版社，2019.

［2］ 范玲．新生儿护理规范［M］．北京：人民卫生出版社，2019.

［3］ 张玉侠．实用新生儿护理学［M］．北京：人民卫生出版社，2015.

［4］ （英）珍妮特·雷尼，（英）吉尔斯·肯地尔．新生儿重症监护手册［M］．曹云等译．北京：人民卫生出版社，2019.

［5］ 封志纯．危重新生儿护理［M］．北京：人民卫生出版社，2019.

［6］ 吴本清．新生儿危重症监护诊疗与护理［M］．北京：人民卫生出版社，2013.

［7］ 胡雪，刘雪莲，金醒昉．新生儿室全过程质量控制手册［M］．北京：军事医学出版社，2016.

［8］ 崔焱，仰曙芬．儿科护理学［M］．第6版．北京：人民卫生出版社，2017.

［9］ 冯小芳，黄小夏，钱笑蓉，等．基于循证实践构建NICU早产儿以家庭为中心的护理模式［J］．温州医科大学学报，2019，49（2）：132－136.

［10］ 王慧敏．以家庭为中心的护理在新生儿科的应用［J］．中外健康文摘，2012，9（28）：392－393.

［11］ 中华医学会急诊学会儿科学组，中华医学会儿科学分会急诊学组、新生儿学组．新生儿危重病例评分法（草案）［J］．中华儿科杂志，2001，39（1）：42－43.

［12］ 强光峰，赵静，孟兰兰，等．肺部超声评分与新生儿危重病例评分的相关性及其临床预测价值［J］．中华超声影像学杂志，2019，28（9）：748－752.

[13] 曾敬芳，李娟，李雪梅，等.PEWS、NEWS、NCIS在新生儿败血症病情评估中的预测价值研究［J］.中国医学创新，2019，16(30)：151-155.

[14] 黄晓波，韦琴，杨朝霞，等.增加出生胎龄及出生体重两项指标对新生儿早期预警评分预测早产儿病情恶化的能力的影响［J］.广西医学，2018，40（8）：882-885.

[15] 王国琴，芦玮玮，许茂莲.NICU临终关怀护理进展［J］.中华现代护理杂志，2014，20（36）：4683-4685.

[16] 符婕.新生儿临终人文关怀的护理研究进展［J］.实用临床护理学电子杂志，2017，2（49）：122-123.

[17] 扈红蕾，张艳玲.新生儿、儿童、老年人临终关怀护理特点分析［J］.现代医药卫生，2014，(23)：3673-3674.

[18] 贾建珍，王海荣.新生儿临终关怀的全程护理［J］.临床合理用药杂志，2014，(24)：162-163.

[19] 胡艳玲.新生儿临床护理精粹［M］.北京：人民卫生出版社，2017.

[20] 高海凤.母乳喂养理论与实践［M］.北京：人民卫生出版社，2018.

[21] 封志纯，刘石.新生儿诊疗技术进展［M］.北京：人民卫生出版社，2016.

[22] 胡必杰，高晓东，韩玲样，等.医院感染预防与控制标准操作规程［M］.上海：上海科学技术出版社，2019.

[23] 王海云.新生儿重症监护室内的发育支持护理［J］.首都食品与医药，2019，26（3）：145-146.

[24] 李霄.新生儿发育支持护理在新生儿重症监护室早产儿护理中的效果观察［J］.饮食保健，2019，6（1）：183-184.

[25] 李娜，李兴霞，戚秀燕.发育支持护理在NICU新生早产儿中的效果［J］.中国卫生标准管理，2019，10（8）：133-135.